今 日 人 类 学 民 族 学 论 丛
Anthropology and Ethnology Today Series
国际人类学民族学联合会第十六届大会文集
Book Series of the 16th World Congress of IUAES
黄忠彩 总编
Editor-in-Chief Huang Zhongcai

社会性别视野下少数民族妇女的健康与生态环境保护

SHEHUIXINGBIE SHIYEXIA SHAOSHUMINZUFUNÜ DE JIANKANG YU SHENGTAIHUANJINGBAOHU

杨国才◎主编

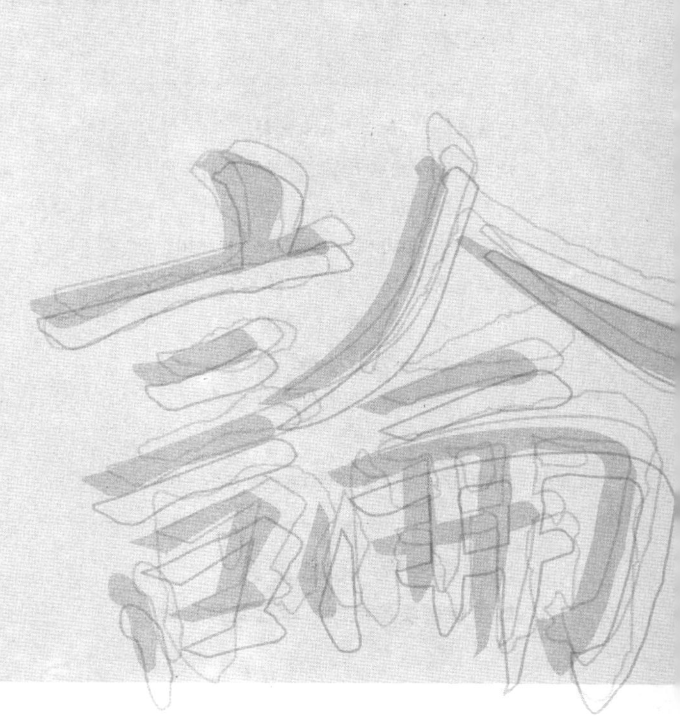

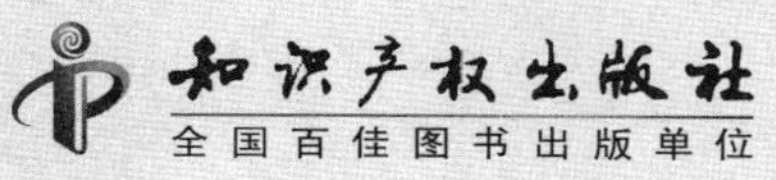

责任编辑： 石红华

图书在版编目（CIP）数据

社会性别视野下少数民族妇女的健康与生态环境保护／杨国才主编. —北京：知识产权出版社，2011.6

ISBN 978－7－5130－0612－5

Ⅰ.①社… Ⅱ.①杨… Ⅲ.①生态环境—关系—少数民族—妇女—健康—中国—文集 Ⅳ.①R173－53

中国版本图书馆 CIP 数据核字（2011）第 118621 号

社会性别视野下少数民族妇女的健康与生态环境保护

杨国才　主编

出版发行：知识产权出版社

社　　址：北京市海淀区马甸南村 1 号　　邮　　编：100088

网　　址：http：//www. ipph. cn　　邮　　箱：bjb@ cnipr. com

发行电话：010-82000860 转 8101/8102　　传　　真：010-82000507/82000893

责编电话：010-82000860 转 8130　　责编邮箱：shihonghua@ sina. com

印　　刷：北京市兴怀印刷厂　　经　　销：新华书店及相关销售网点

开　　本：787mm×1092mm　1/16　　印　　张：19. 75

版　　次：2011 年 10 月第 1 版　　印　　次：2011 年 10 月第 1 次印刷

字　　数：329 千字　　定　　价：55. 00 元

ISBN 978－7－5130－0612－5/R·039（3544）

出版权专有　侵权必究

如有印装质量问题，本社负责调换。

总　序

2003年7月，中国获得了“国际人类学与民族学联合会第16届大会”的举办权，经过六年的筹备，这次大会于2009年7月27日至31日在中国昆明召开。

国际人类学与民族学联合会（IUAES）成立于1948年8月23日。实际上，也正是在这一天，国际人类学与民族学联合会和国际人类学与民族学世界大会（ICAES）合并到了一起。后者（ICAES）始于1865年，是众多人类学会议的产物，1934年正式创立。到1968年，这两个组织完成了法律上的合并。

国际人类学与民族学联合会既是国际社会科学理事会（ISSC，The International Social Science Council）的成员之一，也是国际哲学与人文科学研究理事会（ICPHS，The International Council for Philosophy and Humanistic Studies）的成员之一，同时还是国际科学联合会理事会（ICSU，The International Council of Scientific Unions）的成员之一。国际人类学与民族学联合会的宗旨是促进世界各国学者之间的沟通和联系，推动人类知识进步，促进自然与文化、不同文化之间的和谐共处。国际人类学与民族学联合会在《当代人类学》（Current Anthropology）杂志（1979）上，曾发表过一项对未来世界人类学的声明草案：“从人类利益的角度看，人类学的研究范围包括这样一些当代世界的主要事件，比如，环境管理问题，逐步减少不平等和重组世界秩序的压力，民族国家的未来，民族多元化和国民社会的未来，以及制度在协调具有人类基本的、衍生的生物驱动和心理驱动两者关系中所充当的角色和发挥的职能等。”国际人类学与民族学联合会的会员遍布50多个国家和地区，它设有27个专业委员会，涉及民族、宗教、老龄化、妇女儿童、移民、环境保护、疫病防治、体质、语言等国际社会关注的一系列热点问题。

在中国昆明举行的国际人类学与民族学联合会第16届大会，主题是：“人类、发展与文化多样性”，世界各国的人类学民族学学者发表论文4000多篇，涉及文化多样性研究、民族文化研究、民族关系与民族认同研究、宗教研究、老年人与老龄化研究、艾滋病人类学、考古人类学、儿童与青少年研究、传播人类学、发展和经济人类学、企业人类学、环境人类学、食品与营养人类学、性别研究、全球化研究、历史人类学、人文生态学、人权研究、土著知识与可持续发展、法律多元化、语言人类学、数学人类学、移民人类学、医学人类学和流行病、博物馆和文化遗产、游牧民族研究、体质与分子人类学、影视人类学、心理人类学、体育人类学、理论人类学、旅游人类学、都市人类学、紧急人类学等30多个专业领域或分支学科。

作为国际人类学与民族学联合会第16届大会的组织者，中国人类学民族学研究会决定编辑和出版“今日人类学民族学论丛”，按照不同的专业领域或分支学科，分别出版不同主题的论文集，如都市人类学、历史人类学、发展和经济人类学、企业人类学、环境人类学、医学人类学和流行病、博物馆和文化遗产、游牧民族研究、体质与分子人类学、影视人类学、理论人类学、旅游人类学等，全世界的人类学与民族学同仁们能够共同分享在中国举办本届人类学民族学世界大会的优秀学术成果。

中国人类学民族学研究会常务副主席　周明甫
中国人类学民族学研究会秘书长　黄忠彩
2009年7月14日

目　录

前　言

2009年7月27日至31日，以“人类、发展与文化多样性”为主题的国际人类学与民族学联合会第16届大会在中国春城昆明云南大学与云南民族大学召开。以杨国才教授为专题主席的“社会性别视角下少数民族妇女的健康与生态环境”专题也在会期顺利开展。本专题共收到中外学者的学术论文75篇，实际到会的有65名学者，分别有来自日本、韩国、美国、加拿大、印度及中国的学者。

健康、生态环境是人类可持续发展的重要议题之一。在全球背景下，资源短缺、生态环境退化和环境污染严重威胁着人类的健康与发展。而少数民族传统文化与生态环境和健康关系十分密切；少数民族妇女在传承传统文化、保持身体健康、保护生态环境中的作用不容忽视。“社会性别视角下少数民族妇女的健康与生态环境”是从社会性别的视角出发，以女性人类学、生态人类学、医学人类学等为学科背景，以不同族群，特别是中国云南少数民族地区为重点，了解少数民族传统文化中妇女的知识和经验，探讨少数民族传统文化中妇女与健康、生态环境、传统文化有关的观念和行为。通过描述女性的生产生活方式、对自然资源的管理机制、民族传统医药和保健知识、宗教信仰、风俗习惯等事例，阐述少数民族妇女与其所处的生态环境发生互动关系时，为了适应生态环境而形成的与生态环境相适应的生态文化观念；并在挑战以男性为中心的男权文化语境下，对少数民族妇女在医疗保健和生态环境保护中的作用和经验的忽视，强调少数民族的传统文化是男女两性共同创造的，倡导关注、挖掘并传承妇女在这一领域的知识和经验，使其成为符合社会发展要求的知识为现代社会服务，并推动少数民族地区的可持续发展。

一、少数民族妇女与生态环境的保护

生态环境与人类的健康息息相关，但自然生态环境的逐渐恶化给人类健康所带来的消极影响是无法估量的，特别是与生产生活紧密联系在一起的少数民族妇女，生态环境的恶化给她们的健康带来的危害更大，同时，少数民族妇女在保护生态环境方面也起着不可替代的作用。

少数民族妇女与生态环境这一主题，分别以云南各少数民族妇女为例，从不同视角、联系农村实际剖析了少数民族妇女与生态环境的关系，并对相应的生态女性主义做了更进一步的阐释。其中有学者从社会性别视角入手，探讨了少数民族妇女对传统文化中生态环境保护与健康的关系，并根据少数民族传统文化中妇女的知识与经验，论述少数民族传统文化中妇女的健康和保护生态环境的观念和行为，并通过女性的生产生活方式，对自然资源的管理机制及宗教信仰、风俗习惯等实例，阐述少数民族妇女的健康对其所处的生态环境发生互动关系时，为了适应生态环境而形成与生态环境相适应的生态文化及健康观念。而有的学者从女性学的角度出发，分析了少数民族妇女作为农业生产的主力参与到退耕还林工程中，对该地区生态文明建设作出了贡献。少数民族妇女积极参与不但对工程的顺利实施起了重要的作用，同时她们也是这项生态工程建设的受益者。退耕还林工程的实施中，国家给退耕农户发放的医疗和教育补助，解决了部分贫困妇女的医疗费用，为她们的健康提供了又一道保障，提高了妇女的健康水平。退耕还林工程的实施改善了云南山区的生态环境，推动了少数民族地区的生态文明建设。这一新颖的选题，充分说明了少数民族妇女在生态环境建设中所起的积极作用。在生态女性主义方面，有“当生态女权主义遇到大理石——云南大理石文化、生态保护与社会性别”的探析与尝试。特别是厦门大学的博士生赵晋从生态女性主义视角去观察滇西北少数民族传统伦理，并发现滇西北各民族在千百年的生产生活实践中形成的观念，天人合一、众生平等的思维模式和尊重生命的价值观，以及适应环境的实践，其中暗含着一些朴素的生态女性主义观点，并为生态女性主义提供了一些例证支持。同时，还有不少学者从生态女性主义的视角出发，对中国少数民族妇女的流动，中国少数民族家庭中妇女角色、身份地位以及现代化对老年人和孩子的照顾和影响，少数民族妇女社区参与程度与环境保护和健康的关系等问题也做了认真讨论。

二、少数民族妇女教育与健康

全世界各民族的健康与生态环境问题，越来越成为民族社会发展的主题，尤其是少数民族妇女的健康与生态环境问题。特别是少数民族的教育与生态环境的关系，引起了与会者的重视。因为女性教育关系到后代的生存发展，绝不仅仅是一代人的问题。因此，少数民族妇女的文化知识、受教育的程度和水平在传承文化，保持族群成员的身心健康，保护生态环境以及推动民族地区的可持续发展中发挥着不可替代的功能与作用。

有学者从社会学性别视角入手，论述了少数民族女性的文化知识教育在构建和谐社会、传承民族优秀文化传统以及树立女性健康与生态环境保护意识等方面所起的重要作用和存在的意义。而有的学者在社会性别建构的基础上，对少数民族节日中的妇女体育及其文化特征进行分析，探讨了少数民族妇女体育文化建设与发展的途径。从民族节日文化的实际出发，探寻少数民族妇女积极参与体育运动，在民族传统节日促进少数民族妇女体育文化建设，实现两性体育文化的和谐发展的过程。同时，还分析了民族体育运动在发展中对少数民族妇女健康的影响，以及在传承民族传统体育运动中女性发挥的作用。

三、文化生态环境与妇女健康及社会发展

生态环境的安全是社会和谐发展的基础，我国生态环境的安全取决于广大西部地区生态环境的保护与发展。由于历史的欠账及现实保护的相应缺失，我国生态环境、特别是西部少数民族地区的生态环境问题日趋严重，并在一定程度上转变为社会风险。

有学者从社会性别的视角来审视环境污染严重影响女性健康这一问题。因为生态环境的破坏，直接带来的是广大西部民族地区少数民族的生存危机。在我国西北部，由于草原生态的破坏，造成大量的生态难民，而在西南的广大山区，则陷于绝对贫困的恶性循环中。由于贫困，大量人口外流，其中少数民族妇女的外流尤为严重，且这一现象在边疆少数民族地区越来越普遍。边疆少数民族妇女外流产生了两方面的恶果：一是造成当地人口性别比例的失调，进而影响了社会的稳定；二是外流女性中有一部分人离家从事性服务工作，特别是流到境外从事性服务的较多。相关的调查表明，从事性服务工作的女性，绝大多数是因生计所迫而为之。女性从事性服务工作，不仅给她们的身心造成巨大伤害，而且成为性病、艾滋病的传染源，其影响更严重。另外，生态环境问题直接造成对女性健康的危害。一是由于水源、空气的污染而引起的一系列疾病；二是造成女性的生殖健康受损，不仅影响这代人，而且直接关系到下一代的健康。还有学者指出妇女与环境之间的关系呈现正

相关。通过对妇女在家庭生活中作用的研究，发现妇女在日常家庭生活中，例行节约、合理消费以及家务管理等活动，有着较为积极的生态行动。尽管这些生态行动存在着嵌入性、趋利性等特征，然而从社会客观事实来看，她们的实践型生态行动有利于自然资源的保护和生态的维护，促进了环境友好型家庭及社会的建构和发展。更有学者谈到社会生态的变迁势必影响到社区居民主体意识的变化，妇女主体意识的觉醒是其主要表现之一。

四、生态文明、旅游环境与妇女健康

胡锦涛同志所作的十七大报告中，一个突出的亮点就是第一次鲜明地提出了“生态文明”的观点，并将“建设生态文明”作为我国实现全面建设小康社会奋斗目标的新要求之一。而旅游业的开发，虽然给当地带来了巨大的经济效益，但由于旅游环境的变化，市场经济的发展，黄赌毒及艾滋病病毒的传播，在很大程度上影响了当地少数民族妇女的身心健康，同时也破坏了少数民族妇女的形象。

有论文以社会性别视角为切入点，对泸沽湖景区的环境变化与摩梭妇女的健康为例进行了全面的分析，并充分证明了旅游环境与妇女的健康存在相关关系。有研究则通过对云南少数民族女性吸烟与健康的社会学分析，指出由于受传统社会观念的影响，烟民中绝大多数是男性。但在云南省境内，特别是在少数民族地区有不少女性烟民。其原因是多方面的，其中受到自然地理环境的影响是主要原因之一。因为，云南省大部分地区属热带、亚热带气候。烟草最初是被用来“避瘴气”、“避寒瘟”的，后来烟草又被当做一种很有疗效的止痒、镇痛、消炎的中药。由此，吸烟就在女性人口中广泛传播开来。所以，应采取强有力的措施，才能切实加强云南少数民族女性烟民生命健康权益的保障，才能为其后代创造良好的社会生态环境。

五、妇女生育健康

1994年国际人口与发展会议的《行动纲领》指出：生育健康是指生殖系统及其功能和过程所涉及的一切事宜在身体、心理和社会方面的安好状态，而不仅仅是没有疾病或不适。因此，生育健康表示人们能够有和谐、满意而且安全的性生活，有生育能力，有权获得卫生保健和生育健康的知识与信息，有权享有必要的和良好的健康服务。妇女的生育健康为整个生命周期的议题，即从童年到老年，而不是狭隘的集中于孕产期。因为妇女生育健康问题在生命中的不同阶段表现出不同的形式，妇女有远远超出同妊娠和当母亲有关的健康需求。生育健康所涉及的领域不但有母亲安全，而且包括计划生育、性健康（主要指性传播疾病的控制，包括艾滋病在内）及儿童生存与发展等方面。

有的论文中指出，在世界上每一个少数民族都有自己的传统文化，在传统文化中生育文化又占有不可缺少的重要地位。因此作者把满族的传统文化，如宗教信仰、恋爱婚姻观、血缘宗族观念、地理环境、家庭与妇女生育观念作为研究对象，利用社会学调查方法，论证了其传统文化与妇女健康的相互影响相互制约的关系。而有的学者则是从社会性别的角度入手，把妇女的生育健康放在社会学视角下，突破了传统的医学、生物等作为研究的切入点，并进一步分析了作为视角和工具的社会性别在环境与健康相关项目中的应用，同时提出了具有社会性别意识的项目管理理论和方法，展现了不同的项目发展阶段对社会性别的不同理解及其产生的影响。这些论证目的都是培养本民族的、现代的妇女生育健康观念，真正提高民族人口质量，以解决少数民族妇女自身发展过程中面临的困境。

六、法律、参政、传媒及教育与妇女健康

中国社会性别发展主要经历两个阶段，第一阶段主要是一个基础的积极推进时期，介绍关于社会性别概念及其内容。这一阶段积极推行的成果就是“一种新的社会发展模式”——社会性别方式，正在逐渐走向社会各界，包括向政府部门渗透扩展。现在中国的性别研究已经走向了第二个阶段，即“把中国性别概念引入中国历史与现实领域，从妇女视角研究其社会性别结构、社会性别文化乃至社会性别制度，剖析社会性别与民族、阶级、国家经济体制的互动关系”。因此，国家的法律、政治、大众传媒以及女性教育都与女性的健康不可分割。

20 世纪 90 年代，《中国妇女发展纲要》，《妇女权益保障法》，《母婴保健法》等法律法规的颁布实施，广大妇女的身心健康得到了前所未有的改善。但是，随着我国工业化、城市化的进程，云南省内自然资源的开发与生态环境的变迁与当地少数民族女性健康的矛盾也日益突出。因此，当地生态环境

保护条例与妇女健康之间的关系也成为人们逐渐关注的焦点，有学者正是针对这一热点问题，通过对少数民族地区生态环境的法律保护与妇女生存权，发展权的相互关系中探讨改善少数民族地区生态环境，提高女性生活水平、生活质量，保障母婴健康，构建和谐社会，促进生态文明。女性参政是实现人的基本权利以及政治决策主流化的产物。以社会性别理论为视角，结合中国的公共政策理论，通过对于政策制定的主体、政策内容以及政策实施过程三个重要环节的具体分析，考察我国公共政策中的女性参政问题，探讨妇女参政与社会制度、公共政策之间的关系，进而为男女平等搭建一个重要的平台。长期以来，人们对妇女的健康往往是集中在生理健康，而对妇女的心理健康则关注较少。有论文以家庭暴力和离婚的个案作为切入点，通过分析家庭暴力以及离婚对于女性的心理健康的影响，探寻影响女性心理健康的深层原因。有文章通过对传播领域中少数民族女性角色和作用的考察，从社会性别的视角和立场出发，以理论和文本分析相结合，揭示出大众媒介在建构少数民族妇女性别角色过程中所起的作用。

少数民族地区女性的受教育程度直接影响着其自身的健康，并且对于在下一代对知识的传承上起着不可替代的重要作用。有文章从性别的视角论证了不同地区妇女教育的发展，以及仍然存在的男女不平等现象，从而对于妇女教育的发展以及女性学科的建立提供了支持。

总之，本专题内容丰富、形式多样，专题会上不仅有个人发言，还有小组讨论，各位专家的点评更是深刻而耐人寻味，在肯定各位学者的基础上，都或多或少的指出了不足之处，让学者们在互动中学习、提高。并使与会者在着眼于目前研究的同时，也明确了未来的研究方向，同时，为生态环境与妇女健康的保护与发展提出了很好的建议，为女性学的学科建设奠定了基础。

一、少数民族妇女与生态环境的保护

社会性别视野下少数民族妇女的健康与生态环境保护

杨国才

方法：本文是在检索文献资料的同时，主要依据田野调查材料撰写的。长期以来，在进行少数民族传统文化研究过程中，笔者参与了多项少数民族妇女、健康、扶贫与发展项目，到过云南许多民族地区，还到过贵州、广西、湖南及东北延边朝鲜族、新疆喀什维吾尔族地区调查；1999 年以来，与云南学界同仁一起参加“滇西北地区传统文化与生态环境保护行动计划”，主持“民族传统文化与生态环境保护”项目，走过滇西北少数民族地区的许多村寨，调查中与村民同吃同住。主要采用的方法包括：资料收集、参与观察、召开座谈会（分别为男女两组）、个人访谈、结构式半结构或问卷调查、参与式农村评估 PRA、农村快速评估 RRA 的方式及社会性别的方法。包括如下视角：

社会性别。社会性别（gender）是相对于生理性别（sex）而提出的一个概念。“社会性别”一词最早出现在 20 世纪 70 年代初的国际妇女运动中，80 年代后逐渐被联合国广泛采用，是近年来国际社会分析性别平等的重要和基本概念。生理性别或曰自然性别，是指普遍存在的、一般不可改变的男性和女性的生理差异，有时简称性别。社会性别是指人们所认识到的基于男女生理差别之上存在的社会性差异和社会性关系。社会性别概念被社会学家用来描述在一个特定社会中，由社会形成的男性或女性的群体特征、角色、活动及责任。[1] 因此，被建构起来的社会性别差异是社会结构中最基本的一种社会分层，社会经由各种制度化的力量表现出的一系列行为规范和社会角色以及性别的不平等。

---

[1] 坎迪达・马奇、伊内斯・史密斯、迈阿特伊・穆霍帕德亚著，社会性别意识资源小组译，《社会性别分析框架指南》，社会科学文献出版社 2004 年版，第 17 页。

生态文化的视角。文化是人类在适应自然环境的过程中逐步形成的，生态环境的变化带来了人类活动的变迁，要保护生态环境，就必须关注少数民族传统文化及身处这一文化下的妇女的生产与生活的经验、妇女与生态环境及健康。这样，保护生态与保护民族文化和保护妇女的利益和健康是三位一体，相互联系的。

文化传承的视角。对自然生态的保护不能离开对民族文化的保护，保护了民族文化也就保护了民族地区多样性的自然生态赖以生息的土壤，生态环境的保护与妇女在民族生态文化中的传承作用与健康有其内在的必然联系。

社会性别的视角。将社会性别的视角纳入少数民族妇女健康与生态环境保护的研究，不同的性别在生态环境中扮演着不同的角色，女性在生态环境保护中所起的独特的作用与妇女自身的发展是不可分割的有机整体，关注性别差异及产生这种差异的社会文化背景，是为了证明妇女的知识、经验与作用，而最终实现男女携手共同构建人与自然和谐发展。

强调：在全球化背景下，要承认文化的多样性，才能促进各民族间的相互尊重、理解与认同，才能保护各民族的生态文化，形成人与自然和谐相处；承认少数民族生态文化的知识体系，必须包括少数民族妇女的健康，也必须承认少数民族妇女有其生态文化知识体系和经验，及她们在生态环境保护和传承中的地位；重视少数民族生态环境保护，必须重视少数民族妇女在生态环境保护中的作用；少数民族妇女在生态环境保护中符合社会发展要求的知识应为现代服务，并使其成为推动民族地区持续发展的经验。

在全球化背景下，随着各种环境问题的频频发生，水土流失日趋严重，主要是水的侵蚀、风的侵蚀及不适当的开垦，过度采伐和放牧；土地沙漠化严重，出现土地石漠化；由于植被破坏，随着雨水冲刷，土壤流失，出现大面积的裸石山。而乱砍、滥伐的结果使土地沙化；耕地不断退化，非农业建设用地大幅度增加，耕地资源在不断减少；水资源环境恶化，湖泊普遍萎缩退化，污染加剧（昆明滇池，原来是高原明珠，如今成了臭水塘），水资源紧缺，几乎到了“有河皆枯，有水皆污”的程度。而资源短缺、生态退化和环境污染，又严重威胁到人类的生存，影响人们的健康，其中特别是妇女尤其是少数民族妇女以及她们的健康。因此，对生态环境的保护，就是对自己身体健康的保护．这已成为全球共同关注的话题。同时，随着人类文明进步和社会性别（gender）理论在全球发展，妇女尤其是处于边缘的少数民族妇女的健康及生存和发展，她们在民族传统文化建构和传承中的作用，及她们在生态环境保护中的地位，也应引起人们的关注。

少数民族文化源远流长，少数民族文化多样性内涵丰富。少数民族文化多样性保护的内涵是少数民族优秀的传统文化，是在少数民族地区村落里人与自然、人与社会长期互动中创造的有形文化、行为文化和精神文化等。而这些文化的创建、传承保护，均离不开妇女。因此，少数民族传统文化与生态环境的关系十分密切；少数民族妇女在保护传统文化和生态环境中的作用不可忽视，两者之间是既相互适应、又相互制约和影响的互动关系。

一、生态环境对少数民族传统文化及妇女的影响

在少数民族聚居区，以前由于高山、大河的阻隔，各民族之间的交往相对比较少，生态环境对各民族的影响极大。那时，在各民族聚居区，几乎有什么样的生态环境，就有什么样的民族传统文化，各民族所处的生态环境不同，其传统文化也不一样。例如，在有形文化（即物质文化）方面，居住在云南西双版纳的傣族及红河沿岸的哈尼族、布朗族、拉祜族，由于气候炎热，雨量充沛，湿度大，为防潮湿，他们的生存空间（住屋）往往采用干栏式建筑。如傣族的竹楼，就是适应当地炙热、湿润的地理环境而产生的；滇西北的普米族和摩梭人的木垛房、苗族的吊角楼也如此；而住在坝区的白族、彝族则是以土、木、砖混结构的楼房；迪庆藏族多采用“毡房”、“碉楼”，这都与各民族所处的环境与健康是分不开的。

饮食习惯不同，藏族主要以奶和肉、青稞作为食物，全家人围坐在灶塘旁，喝酥油茶、吃香酥糍粑；而傣族、白、纳西等民族主要以大米等为主要食物，饮料以茶为主。

服饰不同，迪庆藏族主要以皮、毛、棉麻为质料，形制多为长袍、长裙、长靴等；苗族妇女的服饰五彩缤纷，鲜艳夺目，衣服、裙子多为绣花，尤其是苗族妇女的百褶裙；瑶族妇女尚黑，则习惯用自织自染的土布做衣服；瓦族妇女上穿前后开衩的无领贯头服，下着短统裙. 各民族的服饰都与他们的生产、生活方式相联系的。

使用的工具也不一样，气候炎热地区的民族以肩挑运载物品，而白族则用头背，朝鲜族则以头顶。正是各民族独特的地理环境，形成少数民族十里不同天、百里不同俗的多样性文化，而在这些文化的适应中，妇女发挥了不可替代的作用。妇女既是生态环境的适应者，也是民族传统文化的创造者和

传承者。如饮食文化、服饰文化、妇女都发挥了重要作用，而生态环境又与妇女的健康联系在一起。河流没有被污染，人们的饮水就卫生；树木森林不被砍伐，河流就不会干枯，人们饮水就不会困难。事实证明，少数民族生态环境保护得好的地方，相应人们饮水就卫生，而生态环境被破坏的地方，加上农药和化肥的面源污染，使得河水被污染，人们饮用污染的河水，导致许多妇女患病，直接影响妇女的健康。

生态环境决定着各民族的行为文化。在少数民族聚居区，由生态环境和生产方式所决定的生活方式，一旦形成，就成为各民族的传统和习俗。表现在婚姻家庭制度上，云南许多民族都有姑舅表婚的习俗。白族有招女婿（倒插门）的婚俗，哈尼族叶车人有不落夫家的习惯，摩梭人有“阿注婚”。迪庆藏族的婚姻基本上是一夫一妻制，但在德钦县的升平镇、云岭乡和中甸县尼西乡的部分村寨中，还存在“一妻多夫”的特殊婚俗。这是由特定的自然环境、地理位置及历史发展所决定的。因为迪庆藏族早在唐以后就逐渐形成了农、牧、商三业并举的方式，为适应这种方式对家庭内部分工和聚集财产的需要而形成一妻多夫，其特点是二至三个兄弟共娶一个妻子，妻子作为家庭的中心始终居住在村子里，料理家务并从事农业生产，作为丈夫的几兄弟则分工负责农业、畜牧业及经商。这样，既保证了家庭内部农、牧、商都得到发展，又避免了兄弟各娶妻而出现分家后导致家庭财产分散与削弱，保证家庭财产的聚集与增强。[1] 表现在性格特点上，各地生态环境、气候不同，各民族性格特征也不一样。傣族多居住在山清水秀，风景优美的水边，性情温和，被称为水的民族；彝族多数居住在山区或半山区，气候寒冷，人们性格外向、粗犷，易冲动，被称为火的民族。

生态环境还决定着各民族的精神文化。北方民族大多信仰萨满教，而云南少数民族多数信仰原始宗教。同时，各民族又有自己独特的信仰，如藏族信仰藏传佛教和苯教，纳西族有东巴教，彝族有毕摩，白族信仰本主，怒族、傈僳族信仰基督教，回族信仰伊斯兰教，傣族信仰小乘佛教等，都与各民族所处的自然、地理环境分不开；而少数民族妇女是宗教信仰中人数最多的一个群体，她们在适应环境中都能做出积极的选择。因为在各民族社会性别制度建构中，她们被建构在私有领域，首先必须对赖以生存的环境做出应对，生态环境决定她们的生产和生活，生产和生活又与人们的健康紧密联系在一

[1] 郭家骥：《生态环境与云南藏族的文化适应》，《民族研究》，2003 年。

起。可以说，有什么样的生态环境，就有什么样的生产和生活方式，也就有什么样的健康水平。而要有健康的身体，人类才能生存与发展。所以，保护生态环境，就是保护人们的健康。

二、少数民族传统文化对生态环境的保护及妇女的作用

少数民族聚居区优美的自然生态环境，温和的气候，丰富的动植物、水利、矿产等资源，孕育了丰富多彩的民族优秀传统文化，也孕育了一代又一代少数民族妇女的成长。在长期的生产和生活实践中，少数民族传统文化对自然生态环境又产生积极影响和保护作用，形成“天人合一”，人与自然和谐发展的生态文化观，并通过宗教信仰、乡规民约、族谱、家训、村落组织等形式折射出来，妇女在保护生态环境中发挥自己的作用。

(一) 少数民族传统生态观对自然环境的保护

在少数民族传统文化中，人们素有“靠山吃山，靠海吃海”、“靠山养山”、“靠海养海”的习俗和观念，故在少数民族中早就有护山碑、护林碑、种松碑，并刻石立碑，警告人们遵守，以保护山上的一草一木，违者施以重罚。而湖泊、河流水资源，被少数民族人认为是自己赖以生存和发展的前提和条件。所以，至今在少数民族地区有水利碑、开河记、重修溪河记、开沟告白等保护水资源的碑文，因为水与各民族妇女的生活、生产、健康息息相关，离开水，人们无法生存和发展。此外，盐井、古桥，被少数民族视做生存的根本。如云龙盐井中五井之人民，以前靠盐井生活，曾有以井代耕、以井养民、井养万家、久养不穷的实践和经历，故盐井是历代五井之民保护的重点，人们要靠它生存，让盐井造福于子孙后代，养育一方之民。云南历史上曾经辉煌一时的云龙诺邓井、楚雄黑井和石羊（白井），为云南的经济及文化发展起到了重要作用。且在制盐业中，吸纳和锻炼了少数民族妇女的劳动技能和经商历程。

（二） 少数民族多元宗教信仰对自然环境的保护

少数民族历史上曾信奉原始宗教、佛教、道教和本民族的宗教。在少数民族人的观念里，自然界中的万物都是有灵的，尤其是巨石、古树，被奉为神灵，故严禁敲打巨石，不准砍伐古树和海边、湖畔的水源林。因为，水源

是人们生产生活的命根，水源不容污染，水源林不许砍伐，否则会遭报应。在日常生活中，人们也就养成了保护树木、植树造林、爱护一草一木的习俗。而这一任务，又历史地落在各民族妇女的肩上。妇女，在少数民族社会中，仍然按男主外、女主内的分工制度在运行，妇女又是家务生活的操持者，森林、饮水与她们的生产、生活、健康息息相关，于是，也就养成了她们以保护生态环境为己任的传统美德，并从信仰习俗中反映出来。

少数民族普遍信仰佛教，其中，妇女又是虔诚的信徒。佛教圣地鸡足山的神山古木神圣不可侵犯。少数民族女性从小受到保护神山树木和不杀生的教育，谁违之，就会遭到神灵的惩罚。所以，鸡足山至今有高等植物 80 多科 500 余种，特有药用植物 100 余种，[1] 这里森林覆盖率达 85%。云龙天池五宝山顶海头寺，寺内供奉有如来弥勒、大黑天神、人皇帝君等佛道教神的佛像和本主，这正是这里少数民族信仰佛教、道教、本主的具体体现。在宗教信仰的约束和规范下，人们自然也就养成保护生态、爱护环境的习俗。长期以来，天池不仅以其独特的自然风光而出名，而且还以环山众多动植物著称。仅植物群落多样就有 60 多个科 200 余种，以云南松为主，保持了原始森林群落；在云南松林下成片杜鹃繁生，有 11 种，构成一个天然的杜鹃花园。这里湖水无污染，云南松、杜鹃花苍翠茂密，使得湖、林与山相益叠映，山得湖而显俊秀、湖得山而明媚，山得林而更加丰润，原始自然气息浓郁，森林覆盖率高达 95%。这里山、水、林等自然生态环境，也为动物的栖息、繁衍提供了场所，有利于动物的南来北往与迁徙。加之人们对佛教的信仰，不仅有不杀生的信念，而且还有放生的习俗。每年二月初八，四方八面的各民族妇女，尤其是藏族、普米族、白族妇女，成群结对来鸡足山朝圣，在朝圣之前要在鸡足山下的孔子河放生，预示吉祥。所以，这里野生动物种类多，还有许多国家保护的珍稀动物。仅鸟类就有 118 种，分属于 16 目 34 科。[2] 人们普遍认为，神山、古木、动物是不能随意索取的，一旦犯忌，就要遭到惩罚。在剑川满贤林，有至今还保存完好的“佛柏比高”的景观。传说那棵高约 70 米的摩天柏树，它与半山腰飞阁里的接迎佛比高，结果总长不高。后来有人用手帕蒙住接迎佛的双眼，柏树猛长起来，不几年就长成摩天巨柏。而在“文化大革命”中，有人企图砍倒它，砍去一半时，突然斧下火星四溅，令偷

---

[1] 《宾川县志》云南人民出版社 1996 年版，第 786 页。

[2] 《云龙县志》农业出版社 1992 年版，第 94 页。

伐者吓破了胆，一命归西。如今，这棵底部树干只剩一半的古柏树依旧傲然挺拔，郁郁葱葱，令人称奇。❶

还有遍布于少数民族聚居区村落里的寺庙、观音阁、财神殿、龙王庙、魁星阁等建筑群落，通常均依山傍水，在山清水秀、地理环境优美的地方建盖。如今，走进少数民族村落里，树木茂密、松柏翠绿的地方，一般为寺庙所在之地，而寺庙周围的树木，在少数民族妇女的观念里，均有神灵保佑，人们不能随意砍伐，也不能在此大小便。村落中的古井、石板路、路口、巷道，不能随意污染和占用；村落中的大青树，便是村落的风水树、神树，不许砍伐和污染；就连院落里的燕窝也不能捣，否则会得癞痢头；因此，保护村落环境、珍惜生存空间，爱惜花草树木，保护野生动物，便是少数民族女性从小接受的教育和训诫。而这一切主要通过多元宗教信仰的方式来传承，少数民族聚居区，妇女有许多自治组织如“斋奶会”、“红白理事会”等。少数民族妇女几乎都信仰宗教，尤其是原始宗教；对自然万物的图腾崇拜，对道教的敬畏，对佛教的虔诚，都反映在妇女的宗教信仰上，白族妇女有莲池会，纳西族妇女有诵经会，傈僳族妇女有唱经班等不同方式的宗教组织与活动。正是这一系列的宗教活动使人们对神灵敬畏，而达到对自然生态环境的保护和依赖。自然生态环境得到保护，人们才能丰衣足食，健康也才有保障。

（三）少数民族乡规民约、族谱、家训对自然生态环境的保护

少数民族聚居区的许多村落，早在宋、元、明时期开始直到今日，都相继制定过乡规民约、族谱、家训，让村民、家族中的人们共同遵守，作为自己的行为准则，保持人与自然的和谐和健康。故少数民族地区有各式各样的乡规民约碑，反映了少数民族对赖以生存的自然生态环境保护的观念。其中，如白族地区洱源铁甲村《乡规碑》、剑川蕨市坪村和新仁里《乡规碑》❷ 鹤庆金墩《岔立乡规碑》、《羊龙潭水利碑》、《保护公山碑》。❸ 为了保护生态环境，白族很早就有植树种松、造福于子孙后代的意识。现存于云南大

❶ 笔者 1999 年 12 月份参加“滇西北地区传统文化与生态环境保护行动计划”项目，赴剑川调查时所收资料。

❷ 云南省编辑组：《白族社会历史调查》（第四集），云南人民出版社 1991 年版，第 103 - 104 页。

❸ 云南省编辑组：《白族社会历史调查》（第四集），云南人民出版社 1991 年版，第 549、552、571 页。

理一中南花厅的《种松碑》[1] 等，至今仍在少数民族社区中起到保护生态环境、规范人们行为的作用。现在仍然流行于少数民族村落中的村规民约，如剑川新生乡的《乡规民约》、黄花村的《村规民约》、石龙村的《村规民约》、以及金华镇南门办事处的《街规民约》，洱源三营村公所的《村规民约》、宾川的《革弊碑》等，都对怎样保护山林、水源、道路、水沟水渠灌溉、土地资源、社会秩序、村寨卫生，修桥铺路、捐资建校以及人与人、人与社会、人与自然诸多关系均作了规定，对什么能做，什么不能做，都是约定俗成的。被社会性别制度建构在私有领域中的妇女，不仅是乡规民约的执行者，而且是对子孙进行教育的教育者。而族谱中的《族规》、《族法》、《家规家训》，包括《禁烟歌》、《戒赌歌》、[2]《戒烟歌》[3] 洱源玉泉乡的《洗心泉诫》、明代学者艾自修、艾自新的《教家录》、杨南金的《居家四箴》，都是调整人与人、人与自然之间关系的行为准则和道德规范。并通过乡规民约和族谱、家训的形式加以规范，从而使得少数民族地区山林、水、土以及其他自然资源和生存环境得到有效保护，使人与自然和谐发展。这里，离不开各民族妇女在其中的作用。故直至今天，对青少年的教育，在家庭内对丈夫越轨行为的劝诫，对小孩民族传统文化教育和传承，均为妇女所承担和完成。

(四) 村落组织对自然生态环境的保护

少数民族村落中自古就有老人会和族群中的家族，还有洞经会、莲池会等组织机构，这些组织机构又对村落中的社区资源管理进行分工，最后达到协调管理。如公山、水利资源、公共道路、寺庙等由老人会负责安排，公山有护山的护林员管理；水利、公共设施使用，也是由老人会负责安排，统一分配管理；而土地、坟山、宗教祭祀、节日、农耕活动，则由家族长和宗教神职人员负责管理。从而在村落里，家族与家族、人与人、人与社会、人与自然一切按规律有序发展。这里的老人会或家族长通常由男性老人承担，但在少数民族社会中，女性老年人同样能操持家族中的事，同样在村民中受尊敬。人们对自然资源加以保护，在保护基础上才能更好地利用和发挥其作用。

---

[1] 《大理古碑存文录》云南民族出版社 1997 年版，第 652 页。

[2] 同上书，第 652 页。

[3] 同上书，第 652 页。

三、少数民族妇女同男性一起创造了民族生态文化

少数民族在长期的生产、生活实践中，为适应其所处的自然环境过程中逐渐形成了具有本民族特点的传统文化。然而，过去主流文化对民族传统文化持排斥态度，一则认为少数民族（被贬为“蛮夷之民”）没有文化，故史书中很少记载少数民族文化。后来，有学者开始涉足民族文化，可记载的几乎全是少数民族男性文化，处于边缘的少数民族女性更被看成是没有知识文化的群体。众所周知，每个民族都生活在一定的自然环境之中，而每个民族都是由一定的族群组成，每个族群又由一定的家庭组成，家庭又由男女两性结合而成，所以，任何社会不可能只有男人或只有女人，没有无男人的社会，也没有无女人的社会，只有男女结合，人类才能延续。男女共同创造社会财富，共同创造民族文化。而且，无论是自然生态对民族文化的影响，还是少数民族在其生产生活实践中对自然生态影响，都离不开妇女。可以说，妇女也是少数民族传统文化的创造者、传承者；在保护民族生态环境中，妇女发挥了特殊的作用。所以，少数民族传统文化和生态体系中，应包括妇女的知识和经验。保护生态环境，必须保护少数民族的传统生态文化；保护少数民族的生态文化，就必须关注身处传统文化下的妇女的生产、生活经验，还要包括妇女的健康。保护生态、保护民族传统文化与保护妇女的利益和健康是三位一体，相互联系，不可分割的。

少数民族妇女与生活于其中的自然生态环境发生互动关系时，为适应民族地区特殊环境及自身的生存、健康与发展，她们在生产和生活实践中，曾创造了与生态环境相适应的生态文化，并在其中发挥了重要的作用。

生产生活中的少数民族妇女与生态环境。可以说妇女在本民族本地区的生态环境保护中起到重要的作用，每当开沟、修渠，各民族女性均活跃在建设工地上，用她们的汗水和辛勤劳作换取河道通畅、水源滚滚来滋润和养育一方百姓。每当干旱无雨时，也是妇女首当其冲，一方面进行各种宗教活动求雨，另一方面打井寻找地下水资源；还在生活中节约用水，方方面面以求得生产生活、健康与生态的和谐，满足人们生产、生活的需求。

宗教信仰中的妇女与生态环境。白族妇女无论是信仰佛教或是本民族宗教本主，还是傣族妇女信仰的南传上座部小乘佛教；还是彝族的毕摩信仰或是原始宗教的图腾信仰，均与敬山神、祭龙潭、祭龙、耍龙、祭树林、祭神

等祭祀活动分不开，而这些祭视活动又与祈求水资源联系在一起。没有水就不能种庄稼，没有粮食人们就不能生存，也就没有健康可言。因此，广大妇女的宗教活动与她们的宗教信仰观念，与妇女的现实生活相联系。久而久之，宗教信仰观念又反映在妇女与生态环境的关系上，通过宗教活动，折射出各民族妇女爱护生态环境与健康的观念。

四、少数民族文化的衰落对生态环境的破坏及对妇女健康的影响

少数民族传统文化中许多有利于生态环境和妇女健康的保护形式，如宗教信仰、风俗习惯、乡规民约等传统道德规范以及自我约束力的机制。而少数民族传统文化中这些机制的削减，村落中组织机构和社区资源管理机制的衰落，人们行为的失范，导致对少数民族地区生态环境的破坏和妇女健康的影响。具体表现为：

1. 毁林开荒，破坏森林植被，威胁妇女的健康

少数民族地区村规民约的失范，宗教信仰的淡化，导致对自然生态环境的践踏和破坏。从 1958 年开始，大跃进毁林炼钢铁，到“文革”时期，村规民约、族谱、家训、寺观庙宇等统统被视为是封建迷信而大部分被摧毁，少数民族传统道德中优秀的伦理道德规范也被视为封资修而被清除，大搞毁林开荒、乱捕滥杀珍稀动物，加之 20 世纪 70 年代森工队进入，连原始森林都不能幸免，再到 20 世纪 80 年代两山的划分，连村落四周的森林、家族坟山森林都被砍伐。如大理白族自治州的鹤庆、剑川、云龙等县，森林破坏面既广泛又惨重，导致有些地方生态失衡，多次发生泥石流，冲毁田园、村庄、河流，让人们失去生存的基础；河流被污染，造成人畜饮水困难；严重威胁着人们的生存与健康，其中妇女儿童是最大受害者。

2. 围湖造田，污染水资源，影响妇女的健康

仰仗着大自然的造化，少数民族地区水利资源富饶，土地肥沃，人们居住的海边、湖畔，一直是鱼米之乡，养育着一代又一代少数民族人民。然而，从 20 世纪 70 年代初开始一直延续到 90 年代，在这美丽的自然生态环境里，大搞围海围湖造田、围塘养鱼、网箱养鱼。如大理白族地区的洱海、上沧海、

剑湖、茈碧湖、西湖都没有逃脱厄运。洱海被严重污染，如若1996年不采取紧急措施，封闭机动船行使，取消网箱养鱼，那后果就更加严重。而上沧海，原有7000多亩水面，被近几十年围海造田，现在海水面仅剩2000多亩，水上动物逐年减少，造成上沧干旱不断，而且早已灭迹的农田病虫害现又逐年增多。这些都是人为地对自然的破坏，而自然报复于人类，给人类不仅带来健康的危机，还对人们的生存带来极大威协。

3. 侵占良田、占道建房，土地资源减少，威胁妇女的生存和健康

随着少数民族聚居区人口的增加，建筑的需要，侵占良田、占道建房越来越普遍，仅就大理苍山洱海之间，以前村落与村落之间是大片肥沃的田园，现在村落与村落之间，仅就云南下关—大理—喜洲为例来讲，现几乎连成一体。成片的农田被建盖成房屋，严重地破坏了人们生存环境，正是由于土地的丧失，许多妇女不得不远走他乡，寻求新的生存环境。但是，无论进城市，还是到异地打工，妇女都面临新的适应的困难。

4. 环境恶化带来自然灾害及流行性疾病传播影响妇女健康

环境恶化带来气候变化，越来越多的自然灾害及流行性疾病、艾滋病的传播，是导致妇女流离失所的另一重要原因。迫使女性、个人、家庭和整个社区因此背井离乡，给少数民族妇女和其他妇女带来更多的健康和生存危机。环境恶化下植被遭破坏；引进致使流行病发生的外来物种种群；城市化进程中的工业污染；贫困造成的对土地不可持久的使用和滥用；少数人口的过度消费；全球气候变化增加了发生自然灾害和疾病扩散。这些因素对两性平等产生极大的影响。如20世纪末的洪水泛滥，造成人们无家可归，受害的是妇女；艾滋病病毒感染和艾滋病病毒传播，已成为现代社会破坏性最大的流行病。严重地威胁人们的健康。据估计1999年时全世界已有336万人感染了艾滋病，95%以上的艾滋病毒感染者生活在发展中国家，青年妇女和青少年尤其易受感染。西部少数民族地区也不例外。截至2005年底，仅云南省累计报告艾滋病感染者已达40157例，病人2200人，死亡1541例。据专家估计，全省实际感染总数已经超过8万人。当前，少数民族地区艾滋病流行形势十分严峻，流行范围不断扩大，感染人数不断增加，各类人群感染率不断上升。特别是艾滋病毒感染者中女性人数不断上升；感染的途径从血液感染到性传播的上升，再到今天的母子传播，受害人中女性居多。尽管艾滋病毒、艾滋

病最初主要被视为健康问题，但这一问题对社会、经济发展的短期和长期影响，尤其是对两性平等的影响日益得到印证。

然而，在自然灾害的紧急情况下，现有的做法和干预手段效率低下，往往是妇女而非男子必须在混乱中建立某种秩序，以满足其家庭的日常紧急需要。因此，制定纳入两性平等观点的减轻灾害和恢复策略，可产生有效的人道主义和灾害管理干预办法迫在眉睫。否则，少数民族地区妇女健康发展与生态平衡仍然是一句空话。

五、结　语

让人们高兴的是国家和各级政府全面实施保护生态环境，全民节能全民在行动蓬勃开展。云南启动了农村环境整治示范工程，滇池治理、区域环境整治等工程有效推进，洱海治理不断加强，建设生态文明被提到议事日程。进一步加强环境保护，坚持生态建设产业化、产业发展生态化，全面实施“七彩云南保护行动”被提到议事日程；继续推进天然林保护、退耕还林还草、石漠化整治等重点生态工程的工作已经开始，力争森林覆盖率达到55%正在落实，重视水环境污染的防治，严格保护饮用水源，保障人民群众的饮水安全。积极防治农村面源污染，切实改善农村生态环境。加强自然保护区、生态功能区的保护和管理，注重发挥生态系统的自然修复功能，维护生物多样性。继续推进国家公园建设，广泛组织开展生态文明创建活动，积极推进生态城市、生态社区、生态村镇建设。开展重要资源有偿使用和生态环境补偿试点，逐步建立重要资源有偿使用制度和生态环境补偿机制，[1] 已经作为政府的重要工作来做。

良好的生态环境是各民族人民生存、健康、发展的基础和保障。让我们行动起来，保护各民族传统文化，保护各民族的传统文化中的生态文化，保护生态环境，保护妇女儿童的健康，让优美的环境造福于各民族人民，少数民族妇女的明天将会更美好！

（作者单位：云南民族大学人文学院　教授）

---

[1] 秦光荣：《2008年云南省政府工作报告》，《云南人民日报》2008年2月18日。

生态女性主义观照下的滇西北少数民族传统生态伦理

赵　晋

随着人类社会生产力的不断发展，人类开发利用自然的能力不断提高，人与自然的关系也不断遇到新的挑战。同时，人类在自然的“报复”中不断学习，积累经验，不断深化对自然规律的认识。在人与自然关系的众多理论中，作为生态学和女性主义思潮交叉部分的生态女性主义对这一问题阐发了自己的观点。而作为新兴思潮的生态女性主义，绝不是凭空演绎的理论，它可以在全世界众多民族的传统生态伦理中找到或多或少的呼应与支持。

一、人与自然关系的恶化迫使人们思索天人关系

工业革命以来，科学技术日新月异，带动了人类经济的巨大发展。随着全球化、现代化进程的不断加快，人类与环境之间呈现出更加复杂的关系。人类在大自然面前变得愈来愈强大，自然界处处打上了人类活动的印记，变成了“人化自然”。但是，“我们不要过分陶醉于对自然界的胜利，对每一次这样的胜利，自然界都报复了我们。”科技发展带来正面效应的同时，也产生了副作用。生态环境严重破坏，人类生存质量一天天下降，大自然正在“报复”我们，人类正在苦涩地品尝自己种下的恶果。臭氧层被破坏、全球变暖、酸雨出现已成了世界共同面临的问题。[1]

人类生存与环境息息相关，人体与环境相适应，则能保持良好的健康状况，反之，则会健康受损。随着社会的进步和工业化的发展，人类活动又反过来影响环境质量，进而影响人类自身的健康。如何消除与减轻环境对健康的不利因素，利用有利因素，促进以人为本的可持续发展，已成为人类关注

[1] 王金梅、杨文波：《从当今人与自然关系的恶化看中国传统哲学中的天人关系》，载《安徽农业大学学报（社会科学版）》1998年第3期。

的热点问题。面对日益恶化的全球生态，人类不得不进行多方反省和思考，寻求对策和出路，近几十年来，有关人类与自然关系的思潮层出不穷，这其中就包括生态女性主义。同时，从古人悠久的生存智慧中发掘可以重新利用的有一部分，借鉴一些族群保持至今的生态伦理，对现代化背景下的人类生存也具有积极意义。

二、生态女性主义的基本观点与评价

20 世纪中叶以后，面临全球环境遭到严重破坏、生态状况不断恶化的状况，生态女性主义思潮应运而生，他们打破了科学技术与自然、自然与女性之间的工具主义关联，重新对二者之间的关系进行了建构。这从根本上改变了 20 世纪的工具理性主义叙事方式和科学形象，对于生态环境的保护起到了文本重构、舆论宣传的重要作用。更为重要的是，他们还将女性主义的环保理念拓展到实际行动中，产生了深远的影响。❶

生态女性主义强调女性与自然的传统合作关系，认为自然与人是有机的整体，自然与女性有紧密的联系，在此基础上建构了生态女性主义的自然观，以使女性从无止境的边缘地位中解放出来为目标，同时使自然摆脱无休止地开采。女性价值观为探索人类与自然的正常、合理的关系提供了正确途径。生态女性主义认为，女性更有责任、更有愿望结束人统治自然的现状——治愈人与非人自然之间的疏远。这是生态运动的最终目标。❷

生态女性主义反对人类中心论（anthropocentrism）和男性中心论（androcentrism），主张改变人统治自然的思想，并认为这一思想来自人统治人的思想。它批评男权的文化价值观，赞美女性本质，但并不完全是本质主义的，它反对那些能够导致剥削、统治、攻击性的价值观。生态女性主义批判男性中心的知识框架，目标是建立一个遵循生态主义与女性主义的原则的乌托邦。

虽然生态女性主义从提出的那一天起，就受到了各种质疑和抨击，但其作为人类面临生态危机挑战时的一种不失睿智和反思的学术思潮，在理论和行动上为人类与环境如何和谐相处提供了一种难能可贵的思路。

---

❶ 章梅芳：《性别与科学读本》，上海交通大学出版社 2008 年版。

❷ 李银河：《女性主义》，山东人民出版社 2005 年版。

三、滇西北的自然生态与少数民族

在全球生态危机日益蔓延，发达国家和发展中国家的环境都面临巨大威胁的今天，位于中国西南部的云南滇西北地区，日益引起了国际组织、国家政府和非政府组织的关注，甚至成为全球旅游的热点和关注的焦点。

根据最近滇西北生物多样性保护行动的范围，该地区在自然区域上属于喜马拉雅山系东部的横断山脉纵谷区，包括云南省迪庆、怒江、大理、丽江、保山5州市18县（市、区）。这一地区拥有中国近三分之一的高等植物和动物种数，是全球景观类型、生态系统类型和生物物种最为丰富的地区之一，保存有大量古老的生物类群，是中国原生生态系统保留最完好、垂直生态系列最完整以及全球温带生态系统最具代表性的地区。[1]

但同时，这里也和世界其他大多数自然遗产地一样，正面临着人类活动加剧而导致的生态环境脆弱以及巨大的环保压力。云南省省长秦光荣指出，滇西北生态环境十分脆弱。一是滇西北物种丰富，但多数物种种群数量少，许多物种分布空间非常有限，生态适应能力低，对于外界干扰非常敏感，遇到自然灾害和人为破坏，很容易陷入濒危境地甚至灭绝。二是特殊的地形地貌、复杂的气候环境，尤其是高海拔、气候冷凉，山高坡陡、土地贫瘠等因素，导致滇西北生态植被恢复和演替过程非常缓慢，而且一旦破坏，极难恢复。

在滇西北这片土地上，居住着众多少数民族，是中国最为丰富多彩的民族文化汇聚地之一。滇西北地区的藏族、白族、纳西族、彝族、普米族、傈僳族、怒族、独龙族等十多个世居少数民族，占总人口的41.8%。这里奇风异俗丰富奇特，民居建筑独特多样，民族服饰奇异多彩，是一道亮丽的人文景观，是世界罕见的多民族、多语言、多文字、多种宗教信仰、多种生产生活方式和多种风俗习惯并存的汇聚区。虽然这里山水壮丽，生态环境保持较好，但由于山高水深，交通不便，土地贫瘠，耕地稀少，加之科技普及程度低，市场经济发育不足，广大群众的生产生活方式还比较落后，贫困人口在总人口中还占有很大比重。

---

[1] 《落实科学发展观 促进生态文明建设——我省高度重视滇西北生物多样性保护》，《云南日报》2008年2月20日。

环境和发展是可持续发展的核心，也是两个互相依存、不可分割的问题，环境恶化的根源，在很大程度上还是由于贫困和发展不足所造成的。限制发展不能解决滇西北生物多样性保护的问题，继续维持长期延续下来的落后生产方式和粗放发展模式，不仅会危害生物多样性的保护，而且最终将破坏我们赖以生存和发展的基础。因此，如何处理好当地经济发展与生物多样性保护的关系，是各级政府必须解决的一项重大课题。滇西北地区的贫困面貌亟需改变，当地群众理应与其它地区的人民一道，共享改革开放的成果。

四、滇西北少数民族传统伦理与生态女性主义

在人类与环境长期共处的过程中，生活在滇西北的各族群众积累了丰富的经验，形成了丰富的生态环境观念，这些观念渗透到了人们的生产生活中，协调着人与生态圈的关系。这些经验以地方性知识的形式存在。随着生活方式的改变，这些先民的智慧正在逐渐消失，挖掘并整理这些宝贵的地方性知识，可以为现代社会处理环境与健康问题提供借鉴。

滇西北的少数民族几乎都有一些与现代环保理念有关的生态伦理意识。这种伦理意识包容在他们的生产、生活方式以及图腾崇拜、创世神话中。这是一种原始的、原生态的文化，它深刻体现了少数民族生存方式中的生态伦理智慧。特有的民族生存方式孕育着特有的民族生态意识，而这种特殊的生态意识又体现出民族对待自然特有的方式。

从生态女性主义视角去观察这些传统生态伦理，可以发现滇西北各族在千百年的生产生活实践中形成的观念，已经暗含着一些朴素的生态女性主义观点，并为生态女性主义提供着一些例证支持。

下文将根据李银河对生态女性主义主要信念的归纳，缕析滇西北少数民族中的一些生态智慧与生态实践。

第一，生态女性主义认为女性更接近于自然；而男性伦理的基调是对自然的仇视。自然与文化的两分，生理（动物）世界与社会（人类）世界的分离，男女两性的区分，以及跨文化的观点，将女性与自然、繁殖、物质、他者性归为一类；将男性与文化、生产、形式、自我性归为一类；这是西方男权制意识形态的一部分。生态女性主义认为：男性是把世界当成狩猎场，与自然为敌；女性则要与自然和睦相处。因此，女性比男性更适合于为保护自然而战，更有责任也更有希望结束人统治自然的现状。这正是生态运动的最

终目标。生态女性主义主张自然世界与女性主义精神的结合。它认为应当建立不与自然分离的文化。尽管生态运动不一定全是女性主义的，但是任何深刻的生态运动，其性别化程度是令人震惊的。它之所以令人震惊是因为深刻的生态学意识是一种女性意识，或者可以说，生态意识是一种传统的女性意识。生态女性主义者关注着地球上生态的严重破坏，森林消失，空气污染，水源污染，对此感到痛心疾首。

藏族传统生态伦理主张尊重自然界一切生物的生命权和生存权，实现人与自然之间的和谐共存。为适应藏区特殊的生态环境，藏族形成了一整套与自然环境良性互动的生态文化体系。这些文化存在于生产方式、生活方式、自然资源管理机制和婚姻家庭模式等方面，并通过原始宗教、藏传佛教、民族史诗等体现出来。而藏族女性在这一文化中，在生态与家庭中扮演着看管与养育、相互给予与获取的角色，并受到生态环境对健康的直接影响。居住在包括滇西北在内的广大藏族中，有学者指出，妇女利用自然资源的方式“往往会有意无意地倾向于可持续地利用并裨益于生物多样性的保护。如妇女在利用森林资源时，她们不会砍伐木材出售以获取短期较大经济利益，而是采集林中的野菜、野果、饲料等非木材林产品，而且对这些产品的采集都并非用毁灭资源本身来实现的”❶。

在一部关于妇女参与环境保护的纪录片《海尼村妇女组织》中，介绍了在迪庆州维西县塔城镇海尼社成立的专为保护环境的妇女组织——“姐妹会”。她们还集体去帮助村中有困难的家庭。由于这个村子传统的男女分工，妇女负责全家的薪柴，她们和森林的关系更密切。因此在村里森林遭到破坏时妇女们就自觉发起要保护。这样海尼妇女组织在1995年成立了，主要工作是每天巡山，不管是村里人还是村外人如果乱砍滥伐都要罚款。这样，村子的森林得到了保护。另外，以前村里生畜践踏庄稼的问题很严重。于是妇女组织又开展田间管理，妇女轮流边做农活边看牲畜。如果牲畜践踏了庄稼，她们就负责把牲畜赶回主人家，并收一定的管理费。而这管理费加上森林管理的罚款就是妇女组织的活动费。这些活动费主要是用在每年三八节的庆典上。庆典中妇女们要开讨论会组织内部事物，还有表彰活动，会餐，送礼物等。这样妇女组织不仅是资源的管理机构，也是妇女自我发展的组织。从中

❶ 晏兆莉、玉贞：《川西嘉绒藏族妇女关于环境保护的乡土知识》，见徐午、许平、鲍晓兰、高小贤主编：《社会性别分析：贫困与农村发展》，四川人民出版社2000年版。

不难看出，女性作为大自然最亲密的伙伴，环境资源的守护者，被视为较接近自然。[1]

第二，生态女性主义认为，地球上的生命是一个相互联系的网，并无上下高低的等级之分。我们的社会状态是种族分隔、性别分隔的。人们都接受了这样一种世界观，甚至没有感觉到它是一种错误的意识形态。这种世界观认为，存在是分等级的。在所有的生命中，人又是最高级的，以下依次是动物、植物、山、海和沙。而生态女性主义的一个主要观点就是反对对生命做等级划分。

傈僳族群众普遍信仰原始宗教，它以自然崇拜和灵魂观念为基本内容。傈僳族先民认为，自然界的万物都是有灵的，由一种超自然的力量在主宰着它们，天地、日月、星辰、森林、河流、动植物都有其自己的精灵。[2]

纳西族认为世间一切生命及事物的产生、繁衍都是两性交媾的结果。不仅看得见的人和动物如此，事与物如此，而且看不见的神和鬼也是如此。任一生命、任一事物皆有父有母，是两性造就了世界，将两性结合繁殖视为万物产生的根本法则。原本的性别关系是两性和谐平等，没有谁贵谁贱。[3] 纳西族认为人和自然是兄弟，这也是纳西族生态伦理观的宗教和哲学基础，并有对自然界“欠债”和“还债”的观念，认为人得到大自然的恩惠应感激和回报，须善待大自然。反映了纳西人的生存状态亦取决于大自然的生态平衡，自然界不依赖于人类，而人类则需要依赖于大自然才能生存。[4]

在滇西北地区，认为万物平等的观念广泛存在，除以上所述外，还有被称为“万物有灵的世界”的白族地区，每个村庄都有各自最崇敬的本主。本主可以是远古的英雄、部落的领袖，也可以是自然的神灵，譬如一棵树。纳西先民在崇尚万物有灵的原始崇拜中形成自己的原始自然宗教——东巴教。独龙族过去的宗教信仰尚处在较原始的自然崇拜或万物有灵阶段；彝族过去崇拜万物有灵和崇拜祖先，在龙日，以村寨为单位在龙树下集体祭祀。这些无不显示出滇西北少数民族传统生态伦理中的万物平等观念。

---

[1] 此个案由云南大学罗燕提供。

[2] 郭净：《云南少数民族概览》，云南人民出版社 1999 年版，第 275－309 页。

[3] 李例芬、周俊华：《纳西族社会性别关系的建构与演变》，见和钟华主编：《社会性别与自然资源、民族文化》，云南教育出版社 2005 年版。

[4] 杨福泉：《略论纳西族的生态伦理观》，载《云南民族大学学报（哲学社会科学版）》2008 年第 1 期。

生态女性主义的另外两个观点是，一个健康的平衡的生态体系，其中包括人与非人在内，都应保持多样化状态。物种的幸存使我们看到，重新理解人与自然（自身肉体与非人自然）关系的必要性，这是对自然与文化二元对立理论的挑战，反对将人与自然分离，将思想与感觉分离。概括地说，生态女性主义所主张的是按照女性主义原则和生态学原则重建人类社会。它强调所有生命的相互依存，将社会压迫与生态统治的模式两相对照。它是对全球环境危机的女性主义回应，主张积极改善女性与环境的状况，并且认为这两项任务是息息相关的。

在滇西北广大地区，各族民众在与自然休戚与共的生存状态中，早就意识到了维护生态多样性的重要性，从朴素的万物有灵观念，到人与自然称兄道弟的神话传说，无不透露出人与自然互为伙伴的关系。由此出发，形成了一系列的与生态有关的道德禁忌和宗教戒律，融入到少数民族群众的日常生活中。在大理，鸡足山的神山古木神圣不可侵犯，所以，鸡足山至今有高等植物 80 多科 500 余种，特有药用植物 100 余种，这里森林覆盖率达 85%。每年二月初八，四方八面的各民族妇女，尤其是藏族、普米族、白族妇女，成群结队来鸡足山朝圣，在朝圣之前要在鸡足山下的孔子河放生，预示吉祥。所以，这里野生动物种类多，仅鸟类就有 118 种，分属于 16 目 34 科。云龙天池不仅以其独特的自然风光而出名，而且还以环山众多动植物著称，仅植物群落就有 60 多个科 200 余种，以云南松为主，保持了原始森林群落，松林下成片杜鹃繁生，有 11 种，构成一个天然的杜鹃花园，森林覆盖率高达 95%。这里的自然生态环境，也为动物的栖息、繁衍提供了场所，有利于动物的生存与迁徙。❶

五、少数民族传统生态伦理的现代价值

从“天人合一”的哲学观到“乐活（lifestyles of health and sustainability, LOHAS）”的生活理念，人类始终关注着自身与环境间的关系，并且随着对医学领域认知的不断深入，越来越多的人认识到环境对健康的影响不能忽视。

在滇西北地区，与秀美壮丽的山川、丰富多彩的民族文化同时存在的，

❶ 杨国才：《社会性别视野下少数民族妇女与生态环境保护》，载《云南民族大学学报》2007 年第 3 期。

是普遍存在的贫困。这里的男人和女人，在世世代代与自然的和谐相处中，虽经劳作，却依然艰难生活，挣扎在贫困线附近。

环境、贫困与社会性别是相互关联、相互作用的。我们只有找到这三者的切入点，并把它们紧密地结合起来，才是我们消除贫困，实现性别平等与环境保护共同发展的有效途径。平等的社会性别意识势必会推动环境保护的可持续发展；同样，环境保护全球化进程的加快，也将带动社会性别意识的提高。生态女性主义作为社会性别理论的一个分支，为环境、贫困和社会性别问题的解释提供了新的视角。作为一个新兴的学术思潮，它的许多理论可以在人类发展的历史中找到对应的原材料。

滇西北少数民族传统伦理中蕴涵的天人合一、众生平等的思维模式和尊重生命的价值观，以及适应环境的实践，都为人类解决现实的生态环境问题提供了思路。在方法论意义上，少数民族生态伦理也有着与现代生态学原理，以及生态女性主义有着不谋而合之处。因此，对滇西北少数民族传统文化中的生态伦理进行生态女性主义的解读，具有积极的学术价值和现实意义。本文仅仅提出了这样一个思路，相关的深入研究还需要建立在深入的人类学、民族学、社会学调查的材料基础之上。

（作者单位：厦门大学人类学博士）

社会学视野下帕西傣女性的生态文化

高雅楠

生态环境的保护是当代社会发展很重要的一环。帕西傣女性在当地社区的环境保护中发挥了重要的作用。帕西傣所处的地理位置和生态环境决定了其独特的民族性格。帕西傣女性在与傣族的长期和密切的接触中形成了特殊的生活生产方式和风俗习惯，这些折射出她们独特的文化。而正是这种文化促进了当地生态环境的保护。

一、帕西傣地区的历史地理与民俗

帕西傣民族由于特殊的历史、地理原因形成了独特的性格、文化和民俗。他们在与其他民族的长期接触中既保存了本民族特有的风俗信仰，又吸收了其他民族的文化和生活习俗。“帕西傣”大部分世居云南省勐海县，有少量分布在景洪市和勐腊县，其中，勐海县勐海镇曼峦回、曼赛回两个寨子是最为典型的“帕西傣”聚居区。“帕西傣”这一概念，专指云南省西双版纳傣族自治州勐海县勐海乡曼短村公所的曼峦回和曼赛回两个寨子的特殊穆斯林族群。

（一）西双版纳丛林中的帕西傣

勐海位于云南省南部，西双版纳傣族自治州西部，东连景洪，东北临澜沧江，与思茅隔江相望，西北跟澜沧拉祜族自治县接壤，西和南与缅甸交界，国境线长146公里。勐海矿产资源、水力资源、动植物资源都非常丰富，勐海素称西双版纳的“鱼米之乡”，粮食生产以稻谷为主，经济作物以茶、甘蔗为主。“帕西傣”大部分世居勐海县。[1]

（二）帕西傣的名称与村寨形成

“帕西傣”傣语意思是“信奉伊斯兰教的傣族”，古代回族经常经过傣族

---

[1] 云南省勐海县文史资料委员会：《勐海文史资料》第4辑，1992年2月。

地区到缅甸、泰国做生意，在古傣语中，“帕西”本意是“税”，有经纪人或经商人之意，用“帕西”引申来指穆斯林，与早年云南内地回族赶马帮纳税有关。

曼峦回坐落在流沙河边，景蒙山下，距县城约8公里，曼赛回距县城约4公里。对这两个寨子来历有两种说法：回族马帮商人来此地做生意与傣族通婚繁衍后代而形成的；清末云南杜文秀领导的回民反清起义失败，逃到此地与傣族通婚繁衍后代而形成的。笔者根据对村中长者的调查结果得出结论：当地人更同意第一种说法。

（三）帕西傣的生活习俗

帕西傣在与傣族的长期共同生活中保持了本民族的特色，又受到傣族文化的极大影响。但是因为傣族文化在当地社区相对强势，虽然帕西傣竭力保持自己本民族的特色，但是经过200多年的交流融合，在衣、食、住、行、语言等诸方面都受到了傣族文化的极大影响，而凸显出别具一格的特色。在长期与傣族的共同生活过程中，“帕西傣”的服饰已同傣族穿着一样。在那里笔者经常看见一些妇女穿着傣裙，带着标志性的穆斯林头巾。帕西傣虽然讲傣语穿傣衣，但是依旧有着强烈的民族认同。在田野调查的过程中，很多人都有着麦加朝圣的理想。帕西傣如果与外族通婚必须有改教仪式。

帕西傣长期受傣族影响，饮食口味上也和傣族差不多，喜欢吃酸辣口味。菜肴采用傣族常用的烧烤方法烹饪，有傣族风味的烤肉、烤鱼、豆酱等小吃。帕西傣喜欢吃牛肉、鸡鸭，严格遵守伊斯兰教义，禁戒吃猪肉、狗肉、自死动物、血液等。

村里人互相之间讲傣语，对外来人才讲汉话。一部分年长的老人不会讲汉话。但是他们的汉话很多都是用倒装句，或者形容词置后。就如傣族讲汉话一样。现在，学校里实行双语教学，年轻人普遍汉语水平很高。帕西傣的姓氏也很能说明回族与傣族文化相结合的特点。每个帕西傣出生后，按傣族习惯男孩称岩，女孩称玉。他们生下来七天后，又请阿訇起经名，长大工作后，又要起汉文官名。所以一个人普遍有三个名字。

二、帕西傣民族地区女性的社会分工与环境保护

在帕西傣民族社会中，女性的社会分工对社会性别的建构起了决定性的

作用。帕西傣社会的分工首先是在男女之间进行的。这种分工决定了她们在帕西傣社区中的社会角色和功能。

（一）帕西傣民族女性的社会分工

在传统的帕西傣家庭中，女性主要负责带小孩、插秧、洗衣、做饭、喂养家中牲畜等。帕西傣人均土地不足 2 亩，农业生产基本能保证生活需要，但是由于土地的制约，在农业上不可能有更大的发展，十一届三中全会以后，村里大多数人都从事经商、运输和其他第三产业。妇女在其中发挥了重要的作用，她们没有把视野封闭在农作物生产方面，而是发挥想象力，与男性共同开拓事业。与此同时，随着经济地位的提高，其社会地位也逐步提高。比如很多帕西傣女性在繁华路段开餐馆，菜肴极具民族特色，很受当地人欢迎。

（二）帕西傣民族女性的文化与环境保护

在传统家庭中，做饭一直是女性的工作。在帕西傣民族家庭中也不例外。而帕西傣女性大多是虔诚的穆斯林信徒。帕西傣喜欢吃牛肉、鸡鸭，严格遵守伊斯兰教义，禁戒吃猪肉、狗肉、自死动物、血液等。帕西傣的老式住房也像傣族的“干栏式”建筑。由于近年经济的发展，村里好多人家都盖起了楼房。这在一定程度上保护了树木。在帕西傣女性文化中，动物与人一样，都是真主在大地上创造的生命体。他们既强调人与自然的和谐相处，也注重人与社会建立良性关系，这是一种良性的社会生态观。

三、居住环境和生产方式折射出的帕西傣民族文化

云南高原与青藏高原、内蒙古高原相比，最大的特点是高原面解体并由此造成云南特有的河谷或盆地（俗称“坝子”）。西双版纳用当地话解释就是“十二个坝子”。而少数民族长期适应当地的生态环境，择不同的地貌部位而居。以曼峦回村为例，帕西傣选择了交通便利、依山傍水，既能自我求生、自我保护，又可与外界来往的地方建寨居住。曼峦回背靠一座小山，山上有帕西傣自己开辟的茶园，流沙河水绕过寨子，人们在河边开垦了菜地。

（一）帕西傣民族居住环境所反映的生态文化

云南省属于湿润森林区，当地少数民族建房时均就地取材来砍树建房形

成“木寨”，现在一些森林保护较好的村寨仍为木寨，比如曼峦回村的老房子均为木材所建。后来随着森林的减少和经济的发展，一些富裕和较富裕的村民认为城市的钢筋水泥房耐用、漂亮，所以村中很多人家都盖起了钢筋水泥的小洋楼。这种随着环境改变而改变村寨建房材料的做法正体现出帕西傣人民的生态智慧。

“有天地然后有万物，有万物然后有男女”。阴阳合和相生万物，世间创造了男女，男女繁衍了人类。在人类创造的文明中，在人类发展的历史中，都深深打上了女人的活动印记。每个民族都生活在特定的自然环境之中，而每个民族都由男女两性结合而成，只有这样，人类社会才能延续。无论是自然生态环境对帕西傣民族文化的影响，还是他们在其生产生活实践中对自然生态影响，都离不开妇女。

（二）帕西傣民族女性的生产方式

据统计，曼峦回人均水田不足一亩，帕西傣人民没有把眼光局限在这狭小的土地上，而是积极的发展别的事业和经济作物，这样在一定程度上减轻了土地的压力。他们经营小商品、餐饮、运输业等，人均年收入3000余元。其中，帕西傣女性作出了巨大的贡献。她们利用西双版纳独特的生态环境种植茶叶，使其获得了巨大的经济效益，茶叶成为曼峦回的主要经济来源之一。现在勐海茶叶加工很发达，大小茶厂有数百家，人们或者把茶叶卖给茶厂，有的则干脆在茶厂上班。现在，曼峦回村很多小姑娘在茶场兼职捡茶叶，一个六年级的小妹妹一个月赚了990元。她说这还不算是最好的。很多在校的帕西傣小姑娘都利用假期去附近茶场捡茶叶。

养殖也是曼峦回很重要的一个经济来源，主要饲养黄牛、鸡、鸭、鹅等畜禽，尤其是鸭和鹅，还没进村寨，就看到年老的阿婆赶着一大群鸭子蹒跚回寨。由于耕地很少，只有搞些副业来增收入。而这些牲畜家禽的养殖主要依靠妇女来完成。[1] 而在这过程中，无论是种茶，饲养家禽，都反映了女性，植物，动物之间的和谐关系。帕西傣的女性文化对生态环境的保护起了积极作用。

随着改革开放的不断深入，帕西傣女性做起了各种生意。现在昆洛公路边上，流沙河大桥的岔路口，帕西傣女性开的餐厅，由于菜肴既有清真风味

---

[1] 云南省勐海县文史资料委员会：《勐海文史资料》第4辑，1992年2月，第137－145页。

也具有傣族特色，而大受欢迎。由于经济地位的提高，她们的社会角色也不再是传统“男主外，女主内”观念中的家庭妇女了，她们有更多的自由和权利。

四、对保护帕西傣地区生态环境保护的展望

帕西傣民族地区优美的自然环境，适宜的气候，孕育了丰富多彩的民族优秀传统文化，也孕育了一代又一代帕西傣民族妇女的成长。在长期的生产和生活实践中，帕西傣民族女性传统文化对自然生态环境又产生积极影响和保护作用，形成“天人合一”，人与自然和谐发展的生态文化观。

（一）关于帕西傣民族女性传统生态文化的传承与发展

我们应拓展帕西傣民族女性传统生态文化的传承渠道。传统文化大多是靠长辈的口传身授。民族学校是培养民族人才的重要场所，它必须是传授、创新民族文化的重要场所，这是应给予充分注意的。民族学校的教师，其主体慢慢地也要是本民族自己的知识分子。他们要成为民族文化传承的中坚力量。只有这样，传统生态文化才会进一步发展，继续发挥着保护生态环境的重要作用，实现民族地区的可持续发展。[1] 帕西傣与其他民族一样都面临着传统文化严重流失的问题，怎么样把握现代化的机遇同时保留自己的文化精髓是摆在各民族面前的难题。

（二）帕西傣民族地区生态环境的可持续发展

通过深入分析帕西傣地区的资源构成，当地湿热气候特别适合发展生态农业。从市场前景来看，生态农业的潜力巨大，开发领域广阔。在帕西傣地区，茶叶是当地的主要经济来源之一，销往世界各地。但是现在茶叶的农药残留问题比较严重，影响到茶叶的销售。茶叶中的农药残留问题不容忽视，因此针对这种现状，在帕西傣地区发展生态农业具有十分重要的现实意义。由于种茶，拣茶都是由帕西傣妇女负责，所以帕西傣妇女必须发挥更大的作用才能促进生态农业的发展，同时保护当地的生态环境。这是时代赋予帕西

---

[1] 高发元：《云南民族村寨调查：跨世纪的思考——民族调查专题研究》，云南大学出版社 2001 年版，第 300 页。

傣妇女的责任。

帕西傣民族妇女与生活于其中的自然生态环境发生互动关系时，为适应民族地区特殊环境及自身的生存与发展，创造了与生态环境相适应的生态文化，并在其中发挥了重要的作用。现在，由于生态环境的变化，社会的进步，她们必须对她们传统的生态文化知识进行补充和创新才能适应这个时代的发展和进步。

在帕西傣民族地区发展生态旅游也是一项重要的实现生态效益和经济效益的统一的措施。发展旅游业会使村里人更注意村中的环境，自觉保护村中的环境，杜绝污染。这样才能在村民心中筑起一道无形的对村中环境的保护墙。我们应该充分利用帕西傣民族地区独特的风俗习惯，比如帕西傣女性的服饰，傣裙和穆斯林头巾的搭配；帕西傣女性所开饭馆的食品口味，既有清真风味也具有傣族特色……发展旅游业同时也可以促进帕西傣人民与内地回民之间的交流。

由于帕西傣地区耕地范围狭小，很多男性出外打工，或者自己搞运输。经常在外。近年来，由于女性社会地位的逐步提高，越来越多的帕西傣走出家门出外打工，而并不是把眼光局限在她们狭小的土地上，更没有开辟新的耕地而破坏环境。女性在外打工既开阔了眼界，又在一定程度上缓解了帕西傣地区生态环境的压力。在外生活的过程中，她们不仅获得了更多的经验，而且在这个过程中丰富了自己民族的文化。

随着社会经济的快速发展，社会分工的日益科学化，农村城市化进程的日益加快，对生态环境的保护是可持续发展的重要议题之一。尤其在民族地区，生态环境的保护更是引起广泛关注。帕西傣民族女性理清了人—社会—自然系统的复杂关系，树立新的生态价值观，促使帕西傣民族的行为准则和价值取向服从于生态环境系统协调平衡的生态规律，帕西傣民族女性独特的生态文化更好地促进了帕西傣民族社会的有序、协调、健康、持续的发展。

（作者单位：中国人民大学社会学博士）

边疆民族地区社会生态变迁与妇女主体意识的觉醒

李永松

社会生态的变迁势必影响到社区居民主体意识的变化，妇女主体意识的觉醒是其主要表现之一。边疆民族地区妇女主体意识是随着改革开放的深入社会生态矛盾的出现，才逐渐受到激发而觉醒的。在云南边境某民族州，由于社会生态的逆发展现状导致了边疆民族地区妇女主体意识的逐渐觉醒。

一、妇女主体意识

主体意识即主体的自我意识，是人对自身的主体地位、主体能力和主体价值的一种自觉意识。妇女主体意识是指妇女作为主体在客观世界中的地位、作用和价值的自觉意识。妇女的主体意识表现为积极评价妇女的能力和价值，充分肯定妇女的权利与义务，推举男女平等的概念。妇女主体意识具体地说，是指女性能够自觉地意识并履行自己的历史使命、社会责任、人生义务，又清醒地知道自身的特点，并以独特的方式参与社会生活，实现自己社会价值和人生需求。妇女主体意识是激发妇女追求独立、自主，发挥主动性、创造性的内在动机。

妇女主体意识的内容随着历史发展和社会环境的变迁而不断的变化和充实。当代社会转型期，妇女主体意识较之以前任何时期自觉性更强，内涵更丰富。主要表现在权利意识、独立自主意识、可持续发展意识、自我保护意识、健康保健意识和性意识等方面。据中国妇女社会地位抽样调查数据以及各种局部调查数据，当代中国妇女的主体意识整体上尚处于觉醒期和成长期。由于经济社会整体发展滞后，边疆民族地区的妇女的主体意识更是才处于觉醒期，而且这还得益于社会生态逆发展形成的反作用力。

二、边疆民族地区社会生态的逆发展

社会生态，一般是指构成社会生活形态的各方面要素组合，它包括社会发展指导原则、社会阶层结构、社会生活组织方式、管理方式等。改革开放以来，人们的生活方式、价值追求呈现出多元化形态，反映了当前社会生态正在走向繁荣和成熟，同时也提出了一些尖锐的问题。

云南边境某州与缅甸接壤，全州国境线长503.8公里，是傣族、景颇族、德昂族和阿昌族的主要聚居地。自从边境口岸开放以来，由于有利的地理区位和复杂的周边环境，该州在成为面向东南亚、南亚主要陆路口岸的同时，也成了境外"金三角"地区毒品向国内渗透的主要通道。自从成为毒品主要通道后，毒品的就地消费市场也慢慢形成而使当地成为了毒品的重灾区。由毒品引发的艾滋病、贫困、社会治安等问题严重阻碍了当地社会发展。在该州农村，有很多毒品、贫困问题交织在一起的村寨。

毒品的危害导致了该州巨大的社会财富的无谓损失和严重的人口安全。如果按照每名吸毒人员每天平均消费20元毒品的标准来计算，"全州2.5万余名吸毒人口一年最少要'烧掉'1.8亿元人民币，而该州的年财政收入仅有3.65亿元。如果再将每名吸毒者周围4至7名隐性吸毒者算上，全州年财政收入还不抵被毒品'烧'掉的钱财。"[1] 毒品与艾滋病是对孪生姐妹，1989年该州发现的第一例艾滋病感染者就是一名吸毒人员，他们通过共用注射器相互传染艾滋病毒，再通过性的方式传播。随着毒品的泛滥，艾滋病在该州也逐渐蔓延。随着时间的推移，感染者发病和死亡的高峰逐渐到来。

三、边疆民族地区妇女主体意识的提升

该州是少数民族聚居区，也是全国毒品、艾滋病重灾区。由于毒魔、艾滋病肆虐，使毒品、艾滋病受害者人格丧失，导致一些村寨传统美德丧失，人与人之间信誉危机。这已经危及当地人民的安居乐业和民族的生死存亡，也严重危害了边疆地区的稳定和发展。在此严峻的形势下，国家主导了禁毒防艾工作的开展，一些国际国内非政府组织参与其中，作为直接的受害者的村寨女居民的主体意识也逐渐觉醒，参与到"保家护村"的行动中。

（一）景颇"妇女禁毒联防队"

从20世纪90年代开始，随着村民的经济条件有所好转，毒品开始在景

---

[1] 包丽敏：《"天堂"飘满红罂粟》，《中国青年报》2006年6月28日。

频山寨蔓延，不仅有吸食者，有的“以贩养吸”，成为了吸毒者的据点。据某派出所统计，2000 年某村有 63 户、298 人，吸毒人员为 29 人，占全村总人口的 10%，近一半的家庭受毒品危害，而其中 80% 为青壮年，致使山寨劳动力匮乏。而且该村因吸毒导致的盗窃、斗殴事件时有发生，许多家庭妻离子散、田园荒废，更有的家破人亡，吸毒人数的增多严重影响了山寨的社会治安。村寨面临毒品危害的严峻形势。

2000 年 8 月，该村组织了为期一个月的戒毒班后，寨子里的妇女们为了避免那些在戒毒班中已经戒断毒瘾的男人回到家中后又继续吸毒，一起找到村干部，说明她们要成立妇女联防队的想法，得到了村干部的支持。她们到县城找到了县妇联、公安局，公安局领导表示全力支持妇女禁毒联防队的工作，做她们的坚强后盾。做了这些准备以后，在有关政府部门的指导下，该村召开了三天的会议，拟定了《禁毒公约》、《联防队职责》。2000 年 8 月 8 日，该村 64 户户主画押《治安管理实施承诺书》，至此，该村“妇女禁毒联防队”正式成立了。共有 62 人参加妇女联防队，其中女性 45 名，男性 17 名。联防队成员分作三组，轮流在寨子里巡逻。一个由村民自发组织起来的社区管理组织承担起了维护社区治安的任务。

妇女禁毒联防队成立后的主要任务是在寨子里巡逻，抓获吸毒者，然后送入县戒毒所实行强制戒毒；对可疑人员实行搜查，抓到贩毒者，交付公安机关；对违反《禁毒公约》的人员，按公约处以相应罚款。自“妇女禁毒联防队”成立以来，该村的毒品形势得到了有效的遏制，其禁毒“模式”也成为了该州禁毒人民战争的十大模式之一。

（二）妇女群体主体意识的觉醒

星星之火，可以燎原。在该州的禁毒人民战争中涌现了一大批女性群体觉醒的典型：某县的女子护村队，某市的妇女护村队，某县的“妇女禁毒联防队”、某县的“妇女之家”、某市的禁毒防艾“妇女攻心队”，等等。这些妇女组织积极参与到该州下派的驻村工作队的工作当中，积极参加“妇女之家”的活动、农业技术培训之中，并积极争取小额信贷发展经济。

该州妇女群体意识觉醒，究其根源，主要有两点：一是男性吸毒比例明显高于女性，在农村尤为如此。毒品损害了吸毒者的身心健康，危害了社区安全。二是一旦男性吸食毒品后，往往直接受害者是其家属，贫困、家庭暴力也随之而来，女性的家庭生活受到了重创。妇女主体意识觉醒就是受这一严峻现状的激发得以催生的。妇女们为了改变这一现状，选择主动组织起来，参与社区管理，维护自己的权益和家庭的稳定。

（作者单位：云南省社科院社会学所博士）

二、生态环境变迁与妇女健康

社会学视野下民族地区生态环境的变化

张金鹏

环境生态问题已构成人类社会发展的世纪难题之一。我国的生态环境问题日渐严重，并一定程度转变为相应的社会风险。由于我国生态环境地理的特殊构成，全国宜农（林）荒（山）地，可利用的草地，主要分布在西部民族省区；森林资源（101.3亿立方米），也主要分布在东北、西南民族地区；❶全国可供开发的大江、大河的上游都在西部民族省区，全国76.85%的水能资源也集中在西部。❷ 因此，西部民族地区既是维护我国生态环境安全的生态屏障，也是生态环境问题最严重的地区。实现全国生态环境优良化，重点在西部，难点也在西部。

1999年国家实施退耕还林（草）工程，可以说是真正意义上对已遭到严重破坏的西部生态环境，通过价值补偿机制进行修复的重大举措。同时，围绕退耕还林（草）工程的理论与实践也引发了持续的研究和讨论，涉及研究的范围有：民族地区生态补偿方面的研究❸❹；我国补偿机制构建的探讨（林业与生态效益机制足额补偿方式、直接补偿方式和间接补偿方式）❺；生态环境税费政策制订和实践❻；退耕还林的制度研究❼；退耕还林的经济学、人口问题研究❽❾等。总的情况是面广但深入不够，其中对生态环境补偿的层次和范围尤

---

❶ 余天心、王石生：《我国东中、西部地区发展优劣形势的比较分析》（上），载《城市经济、区域经济》2000年第6期。

❷ 新华社，2005年8月3日 www.cqagri.cn.。

❸ 杨道波：《民族地区生态补偿机制研究》，载《贵州民族研究》2006年第1期。

❹ 左菁等：《对中国退耕还林经济补偿机制的反思——以退耕农利益保障为视角》，载《广西政法管理干部学院学报》2006年1期。

❺ 《西部大开发亟待建立生态补偿机制》，《中国绿色时报》2006年9月5日。

❻ 王欧、宋洪远：《建立农业生态补偿机制的探讨》，载《农业经济问题》2005年第6期。

❼ 卢东宁：《西部退耕还林的制度变迁思考》，载《农村经济》2006年第5期。

❽ 崔成男：《西部民族地区生态建设的经济学思考》，载《民族研究》2002年第4期。

❾ 梁明虎、谭克俭：《退耕还林中的人口与发展矛盾及其解决》，载《人口与经济》2002年第5期。

显不足，本文拟从社会学的视角，对此进行研究。

一、民族地区生态环境的恶化

生态环境的严重性。主要表现三方面：

其一，森林锐减。长江上游地区在20世纪50年代初期，森林覆盖率为30%以上，21世纪下降到15.3%。而西北地区（国土面积占全国的30%）的森林覆盖率为1.75%，远低于14%的全国平均水平。西南地区森林资源破坏十分严重，消耗很快。近年来贵州新增陡坡耕地900多万亩，其中800万亩是毁林开荒，四川、云南、重庆等省、市坡耕地占其总耕地的2/3以上，其中25°以上陡坡耕地占30%以上，陡坡泥沙量占入长江的泥沙量的78%以上。[1]

其二，草原严重退化。我国将近27亿亩的草原面临严重退化，绝大部分也位于西部，新增的荒漠面积24000多平方公里大多在西部[2]。

其三，沙漠化。民族地区是沙漠化最严重地区，2002年1月国家林业局发布的第二次全国荒漠化、沙漠化土地监测结果显示，我国沙漠化土地面积已达174.3万平方公里，占国土面积的18.2%，并且以每年3436平方公里的速度扩大。这些沙漠化土地几乎都分布在西部民族地区。其中，新疆、内蒙古、西藏、青海、甘肃5个省区的沙漠化土地面积就占全国的93.3%。[3] 在西南青藏高原、云贵高原则表现为典型的石漠化或石化状态。据资料统计，我国石漠化严重的区域面积达4.63万平方公里，短期内有潜在石漠化趋势的土地达8.76万平方公里。[4] 按现在石漠侵蚀速度，在石缝中求生存的1亿多少数民族50年后将无地可耕，丧失生存的基础。

由于大量原始森林毁坏，植被退减，陡坡垦，大大降低了森林在保持水土、防风固沙、调节气候、保护生物多样性等方面的重要功能，导致气候明显异常，水土流失严重，民族地区成为水土流失的重灾区，灾害面积迅速扩大的严重后果。据2002年国家环境保护“十五”计划公布的数据表明，全国水土流失面积达367万平方公里，约占国土面积的38%，平均每年新增水土

---

[1] 贾玉英：《西部地区生态环境状况及治理对策》，《西南民族学院学报》2002年第10期。

[2] 郑杭生：《民族社会学概论》，中国人民大学出版社2005年版，第364页。

[3] 林萱：《我国荒漠化仍呈恶化之势》，《人民日报》2002年1月31日。

[4] 喻更：《中国石漠化分布现状与特点》，《中南林业调查规划》2003年第2期。

流失面积 1 万平方公里。[1] 每年流失土壤有 50 亿吨，其中 2/3 来源西部，而西部地区水土流失面积已占全国水土流失面积的 80%。青海省是黄河、长江、澜沧江的发源地。但近年来青海境内的水土流失面积达 33.4 万平方公里，占全省土地总面积的 46%，水土流失面积仍以每年 2100 平方公里的速度扩大。全省每年输入长江、黄河等大江大河的泥沙量在 1 亿吨以上。[2] 由此而诱发一系列的灾害。

严重恶化的生态环境对全国的影响。民族地区已成为中国的主要生态环境问题的发生地或根源地，并由局部扩展到更大范围。其中水土流失已构成全国性生态环境问题。首先是江河源头水量减少，造成下游广大流域所需水资源严重不足。其次引发的沙尘暴肆虐，再者各种生态环境问题引发的灾害性气候，对全国气候的不利影响日益增大，受灾程度加重。最典型事件是 1998 年长江大水，直接损失达 1666 亿元人民币[3]。

西部民族地区不仅是我国生态环境安全的屏障，而且是我国少数民族种类最多，最集中的地区，民族地区的生态环境问题与贫困问题等其他社会问题交织在一起，导致了民族地区人民生活的进一步贫困化，而逐年加剧的贫困又导致了新一轮的环境破坏。从而造成西部民族地区陷入了“贫困——破坏——贫困”的生存怪圈，失去了发展中的公正、公平原则。民族地区环境问题是一个长期历史积淀与诸多因素动态作用结果，从而也导至其现实状况和发展态势都相当严峻。对民族地区生态环境长期不懈的全面、综合治理已成为维护国家生态安全，建设和谐社会的迫切需要。

二、对生态环境保护历程的反思

传统发展战略下环境生态保护的缺失。我国西部地区生态环境的恶化与我国政府长期以来执行的传统发展战略紧密相关。新中国成立至改革开放前（1949—1978）国家奉行的是传统发展战略。表现为两方面，一是环境资源无价和自然资源无偿使用，加之缺乏环境保护意识，严重忽视环境污染的治理，环境保护投入基本缺失。这一时期国家推行的两大战略决策。20 世纪 50 年代

---

[1] 国家经贸委：《环境保护“十五”计划》，http://www.setc.gov.cn/zyjyyhibh/200208060196.htm.。

[2] 朴今海：《民族地区的生态环境保护与可持续发展》，《中南民族学院学报》2002 年第 1 期。

[3] 康沛竹：《经济全球化背景下的生态环境与妇女发展》，《清华大学学报》2006 年第 1 期。

末期的赶超战略，农业以粮为纲导致盲目治山、治水大规模的毁林开荒，围湖造田，致使森林覆盖持续下降，植被严重破坏，水土流失加剧；工业是以钢为纲，大炼钢铁，进一步毁坏了大量的森林，工业体系遍地开花，特别是“三线”建设，虽然在一定程度上改变了我国的工业布局，但也由此带来更大范围的工业污染。二是无限制的人口发展战略。科学研究业已证明环境资源对人口承载量是有限的。我国却奉行无限制的人口发展战略，致使人口绝对数量巨增，虽然国家70年代开始推行计划生育政策，但对西部民族地区仍实行一定的人口优惠倾斜政策，西部地区各少数民族人口迅速增加，从而持续不断的加大了对环境资源承载压力以及对生态环境的破坏力度。

造成这一时期对环境问题治理缺失的主要原因有两个方面，客观上新中国成立后面临的是一个一穷二白的烂摊子和十分险恶的国际环境，反贫困和捍卫民族独立两大艰巨任务凸显了急迫发展的主题。主观上看，当时的中国共产党人无论从高层到基层缺乏环境生态意识，加之又错误的把环境生态问题与资本主义的腐朽相联系，因而也就掩盖了日渐凸显的环境生态问题。

发展战略的调整，环境保护法律的相继出台。改革开放以后，国家进入以经济建设为中心的发展轨道，国家发展战略也进入调整时期。初期战略调整主要是战略建设重点的调整，即以东部为中心的发展战略。国家在“七五”“八五”期间，在发展资金相对稀缺的情况下，加大对东部的倾斜，并明确规定中西部以资源开发为主（能源、原材料），这种发展战略的调整，客观上形成了西部对东部的依附性发展。造成西部环境资源为代价的利益大量转移到东部，而且带来西部地区污染加重，生态环境进一步恶化。随着环境问题的日渐突出并直接对国家经济建设产生越来越不利的影响，引起了相关部门的关注，从而也导致了国家发展战略开始新的调整，有关环境治理的法律的出台。

1983年，国家把环境保护列为一项基本国策，提出在经济发展过程中经济效益、社会效益和生态效益相统一的战略方针。1992年8月，中国政府制定“中国环境与发展十大政策”提出可持续发展是中国发展道路的选择。1994年国务院公布《中国21世纪议程——中国21世纪人口、资源、环境白皮书》，制定了具有长期指导作用的“全国生态环境建设规划”，并于1998年颁布实施。2001年6月中国政府启动了西部生态系统综合评估（MAWEC）项目。同时，与生态环境相关的法律法规也相继制定。如《环境保护法》、《森林法》、《草原法》、《水土保持法》、《防沙治沙法》、《野生动物保护法》、

《水法》、《水污染防治法》、《大气污染防治法》等。《民族区域自治法》修改后增加了与生态环境保护实施利益补偿的相关内容。修改后的《刑法》中还增加了“破坏环境与资源保护罪”。国务院发布了《自然保护区条例》等28件行政法规；国家环保总局制定了375项环境标准；各省（区）、市颁布了900余件地方性环境法规，初步形成了中国环境法体系。

这一时期虽有一系列的法律出台，但难以执行，其原因一是法律在实施中受到阻碍。由于我国社会主义法律是建立在缺乏法治主义传统的中华法系的文化土壤之上，作为法律生活深层结构的法律文化的精神内核是人治和礼治，一定程度上阻碍着现代法制深入贯彻，加之颁布的很多法律、法规过于原则，难于具体实施，形成有法不依，执法不严的法制实践“两张皮”现象，因此相当程度上无法遏制生态环境恶化的趋势。二是政府官员在执行中的不作为倾向。长期以来GDP是考核官员的最重要的指标，因此出现政府官员只重GDP，而忽视环境问题，甚至以牺牲资源、污染环境来换得经济指标，从而造成环境问题久治无果的情况。三是环境管理体系滞后，难以应对生态环境问题。我国生态环境问题形成的区域，主要在西部广大村乡民族社区，因而造成环境生态问题分散、隐蔽、不确定，不易监测难于管理的特点，致使管理难于适应需求。四是治理资金紧缺。长期以来，仅有的治理资金主要用于城市，相对于急需进行治理的广大西部农村地区，就更是望梅止渴，无济于事。

科学发展观的提出，环境保护重大措施的出台。我国政府虽然于20世纪90年代初承诺中国将实行可持续发展战略。然而从此后的中国发展实践来看，至少到1999年，还未转移到与环境相适应的可持续发展轨道上来。2004年国家提出“科学发展观”，2006年通过了《关于构建社会主义和谐社会若干重大问题的决定》，并把建设环境友好型社会，实现人与自然和谐作为构建和谐社会的重要举措，标志着发展战略转移的完成。与战略转移的同时，一系列对生态环境补偿措施也进入实施阶段，其中包括国家启动的西部发展战略、扶贫战略、三北防护林战略、天然林保护工程、防沙治沙工程。其中尤以1999年开始的退耕还林（草）工程，已进入全面实施阶段，产生了巨大而深远的影响。退耕还林（草）工程是一项巨大的生态环境重建工程，也是国家对业已严重恶化的生态环境特别是西部生态环境重大补偿性措施，更是对传统发展战略的纠正。坚冰已经打破，航线已经校正，问题的关键是制定和实施一项全面、系统的长期的生态环境价值转移和补偿机制。

三、建立生态环境价值转移机制的理论依据

全面、彻底解决我国民族地区生态环境问题，建立并实施生态环境价值转移与补偿机制是恢复和建设良好生态环境的关键。经济学范畴对环境资源价值转移与补偿的理论有环境资源价值理论、环境经济学理论（外部性经济理论）等，在上述的相关讨论中已有较多的论述，本文将从人与自然共存，相互协调发展的视角作如下探讨。

构建和谐社会理论的本质要求。中国共产党人提出的构建和谐社会的理论，是我党对社会发展理论的重大创新。社会主义和谐社会理论从总纲领，基本原则、路线图到当前重大任务和远景目标，都深刻体现生态环境建设这一重大主题。首先和谐社会构建的基本核心理念是建设环境友好型社会，实现人与自然和谐发展。当前我国西部地区的环境生态问题，不仅仅是环境问题，已发展成重大的社会问题，涉及民族团结、民族生存、民族发展，严重制约环境友好型社会的建设。其次构建和谐社会把发展放在首要位置的同时，特别强调了发展的协调性和加强环境资源的保护与建设，使其与社会的发展相协调，从而突出了环境资源在人类可持续发展中的战略地位。和谐社会构建的理论深刻体现了对环境资源的价值原则的尊重，也意味着按价值规律的原则对其利用和保护。

可持续发展理论的核心理念。传统的发展模式使人类在自身得到极大发展的同时，也使全球濒临灾难的边缘。空间资源的有限和生物圈自身的脆弱开始与无限的文明力量产生对抗，全球性的人口危机、资源危机、环境危机，使人类处于生死存亡的紧急关头。可持续发展理论正是对几千年传统发展模式及其出现的发展危机深刻反思、科学总结、理性升华的结晶。可持续发展就是协调人与自然之间的关系和人与人之间的关系，以体现公平性原则、可持续原则、谐调性原则，最终达到自然、经济、社会的可持续发展。

自然的可持续发展是指维持健康的自然过程，保护自然环境的生产潜力和过程，使之能够满足经济和社会可持续发展的需要。由于人类进步和改造自然的力量的增强，人类因素已经成为自然变化的主要因素，因此，自然可持续发展的实现必须由人类恰当的思想和行为来保证，保证人类赖以生存发展的生态基础（肥沃的土壤、草地、海洋、森林和淡水地层等），并实施对已遭到破坏的环境生态、资源的修复与再生产。而在市场经济体制下最有效的

环境资源的保护与再生产，必须建立和实施环境生态的价值原则。我国的基本国情和特定的发展阶段决定了，其最深层的矛盾是庞大的人口数量和人均资源消耗量增多与国内资源相对稀缺的矛盾以及经济发展加快和规模扩大与生态环境容量有限和生态环境破坏加剧的矛盾，从而更加彰显了实施生态环境价值原则的迫切性。

非人类中心主义环境伦理学的价值取向。非人类中心主义认为，价值不是属于人的范畴，也不为人所独有，而是为所有的或自然的一部分所共有。科学的研究业已证明自然中的某些事物或生态系统具有主体性从而具有内在价值。这样有助于构建起源于并发展于动物、植物和生态系统的价值体系，尊重非人类的自然物和一切生命存在的权利，维持自然系统其他物种的福利，促进自然系统的进化与完善，确立人类对于自然的伦理价值观念。科学的研究还证明，人类是生活在经过亿万年而形成的地球生物圈，而在现有条件下，人类还无法用人工去创造一个脱离地球的生态系统，地球是我们生存和发展的唯一基础，人类无权以自己的利益和需求作为尺度去衡量和否定自然物的存在价值，更应为人类自身无限制的掠夺所造成的环境破坏而欠下的历史性“生态赤字”而承担责任，应该也必须通过人类的行动提供补偿来维护生态园的动态平衡。❶

四、构建新的生态环境价值转移与补偿体系的相关问题

目前正在全面实施的以价值补偿为基础的退耕还林（草）工程，虽然意义重大，但仍是相对暂时的措施，因此从根本上解决我国的生态环境问题，必须建立一套行之有效的生态环境价值转移与补偿机制。近年来相关的研究中，已经凸显了对这一问题的高度关注。生态环境价值转移与补偿机制建立和完善，涉及以下几个带根本性的问题，其一生态环境价值转移与补偿的基本范围；其二生态环境价值转移与补偿资金的筹集；其三生态环境价值转移与补偿的实施（价值计量、方式、标准）。根据本文讨论主题，仅就生态环境价值转移与补偿的范围和层次进行探讨。从目前我国生态环境的现状出发其生态环境价值转移与补偿范围应涵盖如下三个方面。

其一，所有环境资源都是有价的，实施环境资源有偿使用，使环境资源

❶ 刘大椿：《自然辩证法概论》，中国人民大学出版社 2008 年版，第 135 - 146 页。

成本价内化。环境资源具有成本价在20世纪中叶已为理论界所认可，并进行了一系列相关的研究，而我国长期以来对环境资源执行的是无偿使用，在开发和利用中体现的价值只是工程价，这显然不利于对环境资源的保护和利用，不利于对生态环境的保护与建设，因此只有承认环境资源价值论的原理，实行所有环境资源有价使用，使环境资源的成本价内化在商品的成本价格中，目前我国只对少量的环境资源提出有价使用的原则（据悉国家发改委已制定了石油、水、电、煤等自然资源本身的成本价标准，待实施）。但这只是一个良好的开端，要真正意义上实施环境资源有价使用，首先必须建立一个对我国环境资源的评估体系，对各类环境资源价格进行科学细化，并按规定使其在开发利用中进入成本价，并通过有效措施，保证环境资源的成本不折不扣的转入环境生态建设中。

其二，确立生态环境保护即创造价值的原则，实施环境生态保护的价值有效转移。环境生态资源体现着三重价值即生态资源的经济价值、生态建设与保护者劳动的本身的社会价值、生态系统巨大的功能价值，而生态建设与保护者劳力的价值，往往隐蔽在生态系统的功能价值中。这三种价值中后两种价值所凸显的对人类生存与发展巨大贡献而显得尤为重要，它既承担着我国生态安全和生态屏障的社会功能，又承担着为各族民众提供高质量生活的良好的生态环境，但是其所创造的使用价值，因其使用者所具有的主体的广泛性，就为有价使用带来不确定性而无法实现，并由此带来两方面的严重恶果。其一，使承担着生态环境安全重任的广大西部地区陷入“公地悲剧”的困境。众所周知良好的生态环境，提供的生态服务具有“公共产品”的属性，他们提供的诸如净化空气、涵养水源、防风固沙、减少水土流失、降低自然灾害、保护生物多样性等，这些“公共产品”的价值在我国现行的市场价值体中并没有得到体现，即使执行有价使用，却因主体不确定而落空。中东部的消费者无偿享用生态价值却无须付出，而民族地区的付出者却得不到任何的补偿，为生存只有沿袭以牺牲生态资源为主的生存方式，挣扎在贫困——破坏——贫困的恶性循环中，最终必然导致生态环境的不断恶化。其二，那些为保护和建设生态环境而做出不懈努力的劳动者，却守着“绿色银行”而一贫如洗，既有违可持续发展公平、公正原则，更不利于生态环境的恢复与建设。地处长江、珠江上游的贵阳毕节地区大方县的小沟村，受穷挨饿几十年，坚持育树成林，国家一纸文件把树林划为生态林，不准砍伐，但又无任何补偿，成为守着“绿色银行”无饭吃的典型例子。因此我们必须提出保护生态即创造价值的原则，并使其隐性的成本外化在市场价值的体系中，并利用国家的行政手段，通过财政转移支付，使其价值得以实现。

其三，对已经恶化的生态环境，建立长期的补偿机制。一个民族的历史越悠久，对自然的开发越是深入，从而对它所在的地区破坏也就愈加严重，我国生态环境的严重恶化是一个长期历史沉淀的必然结果。正是由于这种过度的开发和使用生态环境资源，终于造成我国今天严重的生态危机和生态环境问题。我们欠下的生态债，已到积重难返的地步，因此仅只靠对生态资源有价使用的原则，显然是无法弥补长期以来的巨大的生态赤字，也难于实现生态环境的恢复与可持续。因此必须实行过往补偿的原则，也就是说必须在有价使用之外，建立对生态环境赤字进行有计划的补偿制度，才有可能使严重的生态问题得到逐步的缓解，使生态环境得到逐步的修复和发展，也才可能经过不断的努力再造一个秀美的山河和良好的生态环境。

（云南民族大学人文学院　教授　博士生导师）

在韩中国朝鲜族移居劳动者女性的健康

金花善

全球化意味着“生产、劳动、市场、形象”等超越国界的自由流动现象。全球化时代的国际迁移给人力输出国和输入国都带来一些变化，使特定地区既有的各种性别分析范畴变得具有不稳定。

一、中国朝鲜族女性的韩国就业渠道与人口

1992 年中韩正式建交，这为地处东北边疆的中国朝鲜族向韩国的“国际迁移”奠定了政策和法律基础。中韩建交 15 年来，中国朝鲜族通过探亲、国际婚姻、劳务输出、访问就业制度、高龄同胞访问等多种渠道到韩国去就业。

中韩建交初期，探亲是最容易的赴韩渠道。但是，因为南北朝鲜的独立，中国朝鲜族也分为韩国出身和北朝鲜出身两大部分。这样，北朝鲜出身的中国朝鲜族因为在韩国没有亲戚关系，因此，去韩国就业方面处于不利的位置。中韩建交以后，以产业研修生的名义去韩国就业的，即劳务输出的形式去韩国打工的中国朝鲜族当中，男性的比例远远超过女性的比例。

在赴韩国就业的门槛很高的情况下，中国朝鲜族女性选择国际（伪装）婚姻的方式移居韩国就业的比例较高。中国朝鲜族女性与韩国男性的国际婚姻是通过 1990 年韩国政府推进的“延边姑娘、农村青年结缘”工作开始的。到了 2004 年，与韩国男性结婚的朝鲜族女性达到 87800 多名。[1] 通过国际婚姻的方式移居韩国的朝鲜族女性可以邀请自己的父母和兄弟姐妹或子女，这样，流入韩国就业市场的中国朝鲜族女性的数量增加了不少。

2007 年 3 月开始，韩国政府实施的“无缘故同胞访问就业制度”，拓宽了中国朝鲜族到韩国就业的机会。通过 9 月份的韩国语考试合格以后，从 2007 年 11 月开始，近 2 万名中国朝鲜族人陆续到韩国就业打工。2008 年的情

---

[1] 全信子：《中国朝鲜族女性涉外婚姻研究》，2006 年中央民族大学博士学位论文，第 20 页。这个数字是本人根据本文的需要计算出来的。

况也相似。

从1992年到2000年为止，在韩中国朝鲜族的人口当中，男性多于女性。但是从2001年开始，女性多于男性。[1] 据统计，2007年8月，在韩国的外国人当中，中国人占44%（44万1334名），其中，中国朝鲜族有266764名。其中，朝鲜族女性有13万，属最多。

2005年和2006年，韩国政府实施两次“非法居留同胞自荐归国制度”之前，在韩国就业的中国朝鲜族的整体形象，就是“非法居留外国劳动者”集团。2003年，韩国政府开始对非法居留外国劳动者进行合法化措施之前，中国朝鲜族移居劳动者的一半以上是非法居留身份。这种情况也适用于中国朝鲜族移居就业女性集团。2005年开始，由于韩国政府的同胞政策发生变化，在韩中国朝鲜族女性回国住半年或一年以后再出国就业，得到了保证。随着归国劳务人员的增多，这些人群的健康问题开始显露出来，但是，只是当做个人问题，没能引起足够的重视。

本文通过对现在韩国就业的或曾在韩国就业过的中国朝鲜族女性的深入访谈调查，了解韩国移居就业的中国朝鲜族女性群体的健康状况、她们享有的医疗保健服务资源，将为这一女性群体的医疗保健政策的确立提供基本的材料。

二、研究方法

为了了解在韩国移居就业的中国朝鲜族女性的健康状况，本文主要采取了深入访谈和参与观察的方法。研究者一方面在韩国访谈了数十名朝鲜族女性，另一方面在延边朝鲜族自治州访谈了归国劳务者及其她们的家属。从2005年到2007年，3年间，研究者还跟踪调查了韩国“韩中宣教教会”里注册的10余名朝鲜族女性。由于朝鲜族女性分散在韩国的个人家庭或饭店工作，在韩国的访谈主要是在星期天、中秋节、元旦和春节等休息日进行。访谈的主要场所是教会或个人家。在延边的访谈和参与观察主要在医院的住院病房或个人家里进行。

---

[1] 金恩实、闵佳英：《2006朝鲜族社会的危机话语与女性的迁移经验之间的性别政治学》，韩国梨花女子大学韩国女性研究院《女性学论集》，2006年23集1号，第49页。

表一　个人访谈名单

姓名	年龄	家族关系	职业	韩国居留时间	健康备注
个案1	1957年	丈夫、2儿子	农民/入住家务	2000.9～至今7年半	逆流性食道炎
个案2	1958年	丈夫、2女儿	农民/入住家务	1999.1～至今满9年	股骨头坏死，严重瘸腿
个案3	1945年	丧偶1女儿	农民/入住家务	1999～2000满1年	交通事故，腿受伤，138斤减到78斤，
个案4	1954年	丈夫，2儿子	失业工人/入住家务	2000.2～2006.7 6年半	肺癌，2008年1月死亡
个案5	1970年	离婚，1儿子	商业/饭店活	2000.12～至今归国住1年再出国	痔疮，在延边手术一次
个案6	1938年	丧偶，2儿子，1女儿	农民/入住家务	1997～2007满10年	腿关节疼痛，胃溃疡
个案7	1959年	丈夫，2女儿	失业工人/入住家务	2001～至今归国住1年再出国	2005年加入中国医疗保险
个案8	1943年	丈夫，2儿子	退休护士/护理员	1997.11～2002.6 4年半	因心脏不好，住院1周
个案9	1945年	丧偶，2儿子	失业工人/入住家务	2000.4～至今满8年	摔倒右腿骨断，休息6个月
个案10	1960年	丈夫，1女儿	失业工人/入住家务	1999.10～至今归国住1年再出国	做过乳腺癌手术

三、在韩中国朝鲜族女性的健康

关于国际移居劳动者适应新的环境和健康的相关关系的研究结果表明，影响移居劳动者的适应与健康的要素有以下几点：一是移居以前的环境；二是个人的社会人口学特征；三是移居时间的长短；四是移居以后的变因（post-migrationvariables）。其中，移居以后的变因起最强有力的作用。如，移居国家的偏见、歧视待遇等社会压力和移居集团的大小。个人的语言能力、职业、有没有来自家庭和社会的支持体系等也被认为是重要的变因。

（一）韩国的社会和就业环境对朝鲜族女性健康的影响

朝鲜族女性到韩国以后，因其非法滞留的法定身份、被韩国人称之为“3D”工种的劳动者身份，经历了编入韩国底层社会阶层的过程。非法滞留身份成为她们主张自身的权利的一大障碍，受到老板或其他人的告状威胁。韩国政府每年组织 3 次大搜捕和强制出国措施，给朝鲜族女性带来很大的心理压力。

中国朝鲜族的韩国迁移劳动呈现出明显的性别差异。即朝鲜族男性大多在建筑工地或工厂工作，而女性则在饭店、家庭、旅馆、医院等地工作。[1] 中国朝鲜族女性迁移至韩国后，大多从事被认为是传统女性职业的照顾劳动，即家务、育儿、护理、性服务等相关劳动。

不同年龄段的女性所从事的职业也比较固定。40 岁以上的朝鲜族女性有在饭店、家庭、旅店、建筑工地、会社等各种场所工作过的经历，而 30 岁的年轻女性主要就职于饭店。饭店的工作时间一般为早 10 点至晚 10 点。24 小时营业的饭店，分白班夜班，交接班时间比较严格，但是，12 小时营业的饭店，如果客人不走的话，下班时间还要延长，而这一延长工作则不算在工资内。且为节省开支，很多朝鲜族女性选择在饭店吃住，因而往往受更多的劳动剥削。饭店的休息日各异，但是很多朝鲜族女性就职的饭店一般只允许一个月休息 2 天。入住保姆工作更是没有时间限制的，但是因为大部分迁移劳动女性是中年女性，而且身份是非法滞留，为了安全，大部分选择移动性少的入住保姆工作，除了一个月 2 ~ 3 天的休息日，大部分时间留在雇主家庭这一私人领域。旅店工作也是工作时间长，休息日少。不管是在饭店、家庭还是旅店，朝鲜族女性挣钱主要是靠时间长度，需要高度的韧性。她们为情感劳动付出很大的代价。从事入住保姆工作的朝鲜族女性因为工作环境的相对封闭性，比别人更加深刻地感觉到韩国家庭成员对她们的无意识的、微妙的感情歧视。

（二）在韩朝鲜族女性的身心健康

1. 更年期妇女的身心健康

关于中国女性更年期的研究结果表明，更年期妇女患病率比较高，出现

---

[1] 2005 年首尔出入境管理局统计年报资料：饮食业：男 1601 人、女 7816 人；卫生清扫行业：男 295 人、女 295 人；护理/家务：男 88 人、女 1608 人；建筑业：男 7269 人、女 508 人。

更年期抑郁症状较普遍，保健知识缺乏，就医不足。

表二　在韩中国朝鲜族的年龄别统计（2006）❶

性别	31～35岁	36～40岁	41～45岁	46～50岁	51～55岁	56～60岁	61岁以上
男	11732	16534	19171	15225	13341	9536	6840
女	11633	17065	21631	18334	16090	10218	7725

在韩国就业的中国朝鲜族女性中，40岁以上的中老年妇女所占的比例很高，而且这些女性在韩国就业的时间一般为3年以上，最多的超过10年。

本研究对象中，除了个别人在30多岁的时候去韩国就业以外，其他的女性是40多岁以后去韩国就业，这样，有些女性是在韩国就业生活中迎来更年期了。由于这些女性都是独自来韩国就业的，而且是在韩国人的家庭中当入住家务劳动者，因此，更年期缺少家人的关心和支持，独自经历更年期的生理和心理症状，成为在韩朝鲜族中女性的突出问题。

在韩国有一位朝鲜族妇女，44岁来韩国就业，47岁完经（闭经），7年多一直在韩国人家里工作。她经常给丈夫打国际长途电话，希望丈夫能够来韩国一起生活。但是，因为各种原因，到韩国就业的门槛很高，她丈夫的“韩国梦”一直没有实现。

2. 朝鲜族女性在韩国的治病经历

有一些朝鲜族妇女出国打工之前，就已经有股骨头坏死病的人不多。大部分女性认为自己较健康，不影响韩国移居劳动，她们平时服用从中国运来的中药，有的打算2年以后，在韩国做手术，因此，要更加努力赚钱。

朝鲜族女性在韩国就业生活中，有一人因为心脏病和乳腺癌，住院治疗过。但是，因为她们都是非法居留者，没有医疗保险，医疗费昂贵，而且得自己挣钱治自己的病，因此，在医院只接受了最基本的治疗。住院7天，然后自己租房子住，过了8个多月以后，才开始找工作干。生病期间，从中国邮来鹿茸注射液等药品，自己给自己注射。生活上受到了一起来韩国打工的故乡女朋友们的照顾。另一位朝鲜族女性，在韩国接受早期乳腺癌手术以后，住在朝鲜族“临时丈夫”家里休养。不到一个月，继续在韩国人家里当家庭保姆。因为治疗和休养，不能按时给家里邮生活费，家里人不但不同情，还生她的气，这使她的身心受到更大的伤害。

---

❶ 2006年首尔出入境管理局统计年表。

还有一位朝鲜女性，在韩国人家里当入住保姆时，不小心摔坏了腿，大夫要她休息6个月。好心的雇主用自己的医疗保险证给她看病了。但是，因为不能干活，她就搬出来住进了首尔朝鲜族教会的女宿舍。住宿费是一天韩币2000元（人民币约30元，一顿饭韩币1500元）。因为年纪大，骨头不好愈合。她一想到还有几个月不能干活，自己生气，故腿伤一直不能痊愈。

另一位在韩朝鲜族妇女得了逆流性食道炎。她的中学同学嫁到韩国以后有了韩国国籍，并有医疗保险证。她就借朋友的医疗保险证，去医院就诊，吃韩国大夫开的药。她一个月挣韩币150万（人民币约1万元），买药一个月平均花20万元。1年半下来，有明显的好转，就停用药了。

在韩朝鲜族妇女，每周休息时，大部分去“韩中宣教教会”。这里除了牧师夫妇以外，都是中国朝鲜族教徒。教会里只有女性宿舍。平常10余名朝鲜族女性生活在这个空间，一到周六晚上，在这里住宿的朝鲜族女性达到30多名。分散在韩国人家里当保姆的人，周六都回到教会，过上集体生活。

每个月的第一周的星期日，下午2点到4点，都有韩国男性大夫到这个教会来做免费就诊，给朝鲜族女性提供医疗服务。通常是免费测血压、针灸。在韩国，有好几家中国人教会，这些教会都给来自中国的打工者提供免费医疗服务。少数韩国人教会也向外国人劳动者开放免费医疗服务。这种医疗服务里有妇科，很多朝鲜族女性都有利用过这些星期天免费医疗服务的经验。

曾有一位朝鲜族妇女，有一次为了去韩国人家看小孩，做体检，发现肺上有阴影，但是因为没有临床症状，加上舍不得花大钱去做高级复查，就拖了1年半多。2006年7月，在韩国就业6年半的她归国了。根据韩国政府的政策，她回家待1年以后，保证再出国就业。但是，归国1周以后，去医院体检结果，就查出来了肺癌中期。经过做手术、化疗、放疗等一系列的治疗，一年半以后，她还是去世了。在她住院治疗期间，她和家人发现，在延边医院住院的癌症患者中，像她一样有出国劳务经验的人占80%以上。这些患者在国外打工时，几年下来一次也没有体检过，结果发现乳腺癌晚期死亡的妇女也比较多。

通常在韩国打工有7年以上的妇女，她们已经适应了韩国的生活，不像初到韩国打工的人那样，从中国拿去这个那个东西了。但是，她认为自己还是吃不起韩国的药。因此，像牛黄解毒片、土霉素软膏、吗丁啉、感冒药等日用药品，她还是委托别人，从中国买来用。

到韩国去就业的中国朝鲜族女性，大部分是农民或失业工人出身。她们中的一部分在20世纪90年代末和21世纪初期出国之前，没有参加过医疗保险。有些女性在韩国打工时，接受保险知识，她们一归国就参加医疗保险。部分原来失业朝鲜族妇女，在韩国就业几年归国后，支出最大的部分就是为家人参加医疗保险。但是，还有一些人没有参加医疗保险，这有待于教育和引导她们，增强这方面的知识。

在韩国就业的朝鲜族女性，多年来是她们家庭的主要经济负责人，她们辛辛苦苦挣钱，供孩子上学，买房子供家人住，自己却常年住在雇主的家或地下半地下的月租房，一天工作12个小时以上，身心感到很疲劳，却得不到及时的细心的关照。她们过的是国际离散家庭的生活，常年的离散生活，使她们对自己的身体缺乏重视，没有得到及时的诊断和治疗，耽误治病的最佳时机。

总之，对于迁移流动中的各民族女性，由于他们在异地他乡工作和生活，因此，有必要通过各种渠道和方法，对这些各民族的女性提供妇女健康方面的信息，使她们树立自我保健意识，学会爱护自己，定期体检，及时治疗。此外，韩国政府也在对外国人劳动者进行劳动教育的时候要适当地补充女性保健教育，扩大对外国人劳动者提供的优质的医疗服务，使这些人群在韩国就业生涯中，能够享受到较好的医疗服务及享有健康保障。

（作者单位：延边大学女性研究中心　教授）

文化生态环境变迁对畲族妇女心理健康的影响

杨晓燕

文化生态学从综合的高度主张任何一种民族文化发展的特殊形貌和模式是自然、社会、人和文化各种变量整合的结果。因而，其中任何一种变量的变化，都会引起该种文化的变迁。只是早期的民族文化形态受到其中的自然环境因素的制约更多些，而今天的民族文化较多的是受到其他因素影响，其中就包括外来文化的不断推动、渗透和濡化，引起文化碰撞和冲击，使本民族文化的结构发生多元性的变化，从而产生了历史的变迁。畲族文化也是如此，从畲族先民的“游耕”文化形态到明清朝代开始的“定耕”文化，以至到现代的畲汉文化融合，都是有其存在的合理性和变迁的必然性的。而在这种变迁中，传统文化与现代文化的撞击，不可避免地给畲族带来一定的影响，本民族的人民就需要一个心理调适的过程。本文拟在畲族文化生态变迁的历程的视角下，以畲族女性的地位变化为出发点，简要分析文化变迁这一过程对畲族女性心理带来的影响，尝试性的提出怎样保护畲族文化生态，并通过建立和完善社会心理健康服务网络，促进健康知识传播，使畲族女性在新时期得到更加和谐的发展。

一、在不同历史阶段，文化生态变迁引起畲族女性地位的变迁

（一）游耕时期，畲族女性具有较高的家庭和社会地位

畲族在明清以前属南方游耕文化民族。“游耕”在人类学词典中称为“Shifting cultivation”，是中国南方少数民族中普遍存在的农作和生活方式，是中国南方的一种山地文明，是南方民族的一种文化形态。[1] 游耕文化与中国北方的游牧文化、中原的定居农业文化共同构成中华民族的古老文明。游耕

[1] 潘洪钢：《南方民族游耕文化刍议》，《贵州民族研究》1992 年第 3 期。

文化的核心要素是"刀耕火种"（耕无犁锄，率以刀治土，种五谷，曰刀耕；燔林木使灰入土，土暖而虫蛇死，以为肥，曰火耨（nòu）[1]）和"不定居的生活"，简言之，就是人们通过砍伐、焚烧山林，来疏松土壤，使土地肥沃，不需要犁地、施肥就可进行粮食生产，在一个地方耕作几年之后，待资源耗竭之后又迁徙至别地。畲族早期就是这种典型的游耕生活方式，据载：畲族"食尽一山则他徙"[2] "民不悦（役），畲田不税，其来久矣"[3]，这时畲族原始的游耕生活带有明显的自然因素。由于历史的原因，直到唐宋时期政府才开始对畲族施政，但这并没有改变他们迁徙的命运，因为封建统治者对他们的压迫和剥削，再加之一定的民族歧视政策，使得畲族人民不得不继续迁徙。在长达千年的迁徙史中，畲族形成了不同于汉文化的游耕文化，进而形成了不同于汉文化的男女两性分工。由于这种没有任何人工劳作工具的游耕生活方式，使得畲族只能长期居住于荒山野林中，"逐山而居，靠山吃山"，因此，狩猎成为游耕生产方式中一个重要的组成部分。男人狩猎，女人农作，是游耕时代畲族典型的两性分工形式。"妇人……析薪荷畚，旅层崖如平地。……生子坠地，浴泉间不避风日。"[4] 表明畲族女性在早期就是家中的主要劳动力，即使刚生育后也会马上从事劳动。与早期汉文化又一很大的不同是，畲族女性是从来不缠足的，这样是便于她们参与劳作——耕田、砍柴、煮饭、担水、洗衣等等。

此外，畲族的图腾崇拜和神话传说对畲族女性地位的形成也有一定的影响。任何一个民族的图腾和神话传说的形成都有其精神寄托的需要。由于畲族长期生活在极为严峻险恶的迁徙的境况下，所以他们更需要有一定的精神寄托。畲族的一个神话传说是盘瓠传说，讲的是：新石器时代的高辛氏（即帝喾）时期，刘氏皇后夜梦天降娄金狗下界托生，醒来耳内疼痛，旨召名医医出一稀奇美秀三寸长的金虫，以玉盘贮养，以瓠叶为盖，一日长一寸，身长一丈二，形似凤凰，取名麟狗，号称盘瓠，身纹锦绣，头有二十四斑黄点。其时犬戎兴兵来犯，帝下诏求贤，提出：能斩番王头者以三公主嫁他为妻。龙犬揭榜后即往敌国，乘番王酒醉，咬断其头，回国献给高辛帝。高辛帝因他是犬而想悔婚。盘瓠作人语说："将我放在金钟内，七昼夜可变成人。"盘

---

[1] 「清」李调元：《南越笔记》。

[2] 「清」顾炎武：《天下郡国利病书》，第 27 册《广东》（下）。

[3] 「宋」刘克庄：《漳州谕畲》，《后村先生大全集》卷 93。

[4] 转载自王逍：《文化自觉与畲族经济转型》，《贵州民族研究》2007 年第 1 期。

瓠入钟六天，公主怕他饿死，打开金钟。见他身已成人形，但头未变。于是盘瓠与公主结婚。婚后，公主随盘瓠入居深山，以狩猎和山耕为生。生三子一女，长子姓盘，名能，次子姓蓝，名光辉，三子姓雷，名巨佑，女儿嫁给钟智深。

畲族人民世代相传和歌颂盘瓠的功绩。盘瓠是畲族图腾崇拜的物件。畲族先民以拟人化的手法，把盘瓠描塑成神奇、机智、勇敢的民族英雄，尊崇为畲族的始祖。在这段神话中，盘瓠无疑是畲民崇拜的英雄，而另一主人公——三公主在故事中也起到了举足轻重的作用。她温慧聪颖，不贪恋荣华富贵，下嫁盘瓠，远遁深山，历尽艰辛，生儿育女，开拓畲族基业。畲族歌谣唱道："你是阳光会变化，你比日月更精华。"[1] 可见，三公主的形象已深入畲族人民的心中，被认为是女性始祖，致使女性崇拜成为畲族文化中的一个重要方面。畲族女性的传统服饰——凤凰装，也体现了这种文化信仰。畲族民间还曾有婚礼上"男跪女不跪"的风俗。

丽水畲族还有"插花娘"的传说，女主人公叫蓝春花，美丽善良，因反抗地主的逼婚跳崖自尽，为纪念她，人们为她兴建庙宇，从此，"插花娘"成为浙南一带畲族人们祈福保平安的女神。

在畲族的民间神话传说中，女性多是以智慧、贤淑的形象出现，将女性作为民族智慧的象征，形成了畲族独有的民族文化。从中我们可以看到，畲族女性崇高的地位在神话和民间传说中就得以体现。

畲族早期这种特殊的山地游耕文化，保证了女性和男性之间不是依附和被依附的关系，而是经济独立、人格独立、价值独立，这为女性有较高的地位奠定了基础。

畲族女性的这种在家庭和社会中的高地位，可以体现以下几个方面：

（1）婚姻形式方面，畲族婚姻较自由，形式也是多样化的。除了女嫁男，还有"男嫁女"、"两头家"、童养媳（子）、再嫁等等。

"男嫁女"，也称"招赘"、"招亲"，指家中没有儿子，以女儿或养女招进女婿或儿子的婚姻。男到女方要改女方的姓，子女也姓女的姓。男方对自己的父母不承担赡养义务，也没有对父母财产的继承权。而称女方的父母为父母，承担赡养义务，继承财产，死后同女方的男子一起排列位名。汉族的男子到女方后，还必须学会畲语。

---

[1] 季爱娟：《畲族民间文学中的女性文化探析》，《贵州民族研究》2005 年第 5 期。

“两头家”，传说它创意于大自然“燕子南北有家”的启示，男女结成夫妻后，两头都是自己的家，来回走动，共同上山下田生产、管理两家的家庭事务，共同赡养两家的父母长辈。以“两头家”结成夫妻的不仅是独生子女，也有多子女的，特别是山区较为盛行。

“童养媳和童养子”并存，有女无子的畲族家庭，到别家抱幼子抚养；有子的家庭，担心长大了娶不回媳妇，就抱养幼女，两者在抱养时都会选择符合与本家通婚条件的。童养媳或童养子成人后必须男女双方同意婚配并举行婚礼，请过“缘亲酒”，拜过祖宗，成为夫妻，称之为“作大人”。如抱来童养子后，又有亲生儿子的，所抱的童养子与亲生儿子享有平等权利。抱童养子的年龄不受限制，因从小抱来经过抚养，感情要比成年人娶来亲些，费用也较节省。丽水市西弄村建国前只有12户，就有两户带童养子，一户娶子；新中国成立后，有4人娶回儿子。[1]

“再嫁”，畲族允许丧夫妇女再嫁，而且妇女再嫁时一般很自由，不受干涉。丧夫妇女可以招夫，也可以改嫁。如果是招夫，招来的男子一般要改姓前夫的姓，生下来的子女也要随这家的姓，寡妇有这家的继承权。如果是改嫁，也有媒人牵线，有聘礼和嫁妆，不受任何人的歧视。

（2）畲族崇尚女性还表现在娘舅的地位很高，“天上有雷公，地下有舅公”。男女婚姻大事，首先要征得娘舅的同意。婚礼上，母舅坐大位，娘舅没有上桌，任何人不得开筷。娘舅还可以管教外甥、主持外甥分家等事情，权力很大。

（3）畲族没有重男轻女观念，女子也有继承产业的权利。畲歌“世上男女都一样，夫王莫看女儿轻”。还有，如果丈夫祭过祖，妻子则获特殊尊称，在祭祖场合可当“皇母娘”。

从以上各方面，可以看到畲族女性较之汉族女性有崇高的地位，这种地位造就了畲族女性自尊自信、开朗乐观的性格，使得她们在家庭中有发言权，并主导着整个家。此外，她们还能自由地参加各种社交活动，这也是她们大方、开朗的原因之一。

(二) 进入定居时期，畲族女性地位发生了变化

到了明清时期，长期迁移漂泊的畲族人民慢慢迁移到闽东、浙南地区，

---

[1] 丽水文史资料1987年。

这个时期，畲族学习了汉族的先进生产方式，用牛、犁代替原始“刀耕火种”，这种改变使畲族从此结束游耕，开始了定居的生活。随着定居，畲汉开始长期杂居，畲族女性的地位也悄悄的发生了变化。在婚姻方面，畲族由原来的只能族内通婚开始畲汉通婚，其直接后果是畲族为了适应封建汉文化，不得不改变原来的婚俗，如原来的畲族具有“俗不离歌”的传统，男女双方通过对歌产生爱情，男女交往、婚姻显得比较自由，但通婚后，畲族开始实行“包办婚姻”，而且为了能嫁入汉族家庭，畲族女性也开始学习汉族妇女缠足等等，到了清末，畲族的一夫一妻制更是被打破，畲族男子也开始纳妾。这种家族伦理渐渐的影响了畲族女性，特别到了近现代，畲民家族中的汉族女性更多成为汉族封建伦理道德的传播者，她们带头接受了封建的清规戒律的枷锁，使畲族传统文化中尊崇女性的习俗逐渐遗失。如《连江辋川蓝氏族谱》的家法族规中就有了许多针对家族女性的条款：“妇人从一而终，良人者。所仰望以终身者也，当重为之倚赖焉。……”“妇女轻脂粉，重节操，故可子已嫁，则书适某处，未嫁则书许字某处，间有再醮，只书原配，不书后适者，常例也。……”“女子未婚而殉烈，妇人已嫁而孀居，此名教砥柱，壶内完人。间有少寡子幼，以及遗腹与无子者，果矢志匪他，代夫奉养父母，丧葬舅姑堪称女中丈夫，必须立传，以垂不朽。”❶ 对畲族妇女宣扬从一而终、贞女烈妇等思想。在这种家族伦理思想的影响下，即使是畲民内婚散村的族谱中也有《贞节传》等专著歌颂女性守节者。又由于少数民族家庭一般是多子女家庭，家庭生存的艰难更是强化了“女不如男”的性别歧视和性别偏见。

（三）中华人民共和国成立后至今，畲族女性地位又发生了变化

中华人民共和国成立后，党和国家的民族政策使畲族人民实现了当家做主的权利，畲族女性的地位又有了实质性的变化。尤其是20世纪80年代以后，在民族文化保护思想的引导下，畲族的一些传统文化被重新受到重视和开发，一些传统的手工艺活如编织等实现了产业化，这使得许多畲族妇女在农闲时又有了一些额外的收入。而新生代畲族少女，也更好的享有了受教育的权利，开始走出大山，走向外面的世界。还涌现出一批女干部、女学者、女专业技术人员，她们从畲村中脱颖而出，在各自的领域作出巨大的贡献。

---

❶ 转载自蓝雪华：《屡将歌罢扇　回拂影中尘——漫谈可爱的畲家女性》，载《丽水学院学报》2005年12月第27卷第6期。

如福建龙岩市女市长雷春美，就是一位勤勉、能干、可爱的畲族女性。

虽然，畲族女位在当代发生了实质性的变化，但走出大山的妇女处在外面的陌生的世界时，难免在心理上会有所起伏。

二、畲族女性地位的变化对其心理的影响

畲族女性的地位在漫长的历史长河中不断的发生着变化，可归纳如下：

一是婚姻形式的变迁：由原来的多种形式变为单一的女嫁男形式；二是家庭地位的变迁：女性在家庭里的主导地位变为"男尊女卑"；三是传统观念的变迁：传统观念与现代观念的并存。这一系列已经发生或正在发生的变化，引起了女性适应性或心理健康方面的问题。尤其到了现代社会，随着生活节奏的加快，社会压力的增加，女性承受着比以前任何时候都更大的心理压力，在这种背景下，畲族女性的心理问题也更加的突出。

畲族女性存在较多的心理健康问题

案例一

雷××，28岁，女，中学教师，工作了4年多。

"我是畲族的，以前读小学、中学都是在家乡读的，大学毕业后离开家到这些远的地方来，主要是为了能生活在更好的环境里，这个地方总地来说比家乡要好。由于我大学在外就读，现在没有大的问题，主要是工作压力太大，和其他汉族的一些老师相比，因为小时候学的东西不扎实，现在教学生就很吃力，要想获得和他们一样的成绩，我平时必须付出更多的心血。尤其是在和学生交流时，本以为可以运用自己一些少数民族的特有的东西去吸引他们，可以让他们更了解一些，一开始，他们还是表现出很大的兴趣的，渐渐的，更多的时候是我在听他们讲他们现在新的东西，总觉得他们在教我。"（无奈地笑）

"所以我现在每天都在不断地学，不断地努力，生怕有一天会被淘汰，我真的很苦恼，也活得很累。有时候想想，当时毕业时还不如回家乡呢。"（访谈结束后，她匆匆地离开，说要去备课）

可以说，能在大学毕业后顺利留在大中城市工作，说明原来她也是很优秀出色的，算得上是畲族女性中的佼佼者，然而，到现在参加工作后却是"吃力""苦恼"，使之有了巨大的心理落差。

究其原因，是巨大的工作和社会压力使得她在适应社会和融入社会时出现了心理问题。畲村较之外面的大都市，生活比较简单，工作形式也比较单一，离开家乡在融入城市生活的过程中产生了一定的心理压力，既想表现得出色，又做得很累，矛盾和无能为力的心情不时的困扰着她们。

案例二

兰××，19岁，女，大学新生，入学约四个月。由入校前的活泼开朗变得沉默寡言，不愿与人交往，自我感觉自卑、低人一等。

“在寝室里，开始一段时间和大家相处得还不错，可过了两个月后，我就会感到自己受冷落和歧视。或许是因为我来自（畲族）农村，家境比较贫困，学习基础差，知识面太窄，她们聊的东西我都不太清楚，总有被人瞧不起的感觉。我感到很烦恼、郁闷，但也很无奈。和寝室里的其他人不一样，我没有知心朋友。”

因此，她整日抑郁寡欢，还产生社交恐惧症，缺乏安全感和信任感，引起心理失衡。❶ 究其原因，是两种文化的震荡使她们的心理产生了适应的危机。比如过去，畲族姑娘从五六岁起，就跟着母亲学习编织彩带，彩带精致的程度，是衡量姑娘心灵手巧的重要标准。现在，畲族编织彩带、歌教等传统却渐渐消失，少女也不再以编织、盘歌作为自己的本领，取而代之的是外面世界的流行歌曲、流行服装等新的价值观，这种逐渐淡化的民族性，又未能有与汉族女性同样的生活、学习经历，使得走出大山的畲族女生如何在树立生活价值观等方面处于尴尬境地，既不能在学校展示本民族的传统优势，无法树立民族自豪感，又无法完全融入汉族女生群体，常常陷入自卑孤独的情境而不能自拔。❷ 她们失去了传统的畲族少女开朗、活泼、爱唱爱跳的特点，多数表现的十分保守和内向，害羞拘谨，自卑心理严重，心理承受力差，自信心不足。

三、促进生态文化保护与改善畲族女性心理健康

面对现实情况，我们开始思索如何才能解决这些问题。笔者在此尝试性

---

❶ 笔者于2008年月1月在浙江进行了为期半个月的实地调查，访谈对象共有8人，文中选取有代表性的列出。应被访者的要求，文章中略去其真名。

❷ 郭少榕：《福建少数民族女生教育发展问题探微》，《福建省社会主义学院学报》2005年第3期。

地提出怎样保护畲族文化生态，并通过建立和完善社会心理健康服务网络，促进健康知识传播，实现畲族女性在新时期更加和谐的发展。

(一) 在变迁中保护生态文化

如何在变迁和现代化过程中保护好生态文化是一个任重而道远的问题，笔者认为，作好文化传承是其中最重要的路径之一。当然，文化传承不在于挖空心思地设计诸多传承线路及具体的举措，而在于深入思考怎样为它营造一个新的适宜的文化生态环境。我们可以从多方面入手，如政府文化政策出台、经济激励、主体意识的强调、人才的保护培养、新的传承场的建立、教育措施的采取等，进行系统的操作方能奏效。总之文化传承是在各种生态因素的综合作用下实现的。[1]

(二) 建立和完善妇女心理健康服务网络

按照世界卫生组织 1946 年提出的标准，“健康是一种在躯体上、心理上和社会等各个方面都能保持完全和谐的状态，而不仅仅是没有疾病或病症”。女性心理健康也已引起国际社会的高度重视，而在多民族国家，少数民族女性的心理健康问题的特殊性使我们更加要认识到建立一套完整的心理健康网络的迫切性。

（作者单位：云南民族大学少数民族妇女研究基地　硕士研究生）

---

[1] 魏美仙：《文化生态：民族文化传承研究的一个视角》，《学术探索》2002 年第 4 期。

土家族女性在家庭环境变迁中的健康

李玲玲

随着女性社会地位的提高和人们生活观念、意识的提升，女性健康问题已引起全社会的广泛关注和重视。女性担负着延续人类的社会重任，她们哺育了一代代的新生命，推动了历史的前进。而从女性健康问题扩大化来讲，关注女性的健康就是相当于关注一个民族的健康，女性的健康观念如何、健康水平如何，关系到中华民族的整体健康素质与水平。

土家族是中国母系氏族社会少数遗存下来的少数民族之一。母系社会时期，女性在社会中享有很高的地位，掌握氏族的领导权。土家族经历了各种历史改革，但因为居住环境隐蔽，自我保护意识强烈，长期的“世外桃源”生活使他们的部分传统得以传承下来。然而随着现代科学技术的发展，生态环境的改变，大众媒体的广泛传播，外出流动人口的增加等一些列生态和人文环境的变化，尤其在家庭环境变迁中，家庭结构和分工的改变，土家族女性的地位也出现了严重的威胁，角色也发生了极大的转换，相应的健康权利问题也跟随而出现。

一、土家族的家庭结构和家庭分工

家庭一般是由存在血缘关系、婚姻关系或收养、赡养关系维系的生活共同体或利益共同体。家庭中也存在着对有限资源的配置，家庭中最基本的经济资源就是家庭成员的劳动力和劳动技能或经验，除此之外，可能会拥有数量有限的生产资料和物质资源。作为一个独立的微观经济主体，家庭也追求家庭成员总体效用的最大化和家庭福利的最大化，这就需要家庭成员服从家庭整体的分工与合作需要。[1] 传统的土家族家庭关系类似于一个长期的有保障的契约关系，家庭成员在此契约关系中，可以进行相对稳定的合作，随着社会生产力的进步、社会分工的细化，土家族系中的家庭结构和分工也随之发

[1] 夏业良：《家庭分工与合作》，《北京青年报》2002 年 9 月。

生较为显著的变迁。

1. 家庭结构。根据较为权威的威伯斯特大词典中的释义，家庭由“居住在同一屋檐下的一家人组成”。[1] 土家族的“家庭和谐”核心观念虽然没有发生较大改变，但随着社会的发展与经济社会的需求，家庭结构由原来的家族式联合家庭逐渐转化到现在的核心家庭，由一个大家族转化成小家庭，即使各家庭居住在同一地区，共同协作的紧密程度却在逐渐减弱。这就意味着传统的集体家庭所有制转化为家庭成员私有，家庭功能尤其是情感、教育等功能变化尤显突出。

2. 家庭分工。传统土家族家庭中，夫妻之间会有一种自然分工，男的把经济收入交给祖母或母亲收存、支配，女人承担大部分农活、料理家务、生儿育女等，母亲孜孜不倦为全家人操劳，是家庭中最辛苦、最有责任感、最受人尊敬、最伟大的，是家庭和社会的主宰。随着经济社会的发展需要和社会分工的细化，土家族家庭分工也经历着巨大的变化。男人从简单的家庭式体力劳动转化到大社会中的经商或副业，慢慢承担家庭重要经济收入，父亲成为了外界事物的主要参与者，为家庭提供安全保护和金钱物质的支持，女性家庭地位逐渐被弱化。

二、土家族女性的健康现状及原因

发展以人为核心，而健康是进行一切社会活动的基本保障，少数民族女性的健康问题自然成为全民族发展的重要环节，土家族这一特殊民族女性的健康问题也逐渐被社会所关注。伴随传统文化尤其是家庭环境的逐渐变化，土家族女性的健康问题也在逐渐发生变化。

（一）土家族女性健康的现状

由于传统观念的影响，土家族女性的整体健康情况属于良好。但由于“汉化”加上现代科技和生产力的进步，人们的意识也逐步发生变化，父权教育逐步在土家族发展中占据主要地位，女性的健康问题也逐渐成为各种变化中的一个重要体现。土家族女性的健康主要出现了以下几个问题：

---

[1] 夏业良：《家庭分工与合作》，《北京青年报》，2002年9月。

1. 生命健康权利遭到威胁

传统观念中，土家族女性的地位是崇高伟大的，所以生女孩是一件很骄傲的事情，但由于现在劳动强度的增加，外出务工的人员流动，男性在家庭经济地位急剧上升，女性逐渐退居到家庭私有领域。受性别不平等影响，一些家庭在出生性别上做出了可悲的选择——将女婴作为牺牲品，女性的生命健康权从一出生就受到侵害，性别比例严重失衡。建立健全计划生育综合服务体系，建立部分计划生育家庭奖励扶助制度，引导和鼓励少数民族群众依法实行计划生育和优生优育，确保女婴的生命健康权利得到维护和保障，已成为刻不容缓的重要任务之一。

2. 传染性疾病的知晓率和控制率较低

边远山区土家族居民对艾滋病或其他传染性疾病的知识知晓率非常低。外出务工人口普遍增加，存在危险行为。笔者所走访调查的五峰镇[1]外出打工人员占全乡总人口的5%之多，他们接受艾滋病健康教育少，普遍存在对艾滋病、性病知识缺乏，是传染性疾病的主要易感人群，加之每年有大量的流动人口返回，使艾滋病、性病从高危人群到一般人群、从城市到农村传播的高危地带。很多女性也就不自觉的感染这些疾病，但几乎没有人去治疗和控制，这将是土家族女性健康一大严峻问题。

3. 对生殖健康的藐视

经前期紧张症、更年期综合征、产后轻度抑郁症不仅是全国女性存在的健康问题，也是土家族女性常见的病症。土家族女性患有乳腺疾病等女性常见病症的较多，由于五峰镇部分山区卫生条件差，自我保护意识淡薄，长期的不良习惯，加之经济条件的限制，致使多数土家族女性以其病轻而淡然，因其非病而漠然，造成很多疾病的初始阶段没有得到积极关注和有效治疗而转化成较普遍严重的女性疾病。

4. 土家族老年女性的心理疾病

抑郁症状也是土家族老年女性常见的心理健康问题。传统家庭中，家中女性长者有着崇高的地位和较强的信心，伴随居住家庭环境的各种变化，女性地位的逐渐减弱，加上老年人的随着生理机制的衰退和社会因素的影响，老年女性有着独特的心理特征，情绪消沉、抑郁、不稳定、自我评价低、无

---

[1] 位于五峰土家族自治县中部，是土家族较为集中的地方之一。本文所有调查资料均来自2008年走访了解。

价值感、绝望感等心理状况成为土家族老年女性普遍存在的心理健康疾病。

（二）土家族女性生存环境的现状

笔者所走访的五峰土家族自治县位于中国湖北省西南边陲，属武陵山支脉，系云贵高原东延部分的尾翼地带，全境皆为山区，东邻宜都市、松滋市，西倚鹤峰县、巴东县，南交湖南石门县，北毗长阳县，是恩施市土家族自治州的一个小县城。面积2072平方千米。人口约20.77万，以土家族为主，约占总人口的63%。[1]

随着生产力的发展，人们经济意识的提高，五峰县从政府到村民都对土家族生存的周边环境进行了一系列的改造，如改林为茶，如开垦山区荒地，“大棚效应”也影响极大，农药的运用也加强对环境的破坏，全球变暖现象也使当地七姐妹山等山区，从以前的潺潺溪流到现在的几乎干涸，都为我们敲起警钟，也同时破坏了女性与大自然的和谐，造成女性健康的非生态现状。

（三）影响土家族女性健康的因素

女性健康与生态环境、家庭环境之间有着紧密相连的关系，面临环境遭到严重破坏、生态状况不断恶化的状况，部分女性主义者提出要改善女性健康，就应该正确认识健康问题产生的原因，以完善家庭居住环境与女性之间的合理建构。

1. 从生态环境因素来看：女性是环境问题的最大受害者。

由于当地工业化、都市化和货币经济发展的需要，很多自然生态环境遭到了改变，甚至为了某些经济效应而使用现代化学药剂，森林、水源和空气的污染给女性带来的是直接的伤害，如土家族女性生育能力、呼吸和消化系统遭到直接破坏。土家族是一个吃苦耐劳的民族，尤其一直担当家庭主要角色的女性，工作时间相对较长，工作强度比较大，所以承担的往往超过自己身体的能力。不良生存环境和较大的生活压力成为影响女性身心健康的不可忽视的重要因素。

2. 从人文环境因素看：人们普遍认为是性别隔离。这样的一个普遍接受实际上存在偏颇的意识，使得地球上的男女生命有了上下高低的等级之分。这种人文意识的变迁是影响土家族女性健康的不可忽视的原因之一。

---

[1] 数据资料来自于五峰镇民政部门。

（1）道德、价值观念和世界观。传统观念中的土家族女性在社会和家庭中有较高的社会地位和广泛的社会联系，其生活的重心是事业和家庭，而现在生活的重心完全变成了家庭琐事，广泛的社会联系减少，这使她们感到很不习惯、很不适应。这种角色转变与社会适应的矛盾使得土家族女性身心健康受到严重的影响。

（2）社会性别文化的影响。从大众传媒来看，强化男权意识，制造刻板成见。伴随着经济全球化时代的到来，大众传媒的影响深入到社会生活的各个层面，在一定程度上成为不可抗拒的环境因素，广泛而深刻地影响着人们精神价值的构建。传媒制造强大集体幻象，对弱势群体进行“消音”，传媒传播的以男权中心的价值观内化为女性的“集体无意识”。[1] 生活在被强大男权话语笼罩的现代大众传媒中的土家族女性，是很难抗拒这种无处不在的力量的。

（3）轻视和曲解心理。由于她们生活的自然环境比较艰苦，在长期与自然作斗争的生活中养成了吃苦耐劳的品质，对病痛的耐受性较强，对自己所患疾病往往认识不足，在治疗期间对病情的变化不够重视，常易延误病情。所以很多女性健康的疾病都是“小病”累积造成的。

3. 从家庭环境因素看：传统大家族式的联合家庭结构变化成只有夫妻和子女居住的核心家庭，家庭和谐、尊老爱幼的传统美德也受到严峻的挑战。

（1）家庭问题和双重角色冲突的影响。一般而言，影响土家族女性家庭问题主要是家庭成员患病、承担繁重的家务、出现感情危机、出现家庭暴力等问题。当代土家族女性是传统的贤妻良母式的文化和西方女性文化相结合的“中西合璧”型女性，在扮演双重角色的同时，也必然承受着双重的期望和压力。因时间是“不可逆的”，精力是有限的，社会属性和家庭属性的统一成为角色理想的悖论。社会转型期中的土家族女性价值趋向和角色转换，受到中国传统儒家文化和西方女性主义思想的影响，同男性相比，存在更大心理制约因素。

（2）居住类型、社会活动、社会支持的影响。社会支持是个人人格发展、心理健康必不可少的，社会支持一方面对个体提供保护，另一方面对维持一般的良好情绪体验有重要意义。土家族爱群居，爱住在一起，但现在也出现

---

[1] 苏咏琴：《从社会性别意识看女性期刊中的性别偏差现象》，载《湖南商学院女性研究中心》，2007 年。

了很多单家独户。土家族女性希望全家老少和睦、一起同甘苦共患难，这种美好愿望与实际生活中女性参加的社会活动急剧减少的意外打击、重大刺激往往形成强烈的对比和深刻的矛盾。再加上缺乏足够的社会支持，会很快垮掉，对女性的身心健康造成极大的冲击。

三、土家族女性的家庭环境与健康的关系

第16届国际健康促进和健康教育大会明确指出：社会在健康方面对医疗和防疫的挑战已经逐渐转向对健康教育和健康促进的挑战。(摘要)

1. 健康教育传播与土家族女性健康的关系。性别资本期待错位的后果是拉大了男女的层次差距，使土家族女性弱者更弱，能沟通男女情感的共同语言越来越少，使男女的共同利益受到损害。

从农业社会向工业社会转型，从社会主义计划经济体制向社会主义市场经济体制转型的进程中，封建社会遗留下来的“男尊女卑”、“男强女弱”所形成的性别意识和性别理念却尚未随之消亡。这就要求必须加大健康教育的传播力度，大众传媒起到了不可低估的作用。根据传播学者的研究，媒介往往通过树立榜样，不断地重复刺激，引起认同、模仿，最后逐步将某种已确立的含义固定下来。所以，传媒对健康教育的认同，使之传播的社会文化传统、社会价值观念、道德准则和社会榜样等都会对民众造成潜移默化的深远影响。

健康教育方式要多样化，适时宣教，按需宣教，反复宣教，健康教育的实施要因人而异，掌握一定的沟通技巧，调动存在健康问题的人及家属的主动性、积极性，这样才有助于健康教育的实施。

2. 健康促进与土家族女性健康的关系。性别角色期待误导，对女性人力资本的投入或被剥夺，或减少，从人生起点差距到成长过程差距，导致女性的边缘化。现实生活中所产生的性别冲突和性别暴力，在一定程度上，是心理失去平衡的集中反映。

健康促进是指与其家庭、社区和国家一起采取一些措施，鼓励健康的行为，增强人们自己处理问题的能力，改进和处理自己的健康问题。[1] 健康促进是在健康教育的基础上，发展起来的一整套社会的活动，社会的宣传活动、教育活动，同时又是一种学习的活动。健康促进除了要传播正确的知识之外，

---

[1] 何宪平：《社区健康促进的基本特征和社会作用分析》，《社区医学杂志》2008年第23期。

还有要有很好的政策，要有非常好的社区社会支持，等等。

女性既是全面建设小康社会的参与者，又是家庭健康生活方式的倡导者和实践者，是全面提高中华民族健康素质的一支不可替代的重要力量。健康是不可以被给予的，健康是我们每个人的权利，它只可以被促进，不可能被给予。

健康教育传播与健康促进，犹如一只大鸟的两只翅膀，托起人类的健康、托起女性的健康。两者有效的结合，改善人类居住的生态环境与人文环境，促进土家族女性在家庭结构和社会分工中的角色功能合理转换，并增进土家族女性与社会生态和谐发展。

（作者单位：少数民族女性与社会性别研究中心）

洱海生态环境变迁与白族妇女健康

张　桔

环境问题已成为21世纪的主题。妇女与环境存在天然的联系。随着现代经济的高速增长和人口膨胀形成对资源不合理开发和破坏，使生态环境和生存环境不断恶化。在过去近三十年间，洱海生态环境发生了巨大的变化。世居于洱海周围的白族由于处于这一特定的自然环境中，表现出其生产生活方式受自然环境影响深远，在适应生态环境变迁的过程中，也涉及人的健康。由于社会性别角色的分工不同，生态环境的变化对男女两性健康的影响有所不同。白族妇女受传统社会性别制度的影响较为深刻，在社会性别分工的制度安排下，她们的生产生活与洱海、农田息息相关。本文从社会性别的视角出发，分析了大理白族地区洱海生态环境的三十年变迁与妇女健康之间的密切关系。

一、研究问题的提出

健康是人类发展的一个重要条件，同时又是发展的重要目标之一。健康权是人的基本权利的重要组成部分。妇女、环境与可持续发展（WES），是世纪转换之际时代提出的一个崭新的研究与实践的课题。[1] 近些年来，随着世界范围内对人类生存环境、生活质量的关注，以及妇女问题研究广泛深入，妇女的健康问题日益受到国际社会的重视。

西南地区一些少数民族由于特定的自然环境和社会环境，表现出人们的生产生活方式受自然环境影响深远，这是以适应生存为主要特点的历史的产物。在适应生态环境变迁的过程中，也涉及人的健康。由于社会性别角色的分工不同，生态环境变化对妇女的健康影响较大。本文从社会性别的视角出发，通过分析大理白族地区洱海生态环境的三十年变迁与妇女健康的密切关系，进而透视妇女健康问题与生态环境息息相关。

---

[1] 胡玉坤：《妇女、环境与可持续发展的思考》，载《妇女发展与对策》，当代中国出版社1998年版，第347页。

二、研究的背景

在人类文明发展与洱海漫长的环境变迁中，人类活动与洱海的关系由来已久。洱海流域是中国西南地区古代文明的发祥地之一，因此，洱海环境的变迁对于洱海区域的发展，以及邻海而居的白族人民的生产生活、健康影响深远。

根据有关考古资料分析，洱海流域早在4000多年前就进入了新石器时代，该地区土地肥沃，水源充足，加上苍山有利的地貌特征，白族人民从事农耕，种植稻谷，筑城墙，建村寨，围绕着洱海形成了独具特色的洱海农业文化。大理的古代文明就是从洱海周围，苍山地区开始发展起来的。白族传统文化中，围绕着苍山洱海文化，自古以来就体现出对自然的保护意识。例如，乡规民约、族谱家训、龙潭碑、水利碑等。

洱海居民的生产活动与洱海开发利用的关系尤为密切。20世纪80年代以来，随着大理城市化的加剧，旅游业的不断发展，与人们生活息息相关的洱海湖水的质量也受到巨大的威胁。人们在洱海边围湖造田，进行网箱养鱼，加之洱海湖滨区的居民主要从事畜牧业生产，村落和人口的稠密，以及农村厕所等生活设施的缺位或不规范，导致洱海水源污染较严重，洱海中的生物群落变化和鱼类显著减少，洱海湖水质退化，富营养化加剧。

白族妇女受传统社会性别制度的影响较为深刻，在社会性别分工的制度安排下，她们的生活自然与洱海、农田息息相关。无论在农业生产领域，还是家庭领域，白族妇女都是主要的劳动主体，她们的健康与洱海环境在变迁中不断发生互动。据世界卫生组织报道，80%的疾病和1/3的死亡率与饮用受污染的水有关。洱海附近的一些村落，曾经一度因饮用不洁水或食用被水污染的食物，引发伤寒、霍乱、细菌性痢疾、甲型肝炎等传染性疾病的传播。在部分地区，也曾不同程度的发生癌症和婴儿畸形等严重后果。因此，洱海生态环境的变化与世居于洱海边的白族妇女健康有着密切的联系。

三、研究的主要理论

（一）社会性别理论的发展与应用

社会性别指在社会文化中形成的属于女性或男性的气质和性别角色，及与此相关的男女在经济、社会文化中的作用和机会的差异。这种理论是对有关男女不平等的生物决定论的有力挑战。“社会性别一词用来指由社会文化形成的对男女差异的理解，以及社会文化中形成的属于女性或男性的群体特征和行为方式。”❶ 20 世纪 70 年代以来发展起来的“社会性别”概念对妇女运动产生了重大的影响，极大地促进了有关妇女健康发展的政策开发，理论研究和实践。

通过社会性别的视角，人们可以深刻分析阻碍女性健康发展的诸多因素，并提出有针对性的战略目标和行动指南。例如，社会性别的视角和分析方法，可以使健康服务系统更加客观和科学地理解女性的特殊需求，更好地提供以人为本、以女性为中心的服务，更好地改善健康服务的公平性，还可更好地开发和利用健康资源，提高健康服务的效率。此外，社会性别意识的方法还可促使每个公民、家庭、社区更加积极地参与以人为本的健康促进活动。

（二）社会性别主流化

1995 年在北京举行的第四次世界妇女大会通过了意义重大的《行动纲领》，明确了社会性别主流化，并将以此作为提高两性平等的一项全球性策略。1997 年 6 月，联合国经济及社会理事会进一步就社会性别主流化给出了定义：

“社会性别主流化是指在各个领域和各个层面上评估所有有计划的行动（包括立法、政策、方案）对男女双方的不同含义。作为一种策略方法，它使男女双方的关注和经验成为设计、实施、监督和评判政治、经济和社会领域所有政策方案的有机组成部分，从而使男女双方受益均等，不再有不平等发生。纳入主流的最终目标是实现男女平等。”❷

“社会性别主流化”概念的提出，促使人类在一切发展相关的领域在目标、策略和行动的规划、实施和评估中都强调社会性别平等，使男女都能参与并影响到发展过程，获取利益。作为发展不可分割的一部份，女性健康发展有了一个有力保障。

四、研究对象的基本情况

（一）洱海概况

洱海历史沿革。地理学家顾祖禹在他的《读史方舆与纪要》西洱河条中

---

❶ 谭兢常、信春鹰主编：《英汉妇女与法律词汇释义》，中国对外翻译出版公司 1995 年版。

❷ 《社会性别主流化》，联合国网站，2006。

说："西洱河，亦名洱水，以形如抱珥也。一云，如月生五日。亦曰洱海，亦曰西洱海，杜佑谓之昆弥川。"《云南图经志》卷之五也说："西洱海，一名西洱河，即古之叶榆泽也。在府治之前。其源自丽江过剑川，邓川而来，合十八溪之泉而潴于此，首尾一百里，周围三百里……西出天桥，与样备江合流入澜沧江"。其实，洱海的"洱"字也是白语。大理白族叫洱海为"耳稿"，"耳"指下边，"稿"（去声）指江河和海，"耳稿"就是"下边的海子。"白族一般以水流方向定上下，苍山十八溪注入洱海，所以称洱海为"耳稿"。洱海源头的洱源县称下关为"耳国"。时至今日，大理地区仍有"冬如耳稿"的说法，"冬"指上面的意思，"如"是山，"冬如耳稿"意为"上山"（指苍山），"下海"（指洱海）。

洱海位于大理市境内，是云南省第二大高原淡水湖泊，洱海属澜沧江水系，也是一条国际水系。洱海是大理市主要饮用水源地又是苍山洱海国家级自然保护区和风景名胜区的核心，具有调节气候，提供工农业生产用水，水生生物多样性等多种功能，是整个流域乃至大理州经济社会可持续发展的重要基础，堪称大理人民的"母亲湖"。

洱海的地理位置与人口分布。洱海属澜沧江流域，跨东经100°05′~100°17′，北纬25°36′~25°58′，流域面积2565平方公里，湖泊长42公里，宽8.4公里，在正常水位1974米时，水面面积249.8平方公里，平均水深10.5米，最大水深20.9米，湖水停留时间2.75年。

洱海区域属高原季风气候，四季温和，平均温度较小，日照差大，光照充足，干湿季节分明，雨量季节分配不均。

洱海流域人口占大理州总人口的四分之一。流域内人口由2000年的78万，增至现在的85.48万人，其中非农业人口22.56万人，占总人数的26.4%，人口密度为333人/平方公里。居住在洱海周边的25个少数民族，白族约占67%。经济总量占全州经济的40%~50%。[1] 行政范围包括：大理市的下关镇、大理镇、银桥镇、湾桥镇、喜洲镇、上关镇、双廊镇、海东镇、挖色镇、凤仪镇10个镇，洱源县的邓川镇、右所镇、茈碧湖镇、凤羽镇、牛街乡、三营镇6个镇，以及大理省级经济开发区和大理省级旅游度假区，涵盖了上千个村落。

洱海水源主要为降水和融雪，入湖河流大小共117条，洱海北承弥苴河

---

[1] 云南数字乡村网站数据信息。

注入，天然出湖河流为西洱河，汇入黑惠江，最后汇入澜沧江。

（二）白族的基本情况

白族是我国西南边疆一个少数民族。主要分布在云南省大理白族自治州，丽江、碧江、保山、南华、元江、昆明、安宁等地和贵州毕节、四川凉山、湖南桑植县等地亦有分布。2000 年第五次全国人口普查统计，白族人口数 185. 8 万人。白族普遍使用白语，属汉藏语系藏缅语族。

早在 4000 多年前的新石器时代，白族先民就在以苍山洱海和滇池为中心的地区生息繁衍，在河旁湖滨的台地上创造了早期的稻作文明，过着农耕渔猎游牧的生活。从古至今，洱海都作为一个重要内容体现在白族文化中的方方面面。

五、洱海生态环境变化对白族妇女健康的影响

（一）洱海生态环境 30 年变迁

20 世纪 70 年代以前，洱海水质良好。至 20 世纪 70 年代以后，随着对水资源的过度开发和沿湖水污染状况的加重，洱海水质开始恶化。

1996 年和 2003 年，洱海两次爆发全湖性的“蓝藻”危机，对洱海的水环境状况敲响了警钟。2001 年洱海为Ⅱ类水质，2004 ~ 2007 年几年间，洱海全湖的水质从 2003 年的局部下降到Ⅳ类标准。

2008 年以后，通过地方政府及相关部门自上而下的综合治理，以及湖区村民的全力配合，洱海水质恢复到总体水平Ⅲ类，局部水域上升到Ⅱ类水质。

（二）洱海生态环境变化与白族妇女健康的关系

1. 生态环境的变化与白族妇女健康

20 世纪 70 年代以后，随着对水资源的过度开发和沿湖水污染状况的加重，洱海水质开始恶化，来自于工业污染和农业污染也加重了对洱海的污染。

由于社会性别角色的分工，使得妇女在家庭中从事家务劳动的时间比男性的时间长。在洱海附近的村落，白族妇女的家庭生活是与洱海密切相关的，在洱海发生严重污染的时期，生态环境的变化对白族妇女健康的影响比男性更为普遍。由于家庭生活与饮水问题，妇女更易患肠、胃疾病。在一些海

边的村寨曾发生过因饮用被工业废水污染的洱海水，集体爆发伤寒的环境事件。

2. 生计方式与白族妇女健康

洱海不仅提供了渔民生计的物质来源，同时，生态环境的不断变化也在相当程度上制约着他们的生计选择。20 世纪 80 年代初，随着家庭联产承包责任制的落实，家庭开始拥有了对自然资源的自由支配权。这一时期，在政策和经济的双重刺激下，很多白族村民传统的生计方式也发生了转变。村民除了进行传统农业生产之外，开始在洱海里自由捕捞鱼类资源，洱海里的捕鱼人数不断增加，渔业竞争突然加剧，因此，原来以男性为主的捕鱼行业，女性也开始承担起主要的捕捞任务，为了节省成本，通常夫妻俩都会居住在渔船上，在捕鱼期间的海上起居，仍然由女性负责。这一时期，白族女性的工作强度增加，工作条件和卫生状况受环境限制，因此，较易患颈椎病、骨质增生、营养不良、妇科疾病等与生计方式相关的疾病。

3. “封海”与白族妇女健康

因洱海环境保护的迫切需要，催生了一系列环保政策法规的出台以及环保工程的建设。例如半年的休渔期，休渔期禁止一些捕捞活动。出于生计的需要，多数男性选择进城务工，而妇女则留在家中照顾老人和小孩，进行农业生产。因此，封海期白族妇女则需要更多的精力承担起家庭事务和公共领域的生产劳动，因此，劳动时间更长，任务更重，很多妇女在患病期间，也较少得到家人的照顾。尤其是很多分娩后的妇女，产后休息不好，几天后就下床干活，易留下眼疾、子宫脱垂的病根。加上环境卫生条件差，易感染疾病。

总之，人口的健康是持续的社会、经济发展的一个重要条件，也是社会发展的重要目标之一。妇女作为民族地区的不可忽视的人力资源，是反贫困战略中的主力军。她们的健康程度与家庭的兴衰和社区的发展有着密切的关系，无视生态环境变化对妇女健康的影响，进而家庭发展迟缓，导致贫困家庭的产生，社区发展缓慢，文化教育落后等一系列恶性循环。

环境是人类生存和生活的基本条件之一，是人类提高生活质量和身体素质的基本保证。有史以来，人类生活质量的提高和社会的进步，都与生活环境的改善紧密相关。伴随社会的进步，卫生、健康被提上生活的主流。例如，改水、建厕既对生态环境起到保护作用，又能够促进村民的健康；在对封海期的村民进行补偿时，应适当考虑将医疗成本计算在内。

生态环境、生活环境的改善和妇女健康意识的觉醒，对妇女健康是一个积极的影响，因此，健康意识是妇女发展的一种价值引导，妇女发展也应更加关注生态环境、生活环境的变化而由此可能带来的对妇女健康的影响。

（作者单位：昆明医学院健康与发展研究所　讲师）

社会变迁对傣族妇女传统生态文化和健康的影响

何连伟

西双版纳传统生态文化下的傣族村落，保护生态平衡的观念使周围环境得以良性发展，神山、龙树更是起到了保护生态的作用，形成了以“人与自然和谐”为核心内容的生态文化。近些年来，社会的变迁和经济的发展，为傣族人民脱贫致富带来了积极的影响，但其中也出现了一些不和谐的因素，传统生态文化受到挑战。生产方式和生活方式的改变给傣族人民尤其是傣族妇女带来一定的影响，傣族妇女从传统农业模式发展成为了依靠旅游业、种植橡胶、茶叶等经济作物的发展模式，同时，傣族妇女在生产生活、生态和健康方面得到很大程度的提高。由于妇女在家庭社会中的特殊地位，妇女在环境保护中可以起到特殊的作用。

本文将从民族学、社会学和人类学多视角全面调查西双版纳傣族妇女这一群体在面对社会变迁和生态变化时如何起到调适的作用。选取西双版纳傣族园、景哈乡的曼贺宽、南糯山为田野调查点，从分析傣族妇女传统生态和健康观念入手，考察现代化对傣族地区生态和健康的正负功能，并分析妇女面对这一进程的态度和所进行的调适。

傣族是一个具有悠久历史的少数民族，自远古以来傣族先民就繁衍生息在中国西南部。在长期的生产生活实践中，傣族人民与自然和谐相处，在对生态环境的依赖、对生态规律的总结过程中，形成了一系列朴素的生态环境保护思想和观念。在傣族的历史发展长河中，傣族妇女在人与自然和谐发展方面起了重要的作用。

一、傣族妇女的传统生态环境和健康观念

西双版纳傣族妇女在生产和生活实践中，对自然生态环境产生了积极影响，傣族人民崇尚“天人合一”的生态观念，并把这一观念融入了生产生活中。走进傣族村落，傣族人民依水、依树、依竹而居。四周竹林环绕，鱼塘

水波清亮，寨中心有高大榕树、菩提树；每户人家住房周围种有椰子树、槟榔树、油棕树、芒果树和酸角树等经济植物，多达 20 ~ 30 种。这些植物的栽种一般在住房附近，不仅成为家庭消费的重要来源，还使村寨有了较好的生态环境，造就了“屋在林中建，人在林中行”的美景❶。在家庭中，傣族妇女扮演着庭院管理者的角色。傣族人民生活中无不体现出对原始森林、水源的保护，尤其是建筑和生活用具大量使用竹子，在一定程度上限制砍伐森林。

(一) 傣族传统文化对生态环境起到了保护作用

傣族妇女在广泛人工种植薪炭林树种“铁刀木”方面充当的是主力军的角色。在我国的 56 个民族中，西双版纳的傣族是传统栽培薪炭林的唯一民族。傣族聚居于热带森林茂密的地区，天然林可以提供大量的木材作燃料。但是他们从不砍伐森林取薪材，而发展了一种叫做“铁刀木”的人工薪炭林技术。由于铁刀木生长迅速，不费管理工时，萌发力强，木材燃烧性能良好，当地人口平均每年消耗仅 1 ~ 1.5 立方米木材，每人种植面积只需 1.5 亩左右即足够轮伐利用，而且在经济上十分合算，并对当地热带森林的保护十分有益。人工栽培“铁刀木”在傣族传统文化中的发生、发展和普遍应用，可视为热带地区从事定耕农业的民族对湿热带生态适应的一个良好例证。

西双版纳的傣族信仰南传上座部佛教，佛教自创立时就十分强调人与自然的和谐，宗教的约束使得傣族村寨的生态得以保护，把各种动植物看做人类的朋友。在笔者调查的佛寺庭园中，大多栽种有菩提树、大青树、贝叶棕等。目前，全州共有 558 座佛寺，150 座佛塔，佛塔周围都有许多按照宗教仪轨种植的植物，就如同一个个小型的植物园一般，对整个区域的生态环境发挥了积极作用。在笔者调查的傣族园、曼贺宽、南糯山、易武等地的村寨里，巨石、龙树被奉为神灵，严禁敲打巨石，不准砍伐龙树和湖畔的水源林。水源不容污染，尤其水源林不许砍伐，否则会遭报应。在日常生活中，人们也就养成了保护树木、植树造林、爱护一草一木的习俗。而这一任务，又历史地落在傣族妇女的肩上。在傣族社会中，妇女是家务生活的操持者，森林、饮水与她们的生产、生活息息相关。于是，也就养成了她们以保护生态环境

---

❶ 崔明昆：《西双版纳傣族传统环境知识与森林生态系统管理》，载《云南师范大学学报》2002 年第 34 卷第 5 期，第 126 页。

为己任的传统美德，并从信仰习俗中反映出来[1]。傣族全民信仰佛教，其中，妇女又是虔诚的信徒。傣族村寨的神山古木神圣不可侵犯。傣族女性从小受到保护神山树木和不杀生的教育，谁违之，就会遭到神灵的惩罚。“神山”这个地方的动植物都是“神的家园”里的生灵，是“神”的伴侣，不能侵犯，应当爱护和崇拜，以求得“神”的保护，消灾免难，保障家园平安和康宁，因此，居民们每年定期举行“神山”的祭神仪式，十分虔诚。这种表面上看来是一种自然崇拜的迷信习俗，却包含着深刻的早期人类生态学观念。他们崇拜大自然的产物，而借助“神”的力量去保护人们的平安和健康，以求得人与自然环境的和谐一致，是人类早期阶段与自然环境之间相互作用的一种产物。从这一传统信仰对森林植被的作用而言，却达到了保护森林的效果。西双版纳境内“神山”总数约400余处，估计面积为30000~50000公顷，目前许多保存完好的热带森林都是“神山”。

（二）傣族妇女的传统健康观念

傣族是崇尚绿色健康的民族之一，傣族多居住在水边，山清水秀，风景优清温和，被称为水的民族。占据天时地利的傣族妇女的健康观念是比较强的，每天无论工作有多忙。傍晚，总是可以看到在晚霞的余辉里身着筒裙的傣家妇女在水边，或梳理秀发，或用木棒捶洗衣服，洗去一天的尘埃和疲惫，或清洗竹箩里刚采摘的野菜，如：野生的蕨菜、青苔、刺苞、鱼腥菜、香茅草、“摆夷拄棍”（一种长绿植物，食其嫩芽，因傣族最喜欢食之而得名），这些野生植物具有清肺解热、明目健脑、抗衰老的作用。傣族饮食文化中的“食野”特点，证明傣族人民认识自然，崇尚自然，反映出傣族人民淡泊、闲适、随意的心理特征。回到家中，上竹楼时把鞋子脱掉，不把外面的泥土、脏东西、细菌等东西带到家里，既保证家里的干净，也确保家里人的健康。

在傣族人的观念里，自然界中的一切都和生产、生活有密切的联系，生活环境的好坏决定身体的健康与否，傣族妇女往往在农作之余会花点心思精心打理自家的小院，并模仿其她妇女的庭院“杰作”，在房前屋后种上各种花草、树木，既美化环境，又注重环保，可谓一举多得。傣族妇女也意识到居住环境和人的健康是密不可分的，西双版纳傣族不同于其他民族的建筑风格

---

[1] 杨国才：《社会性别视野下少数民族妇女与生态环境保护》，载《云南民族大学学报》（哲学社会科学版）2007年第24卷第3期，第12页。

是无披檐屋面，堂屋外墙开窗，用空气对流来降低室内温度，空气的对流使人的身心得到放松。傣族竹楼分上下两层，上层住人，下层无墙，用于安放纺布机、米臼，堆放各种杂物及饲养各种禽畜。这种高脚干栏的居住面一般距地都在2米左右，以最大限度地远离潮湿的地面，减少因炎热、潮湿而诱发疾病。由于饮食、居住等方面符合健康的生活方式，因此，展现在我们面前的是勤劳、善良、健康的傣家姑娘。

二、傣族妇女健康观念的变化

近些年来，随着社会的变迁和经济的发展，对傣族人民脱贫致富带来积极的影响，但其中也出现了一些不和谐的因素，传统生态文化受到挑战。

这一挑战表现在，随着社会的发展、科学知识的普及，人们对自然的畏惧和崇拜大大消减，那些原先因敬畏而受到保护的自然生态因而受到威胁。之所以许多少数民族传统文化中对自然界都十分的尊敬和崇拜，一个很重要的原因在于受到相对简单的、朴素的“万物有灵”思想的支配。但一旦接受了现代科学思想，不再对自然界和自然现象充满畏惧和崇敬之后，随着现代生活方式的进入和人口的增加，大规模地开发利用乃至浪费自然资源的情况便发生了。

在傣族地区，人口增长迅猛，西双版纳傣族自治州1953年建州时，全州只有23万人，1963年35万人，1985年达69.1万人[1]，2007年达到106.5万人。从笔者的几个调查点的情况来看，傣族村寨主要以木材为主要能源，这便使原有的生态系统受到威胁，加之新增人口需要有新的田地种植作物，毁林开荒的数量空前加大，甚至有些地方出现破坏集体林和国有林的案例。由于人口膨胀的压力，许多本来应作为水源林的地方也被开垦种上橡胶、茶叶等经济作物，使原本协调的梯田生态系统造成了不平衡。

近年来，随着旅游业热、橡胶价飞涨、茶叶价格升温，农民纷纷毁林种橡胶树、茶叶树或者参与旅游业的开发。西双版纳州稻谷产量逐年下降，2007年为247256吨，比2006年下降7.4%[2]。笔者调查发现，在一些农户的庭院里，橡胶树取代花草的种植。笔者在问及为何要选择在庭院里种植橡胶

---

❶ 中国环保网 www.chinaenvironment.com。

❷ 西双版纳傣族自治州统计局2008年3月。

树时，回答是“该种橡胶的地方都种上了，现在就剩庭院了。”在嘎洒镇南联山村委会巴其一村问村民自来水为何太脏不能饮用时，回答令笔者吃惊：“我们300多人如今吃水用水都到井里来挑，各家的自来水龙头已形同摆设，因为给橡胶树打农药把水库的水污染了。”以热带雨林著称的西双版纳居然开始缺水，与无节制开发橡胶林不无关系。橡胶70%以上的成分是水，橡胶林不但没有蓄水的功能，反而需要大量吸水，一棵橡胶树就是一台小型抽水机。大规模毁林种胶的行为严重破坏了天然林涵养水源、防风固沙、净化空气、调节气候的功能，也破坏了生物物种的遗传、更新和生态平衡❶。西双版纳在20世纪50年代以前森林覆盖率在60%以上，1958～1962年下降到36%，1975年清查时是33.9%❷。可以看出森林覆盖率减少幅度比较大。

在有的傣族村寨，原本一些有利于生态平衡和环境保护的民族习俗和禁忌被改变和突破，“神树”林不断被砍伐；原先种植水稻的农耕文化在现代市场经济面前显得苍白无力。“文革”期间，在“向鬼山开战，向神林要粮”以及“破除迷信，解放思想”的口号下，西双版纳全州的大部分“垄林”遭到了破坏，从而造成水土严重流失，气温升高，农作物病虫害增多，风灾、水灾、冻害频繁，森林覆盖率也一度下降到30%以下。自从1948年种植橡胶成功后，全州开始大面积地种植橡胶林，其代价就是原生的自然森林。在一些村寨中，傣族村民甚至有一段时间抛弃了年年种植专门用于烧柴的“铁刀木”的优良传统，转而毁林种植橡胶树、茶叶树。

傣族传统生态文化在近现代一定程度上流失，由此产生了一些后果。近代以来，随着社会演进速度的空前加快，傣族地区也发生了巨大的变化。相应地，傣族的传统文化也不断发生着变迁。从总体上来讲，由于汉文化的强大影响，傣族传统文化有逐步淡化和消失的趋势。在这种背景下，传统的哲学思想和宗教仪轨的吸引力变弱；传统社区权利架构下的习惯法和行为规则也因国家政权的强力渗透而趋于瓦解……这些都直接对生态环境的平衡和保护产生了影响❸。

传统的傣族村寨庭院生态、环境优美，基本没有工业产品的污染，生活垃圾主要就是植物性垃圾和人畜粪便，村民尤其是妇女的疾病甚少。随着现

---

❶ 西双版纳报2004年9月1日。

❷ 资料来源：西双版纳傣族自治州环境保护局提供。

❸ 中国环保网 www.chinaenvironment.com。

代化的进程加快，在一定程度上影响着傣族村寨的环境健康。走进一些傣族村子，随处可见被丢弃的塑料制品、废旧电池、药瓶、玻璃等，生活污水、生活垃圾成为了一些傣族村子的污染源。在南糯山，笔者问一村民："为何到处乱丢废弃物，像农药瓶、电池，就不怕对身体有害吗?""大家都这么丢，我们也跟着这么做了，后果倒是没有想过，倒是去年村里有一个妇女在村外一被丢弃的甲胺磷瓶子附近捡到一些菌子，炒吃后中毒，不过还好，抢救及时，一家人幸免于难，医生说是农药中毒，不是菌子中毒。"这也给傣族村民提了个醒，保护生态环境、村落环境和群众健康，就得从身边的事情做起。因此，如何把当代生态环境理念与传统文化因素相结合，引导傣族文化走向有利于生态环境的方向，是一个十分值得思考的问题。

三、傣族妇女面对社会变迁的调整和适应

生产方式和生活方式的改变给傣族人民尤其是傣族妇女带来一定的影响，傣族妇女从传统农业模式发展成为了依靠旅游业、种植橡胶、茶叶等经济作物的发展模式，同时，傣族妇女在生产生活、生态和健康知识等方面得到很大程度的提高。由于妇女在家庭社会中的特殊地位，妇女在环境保护中可以起到独特的作用。西双版纳傣族妇女传统文化直接影响她们的生态和健康观念，傣族妇女在现代化进程中对生态和健康问题的冲突起到了调适的作用。

（一）傣族妇女生活顺应时代的要求

随着橡胶价格增长、茶叶价格回升，傣族村民手中可支配的收入越来越多。在笔者调查的几个村子里面，每年收入在 6 万以上的家庭占 29.7%，村民在传统竹楼模式的基础上建起了钢筋混泥土的"竹楼"。楼的间距也有所增加，屋内采光度好，对人的好心情、好情绪有一定的效果。在曼贺宽村调查时，村民告诉笔者，楼层间距大了，就不感觉压抑，心情舒畅。傣族人民也意识到了"凡事不能弹老弦，住房要土洋结合"的道理，傣族的竹楼往往被其他民族的村民模仿。走进傣族村寨，可以发现大多傣楼上面都装建有太阳能热水器和卫生间，现在的村民不用傍晚去河里洗澡了，方便的同时很容易保持个人卫生和健康。

（二）家庭消费观念的变化

割橡胶、摘茶叶、搞旅游接待，在增加了傣族村民经济收入的同时，使妇女支配钱的权利加大。通过对割橡胶、摘茶叶、搞旅游接待的傣族农村妇女调查发现，87%的妇女可以随心所欲的购买自己喜欢的衣服、化妆品和其他高档消费品，这使她们的心与外界有了更多的接触。在无形之中，村民的消费观念发生了较大的变化。过去，村民的经济收入比较少，生活封闭，在保证最基本的家庭生活消费后，剩余的钱主要用在盖房和婚丧嫁娶。现在，村民的经济收入增加了，眼界开阔了，除了满足基本生活外，他们更多的关注自己的精神生活。在曼贺宽村子里还开了一家酒吧和KTV。夜晚，小卜哨和小卜冒聚集在乡村酒吧唱歌喝酒，怡然自得。小汽车、摩托、电脑、DVD、手机、彩色电视机等商品已经走进了普通傣族家庭。在傣族村寨调查中发现，75%的傣族父母希望儿女好好读书，考大学，天天穿干净漂亮的衣服；25%妇女喜欢从电影、电视、网络上看到更多的关于生态，妇女健康的内容，并关心自己的身体健康；有69%的妇女认为生态、环境与健康有直接的关系。在笔者调查的村子，有的傣族妇女购买了电脑、打印机、传真机等，晚上在互联网上开论坛或blog销售自家的普洱茶，村子中有5个妇女会在淘宝网上销售茶叶和购物。一个27岁的傣族妇女最多一月可以销售3000多元人民币的普洱茶。可以看出傣族妇女在面对社会变迁所进行的自我适应。

（三）妇女的职业范围集中，人际交往范围扩大

通过对傣族园、曼贺宽和南糯山傣族妇女的调查发现，被访谈的傣族妇女中从事种田的占10%，种橡胶和割橡胶的占40%，搞旅游接待的占20%，种茶叶的占20%，其他的占10%，可以看出从事种橡胶和割橡胶的女性占的比率最大，在该地区，大多数家庭都种有橡胶。妇女到过外省大中城市的比例达到了83.3%，外出前她们交往的朋友平均为5.23人，并且大多是当地的傣族。近年来，外出女性中有63.9%的人朋友数量平均增加了4.5人，有很多是其他民族或外地人。可以看出傣族妇女的人际交往范围在扩大。

（四）傣族妇女的竞争意识增强。

傣族人民喜欢和别人房子的建筑风格、服装款式、用具形式等一致，在傣族园里也有这样的情况，某家的院子引进绿化树、兰花等风格独特的事物

后，其他村民就会仿照他们家的式样经营。一家搞的好，其他人家都会向他们家学习，改善房子格局和环境卫生、绿化环境，做到整洁、幽雅、舒适，以提高旅游接待能力。

（五）傣族妇女在家庭中的地位提高

傣族妇女在种植橡胶、茶叶、搞旅游中收入增加，有的购买了个人电脑，不出家门就可以在网上发布茶叶信息销售茶叶、旅游信息等，与外界有了更多的接触，学到了新知识。她们对自己在家庭中的角色有了新的认识，并对新的角色——和男性一起参与到生活变迁和社会适应中去有了自觉，学会去争取自己应得的地位和权利。在调查的很多傣族村寨里，妇女的家务劳动明显减轻了许多。傣族夫妻更愿意共同承担家务，谁的时间多谁多做点，不再完全是妇女的任务，80%的被访者认为家庭收入由夫妻共同支配。

当傣族妇女与其生活的自然生态环境发生互动关系时，为适应傣族地区特殊生态、环境及自身的生存与发展，她们在生产和生活实践中，曾创造了与生态环境相适应的生态文化，并在其中发挥了重要的作用。可以说妇女在本民族本地区的生态环境保护中起到重要的作用，生态、环境和健康，妇女既是参与者也是受益者。时代在发展，傣族妇女的传统生态健康观念受到了冲击，发生了一些变化，但同时她们也在借鉴学习外来文化优秀的方面。

历史上，傣族妇女的传统观念无不体现出傣族妇女的人与自然和谐统一的观念。在傣族地区面临巨大社会变迁的进程中，妇女们正重新塑造对傣族传统的朴素的自然观念。

（作者单位：西双版纳职业技术学院）

社会性别视野下泸沽湖景区环境变化与摩梭妇女的健康

陈国俊

泸沽湖景区旅游业的发展，在带动当地经济增长的同时也给人们带来了机遇，同时也给泸沽湖的生态环境带来了不同程度的污染。而环境与健康又是当代经济发展中的一个重大问题之一，其中女性的健康又是人类发展中的关键因素。从社会性别视角和人类学的角度出发，采用理论研究与实证研究相结合的方法，分析泸沽湖景区发展旅游业，由此带来的生态环境和社会环境变化及摩梭妇女健康的关系。一方面，大量游客的涌入导致了泸沽湖水体污染、生活垃圾的堆积及废气的排放等生态环境恶化现象，同时，当地摩梭人为了接待不断增长的游客，兴建了大量木楞房式的家庭旅馆，由此增加了对树木的砍伐，一定程度上也对生态环境造成了影响，正是生态环境的变化也导致摩梭妇女健康的危害（造成呼吸道感染、身体发育不良、心理、生育受影响等方面）。另一方面，旅游业的发展也引起了当地社会环境的变化，游客的涌入在给当地摩梭妇女带来积极影响的同时，也给其思想带来了一些消极的因素，如价值观的扭曲，制度、规范的遵守问题，各种消极文化的传播，由此带来了性病、传染性疾病等各种疾病，并将会影响青春期摩梭少女的身心健康等。在此基础上，试图提出保护泸沽湖的环境，以改善摩梭妇女健康的建议，从而促进摩梭妇女与自然环境的和谐相处。

泸沽湖位于云南宁蒗县与四川盐源县之间的崇山峻岭中，距宁蒗县城 69 公里，湖面面积 52 平方公里，平均水深 45 米，是我国的第三深水湖，湖水清碧，最大能见度为 12 米，湖水向东流入雅砻江，金沙江，属长江水系。整个湖泊状若马蹄，南北长而东西窄，形如曲颈葫芦，故名泸沽湖。湖畔居住着至今仍保留着母系大家庭和男不娶、女不嫁、婚姻男女终生各居其母家的“阿夏”婚姻形态的摩梭人。

近年来，随着旅游业的发展，大量游客的涌入，使得这颗“高原明珠”遭到了一定程度的破坏，环境逐渐恶化，再加上随之而来的价值观念的变化，对生活在湖边妇女的健康产生了一定负面影响，又由于摩梭独特的文化以及

摩梭妇女在家里的独特地位，环境恶化对摩梭妇女健康的影响更甚

一、泸沽湖景区的自然生态环境状况

泸沽湖景区的自然生态环境在自给自足的自然经济条件下，从未遭到过人为的破坏，但随着旅游的兴起，经济的快速增长，现景区的自然生态环境也在逐渐发生改变。

（一）泸沽湖景区的生态环境

泸沽湖曾经是全国范围内遭受人为破坏最轻，自然生态保护得最好的地区之一，湖水的能见度一度达到12米多深。但自1995年泸沽湖景区旅游业全面启动开发以来，随着大量游客的涌入，由于景区规划及开发不合理，管理不到位，部分当地居民重经济效益轻环境保护等行为，给泸沽湖的环境造成了一定的负面影响。

首先是水体污染严重。在当代社会，随着人们生活水平的提高，对水体功能的需求更趋于多元化。旅游、休闲、改善生态环境、创造景观、丰富资源水化等，逐渐成为对城市整体生态，环境资源的保护和利用的重要内容。[1]随着旅游者数量的增多，湖边村落约90%的家庭都开设了家庭旅馆，由于距离湖面太近，有的旅馆距离湖面不到10米，相应的污水处理系统不健全，部分生活污水直接排入湖中，致使湖岸的水体受到污染，同时，污染物还可被暴雨携带进入湖中，势必对泸沽湖的水体造成极大的污染。据泸沽湖自然保护区渔政所的监测，1992年落水村下村距湖边5m处的水透明度为4.15～11.15m，而在1996年同一监测点的水透明度下降为2.18～8.16m。更为严重的是，一些村民将没有任何处理废水设施的房子建到泸沽湖水体中或者非常靠近湖面的岸边，势必对泸沽湖的水体造成极大的污染。

其次是大气污染严重。一是由于森林面积减少。自然资源是人类赖以生存和发展的基础，而森林资源作为自然资源的重要组成部分，是国民经济建设和人民生产、生活不可缺少的必要物资。森林环境是人类自然环境中生物环境的重要组成部分，是地球生物圈的重要成分，也是地球陆地生态系统的

---

[1] 张巨勇：《民族地区的资源利用与环境保护论》，民族出版社2006年版。

主体，[1] 特殊的地理环境及摩梭人特有的民族文化，使当地居民对木材的消耗量较大。摩梭人的传统民居大部分是一层或二层高的“木楞房”。然而随着旅游业的发展，当地居民为了接待更多的游客，获取更多的旅游收入，90%以上的家庭都新建了高达三层或四层用于接待游客的“木楞房”，加大了木材的消耗量。据测算，盖一幢摩梭人传统的“木楞房”，只需 30m^3 木材，现在盖一幢两层的木楞房旅店（6~8 间），则要约 80m^3 的木材。[2] 此外，由于摩梭人家的火堂是象征着家族的兴旺，一般不能熄灭，所以家家户户都设有火堂，再加上每晚的篝火晚会，每年也要消耗大量的木材。二是由于大量烧烤摊的设置，加剧了空气质量的下降。

第三是湖泊生物多样性减少。泸沽湖水体污染、当地居民及游客对湖泊生物的过度开采，以及外来物种的引入，致使泸沽湖的生态系统失衡，生物多样性减少。以泸沽湖的特有种裂腹鱼为例，由于其细鳞体肥，肉嫩味美，具有较高的营养价值，为了满足游客对裂腹鱼的需求，渔民甚至采取毒鱼、电鱼、炸鱼等方式捕捞裂腹鱼，加之引入的外来品种麦穗鱼喜食鱼籽，使得裂腹鱼大幅度减少，从而导致地方特有品种不断流失，甚至灭绝。

第四是生活垃圾的大量堆积。据村民们说，由于规划中的垃圾处理厂迟迟没有动工，游客们留下的大量垃圾就只好天天倾倒在这里，几年下来，这个山谷中已经堆积了五六百顿的垃圾了，尤其白色污染严重。前任村长秘书艾卿说：“现在垃圾越堆越多，臭气越来越浓，特别是雨水天的话，雨一大，这些垃圾随时都可能冲到泸沽湖里面去，泸沽湖一直是以它的清澈见底闻名。假如像这样的污水越来越多的话，我们的资源就没有了”。在沿湖村落及周围地区，生活垃圾随处可见，极大地破坏了区内景观和环境。

（二）摩梭妇女的生活状况

摩梭人独特的婚姻形式（走婚），称为阿夏异居婚。这种家庭的特点是：建立婚姻关系的男女，各居母亲家，男子只是夜晚到阿夏家居住，清晨返回到母亲家。家庭成员的血统完全以母亲计算，财富完全按母亲继承。在这种母系家庭中，全是母系成员，无父系血缘亲属关系。像在这样的母系大家庭中，摩梭妇女是一家之主，是最辛苦和全能的，不仅要做家务，管家，还要

---

[1] 张巨勇：《民族地区的资源利用与环境保护论》，民族出版社 2006 年版。

[2] 何庆明：《云南泸沽湖旅游开发与生态经济问题研究》，载《生态经济》2001 年。

进行耕种，只有少数女人干不动的力气活，男人才插手，家务事上也有“舅掌礼仪母掌钱”一说，可见，摩梭妇女在摩梭家庭中享受的尊贵地位，是要付出每天不停干活的不菲代价的。

(三) 摩梭妇女在环境保护中的作用

哥斯达黎加前第一夫人玛格瑞塔·阿若丝说过：“在环境保护问题上，没有人比妇女更具有道义上的责任感”。妇女与环境有着天然密切的联系。妇女的天性使之对客观事物有着细致的观察力。妇女所承担的养育子女繁衍后代的神圣天职，使她们对生命有着特殊的感觉。因此更加深切地关注影响人类健康，危及子孙后代的环境问题。这正是她们发挥独特作用，参与环境管理和决策的所在。1992 年召开的环境发展大会通过的纲领性文件《里约宣言》指出“妇女在环境管理和发展方面具有重大作用。因此，她们的充分参与对实现持久发展至关重要”。1995 年为迎接联合国妇女大会，中国环境科学学会曾于2 月间在北京大学组织召开了《妇女与环境》研讨会，其中一个重要议题就是如何发挥妇女在保护环境中的作用。妇女在教育子女，提高家庭成员的环境意识中起到重要的作用。显然，摩梭妇女作为一家之主，作为母亲，在带动全家和教育子女，树立环保意识，倡导科学，健康和文明的生活方式方面，发挥着不可替代的作用。加之摩梭妇女是从事生产劳动的主力，同时是泸沽湖生态环境的主要保护者。再者她们的生理特征使得她们更容易受到泸沽湖环境污染的影响，从而对环境有着强烈的责任意识。

二、泸沽湖景区环境变化对摩梭妇女健康的影响

在当地经济相对快速发展的同时，也引起了生态环境和社会环境的变化，妇女的健康与环境息息相关，环境变化将会给当地人们的生理和心理健康带来一定的危害。

(一) 生态环境变化与摩梭妇女健康的关系

环境与健康变化是当代经济发展中的一个重大问题，而女性健康则是促进性别平等与妇女发展的优先领域，它已日益成为全球关注的一个视点。健康涵盖了身体、社会、精神方面的意义。影响健康的因素是多种多样的，包括生物、环境、社会、政治、经济、文化以及健康服务系统等因素。然而，

由于妇女特殊的生理性，在健康方面显得尤其脆弱。有国内外专家曾指出："环境污染是导致妇女不孕的因素之一"。摩梭妇女显然在当地的社会经济发展中起着主要作用，她们肩负着建设家园和孕育后代的双重任务，其健康直接关系到当地的经济发展与社会进步。泸沽湖景区旅游业的发展造成的水体污染，森林面积减少、生活垃圾大量堆积，湖泊生物多样性减少等，对当地摩梭妇女赖以生存的水体、大气等受到污染，从而不可避免地对其健康产生了很大的负面影响。近年来，由于环境质量下降而导致的摩梭妇女感染相关疾病的人越来越多。

（二）社会环境变化对摩梭妇女健康的影响

当某个地方成为旅游热点地区后，这个地方的环境将会发生变化，包括自然环境和社会环境。而在社会环境中最具环境影响力的就是处于环境表现面的商业环境，旅游业的发展也最易于引发商业环境问题。[1] 泸沽湖旅游业的迅猛发展，在为当地经济发展带来了前所未有的契机的同时，也给当地的社会环境造成了一定的影响。在大规模旅游业未兴起之前，当地的经济形态是自给自足的自然经济，居住在湖边的摩梭人日出而作、日落而息，随着旅游业的发展，当地的产业结构发生改变，第三产业的比重大大增加，当地居民收入也大幅增长。大量旅游者的到来，给人们带来了许多先进的东西，激发了摩梭人的民族自豪感，使他们思想更加开放，易于接受外来文化，一些落后的，传统的生活方式也发生了改变。但旅游业也是一把双刃剑，它给当地环境及居民造成的负面影响也随之而来。受经济利益的驱使，一些人以各种形式进行交易，毫无疑问这将给各种疾病的传播埋下隐患，很大程度上影响了摩梭少女的身心健康。

三、环境与摩梭妇女健康的相互作用

泸沽湖环境的好坏直接关系到摩梭妇女的健康，直接影响到她们在生活中作用的发挥。摩梭妇女在环境保护方面发挥着不可替代的作用，应充分发挥她们在环境保护中的作用。

---

[1] 杨桂芳：《丁文捷世界文化遗产》，民族出版社 2005 年版。

（一）加大对泸沽湖生态环境的保护力度

一方面，建议政府加大对泸沽湖生态环境保护和治理的投入力度，尽快修建截污及垃圾处理工程。同时，积极鼓励当地居民推广太阳能、沼气等新能源，以减少对木材的消耗。另一方面，应用法律手段和行政手段禁止乱砍滥伐及严重污染周围环境的行为。还应充分发挥经济杠杆的调节作用，对旅游经营者的垃圾和污水排放按其数量和一定的标准收取相应的税费，对乱扔垃圾者在教育的基础上，采用经济罚款的措施，使湖区生态环境得以有效保护。对拟建的每一个项目，都要进行环境评估，不符合环境标准的项目坚决予以取缔，尽量将环境影响降到最低限度。

（二）加强对摩梭妇女的培训及教育

妇女在对保护当地环境方面有着很大的先天性优势和潜力，要大力加强环境教育中的感性成分。现在大部分的环境宣传教育侧重于论因果，讲道理，这实际上是对妇女在环境领域发挥作用内在动力的漠视，至少在宣传对象的定位上有失偏颇。[1] 要通过丰富多彩的宣传教育形式把摩梭人生活的环境、动物、植物作为伙伴，作为自己的家园，从感性的角度介绍，宣传，激发摩梭妇女对泸沽湖环境的热爱和保护泸沽湖的巨大热情。要发展以摩梭妇女为主的民间环保团体，一般而言，民间组织排除功利性，注重情感投入，使得摩梭妇女更容易在泸沽湖这块阵地上为保护环境发挥作用。积极引导对环境无害化消费观念，大力倡导摩梭妇女改变非持续性消费方式。

（三）努力改善泸沽湖景区的社会环境

在旅游业兴起的同时，应对当地人加强文化教育，提高他们的文化素质，建立人们的环保意识；实施正面引导，组织导游学习摩梭风情、摩梭文化，让游客正确了解摩梭文化，使母系氏族文化能得到进一步的传承；加强当地服务部门的管理，积极引导人们合理消费，正当经营。

（作者单位：云南省司法局）

---

[1] 百度网 http://www.baidu.com。

●三、文化生态环境与妇女健康●

白族生活习俗对妇女健康的影响

杨庆毓

人的健康是社会发展的目的，是提高生存、生活质量的保障之一。而女性的健康是人类发展的关键，白族女性的身心健康直接影响白族乃至中华民族经济社会的持续健康发展。影响人身心健康的因素较多，有自然因素、经济因素和社会因素等。人是社会性动物，处在一定社会环境中的人，被无所不在、相沿成习的民俗包围、熏陶和制约，这种体现一定社会人群的心理状态和思想观念的生活规范是社会生活赖以进行的保证，涉及人们生活的各个方面，从物质生产到社会关系、精神生活，在人类的文明史上处处使妇女身心健康受到影响。研究白族民俗对白族女性身心健康的影响，有助于人们认识加强民俗文化建设对女性身心健康发展的意义和作用。

一、白族民俗对妇女健康的影响

生育是妇女独特的生命活动，也是妇女健康的一个重要组成部分。白族妇女生育后坐月子，亲戚本家要在孩子满月时“送粥米”，即给产妇家送红糖、鸡蛋等营养品。这在物质匮乏时代是一种十分有效的互助方式，可以为产妇提供哺乳期的营养保障，以帮助生育妇女尽可能好地恢复健康。这一风俗在物质丰裕的今天仍在延续，礼品或是滋补营养品或是礼金，已演绎为亲戚朋友对产妇的关爱与祝福。

然而传统白族民俗中的性别歧视使妇女明显处于无权失语的地位。在传统白族社会因对劳动力的需求所形成的多子多福、人多势众的观念，使白族妇女的生育成为评价其形象的重要部分。如连续生两女以上，不但长辈有怨言，还会受到社会的嘲笑。生女孩就如犯罪，只能求神访药，祈求生下男孩。

否则或被赶出家门，或从此受气；[1] 白族的本主崇拜，通过结婚到本主庙祭祀祈子、生育前家人要到本主庙敬香请求庇佑，顺利生产等仪式，又不断强化白族妇女传统的生育观。在每座本主庙中，除主神本主外，还有配神“送子娘娘”、“九天卫房圣母”等，专司送子嗣。[2] 民俗正是借助于强大的社会舆论，通过这些事项暗示和左右着白族妇女的良心、负罪感、内疚感等一系列心理活动来达到实施社会压力和社会控制的作用。在这种观念束缚下，妇女身怀六甲之时也是心怀忐忑之际，由生育带来的忧郁、恐惧，甚至自残等心绪的折磨，对于特别需要关爱和呵护的孕产期白族妇女的健康是极为不利的。因为人体是一个整体，消极情绪会影响身心健康。我国自古就有“喜伤心”、“怒伤肝”、“思伤脾”、“忧伤肺”、“恐伤肾”之说，过度的消极情绪，长期不愉快、恐惧、失望，会抑制胃肠运动，从而影响消化机能。情绪消极、低落或过于紧张的人，往往容易患各种疾病。

传统白族社会对孕妇有各式各样的禁忌，有的是千百年来妇女们以自己的亲身体验“生”和“育”的实践，总结出的宝贵经验，有益于母亲和婴幼儿的身体健康，有助于从数量和质量上保证人类自身的正常繁衍。但禁忌中相当部分体现出社会普遍忌讳孕妇身上的某种“隐晦”的气息。如孕妇不能做喜事客，不然新娘有了孩子养不大等。以上种种重男轻女的生育观念、视女性为某种生育工具的状况，千百年来使白族女性在承担繁衍人类生命的同时，心灵倍受压力和折磨，逐渐失去了自我意识，放弃了母亲自己的权利和需求，自觉不自觉地用拼命干活弥补生育中的缺憾，以乞求社会的认可但收效不大。[3] 致使白族女性内心的酸楚加深、身体健康状况也无人关心，对自身疾病预防缺乏应有的认识而处于不良的健康状态下。

新中国成立后政府大力提倡移风易俗，破除各种歧视妇女的陈规陋习，虽有一定成效但十分有限。毕竟这种民俗是与小农经济相适应，是在农村劳动生产力水平低下、社会保障不足状况下，民众求生存和发展的愿望和思想的曲折反映，有其存在的深厚内涵和特有的功能，要想一下子根除是不可能的。形式上改变但仍然顽固地在社会生活中，制约和影响着人们的思维观念和生活方式。随着社会事业的发展，白族女性受教育程度明显提高，女性自

---

[1] 段斌：《旧社会的白族农村妇女》，《白族学研究》2007 年第 17 期，第 213 页。

[2] 杨国才：《白族传统文化与妇女生育观》，《云南师范大学学报》1997 年第 3 期，第 80 页。

[3] 赵捷、张团仙：《从女性主义视角透视云南民族多元文化背景下妇女的生育健康》，载《学术探索》1998 年第 1 期，第 83 页。

我意识不断增强。改革开放以来，白族女性与外界交往增多，通婚半径增大，落后生育观对年轻女性的影响呈明显递减趋势。伴随着城市化进程的加快和现代媒体的影响扩大，加之各级妇联加大妇女保健卫生知识的持续宣传、教育，以及计划生育和优生优育的推广，影响制约白族妇女身心健康的生育习俗和观念在改善。女性关注自身健康、女性意识增强正成为新的民风民俗逐渐兴起。如距离大理市 5 公里的满江村公所下庄村村民都认为女儿比儿子更体贴，不再重男轻女，偏向于招上门女婿。越来越多的白族女性相信“储蓄金钱不如储蓄健康”，衣食无忧后出现花钱买平安——投保重大疾病险的村民逐渐增加。由此可见，民俗在传承中是依据社会历史的发展而发生演变。民俗虽然受主流社会倡导的文化形式影响，但仍有其自身发展规律：民众出于一种完全的自觉自愿自发地创造。要了解民众意愿并创造良好的文化氛围，才能培养出民族的、现代的妇女生育健康观念、新的风尚和习俗。

二、白族生活方式对妇女健康的作用

在传统社会中，白族女性很少能上学，自小就要学习喂猪喂牛、洗衣煮饭、穿针引线挑花绣朵，还要上山砍柴，做各种农活。结婚后田间地头农活一样不少，屋里屋外家务全包，常常是起得最早、歇得最晚。尽管家庭大事小情都要白族女性计划安排，在家里却是吃饭不能与公婆同席，来客要回避，家庭地位极其低下。白族女性这种长期付出却得不到应有的家庭地位的严重落差，导致白族女性压抑、愤懑的情绪，只能通过唱调子、对情歌得到宣泄，以协调其身心健康。[1]

中华人民共和国成立后白族女性享有接受教育的权利，改革开放后市场的繁荣发展，产品越来越丰富，民族服饰基本隐退出日常生活，妇女不需把时间花在做针线活上；随着劳动生产率的提高，劳动时间不断减少，但女性仍是家务劳动的主力。随着妇女可供支配的闲暇时间增多，这为白族妇女生活方式的变革、追求丰富多彩的精神文化生活创造了条件。但传统民俗活动对年轻白族女性的吸引力降低，看电视、玩麻将已成为当下白族地区新的休闲方式。白族女性借玩麻将聚会，互诉衷肠，彼此的亲密交谈，能联络感情。在娱乐时神经活动得到平衡，在欢笑中松弛情绪，在对峙状态下陶冶情操，

---

[1] 段斌：《旧社会的白族农村妇女》，《白族学研究》2007 年第 17 期，第 215－216 页。

对身体健康有一定好处。但也存在整天围坐桌前、心思都在赌上的现象，消极的生活方式不仅容易引起麻将综合征，危害女性的身心健康，而且带来新的矛盾和问题。[1]

民俗沟通着民众的物质和文化生活，反映着社会的人群意愿，其变化离不开时代和社会的客观基础。白族女性新形成的休闲行为，既表明文化生活的供给赶不上社会发展的需求，也表明白族女性对生活方式缺乏正确的认识，健康意识淡漠，对疾病疏于防范。女性健康教育与健康促进任重道远。需要联合有关方面力量，整合社会资源，开展丰富的文体活动、形式多样的女性健康教育和健康促进公益活动，不仅仅传输单纯的健康知识，而且要向白族女性传输一种以预防为主的健康理念，增强妇女控制自身健康的能力，实现生活方式观念上的变革，促进女性健康素质的提高。

三、白族饮食对妇女健康的制约

民以食为天，而照顾家人日常的饮食起居自然成为白族妇女的必修课。白族通常习惯于日食三餐。农忙时节或节庆期间，则多加早点和午点。平坝地区的白族多以大米、小麦为主食；山区的白族则多以玉米、洋芋、荞麦为主食。主食都以蒸制为主，常吃干饭，外出干活随身携带盒饭，就地冷餐。[2]白族日常饮食品种丰富，讲究烹饪，丰富的饮食文化凝结了白族妇女的心血和智慧，为女性健康奠定了营养基础。但问题是，女性在从事生产劳作的同时还要做家务，常为一日三餐消耗大量的时间和精力。每逢节日，白族都要备好节日食品、吃团圆饭，在喜庆气氛的背后是白族妇女成倍的辛劳和健康支出。白族女性往往成为家庭关系和谐维系、日常生活正常进行的“顶梁柱”，日久天长地肩负这副生活的重担对女性健康势必造成影响。

白族妇女大都善做腌菜，且种类很多，除腌制各种新鲜蔬菜外，还做豆瓣酱、豆豉、面酱等。还喜欢将猪肉腌制加工成火腿、腊肠、香肠、吹肝（鲜肝灌入作料，经风干制成）、饭肠（将糯米填入肠煮熟即成）等精美风味食品。这既调节了人们的口味，丰富了菜肴，也解决了食品的储藏问题。腌菜作为一种家庭小菜，食用方便，偶尔一吃，可调剂胃口，去除油腻，但并

---

[1] 《玩麻将有哪些利与弊》，http://www.cfjkjy.com2004-11-17

[2] 钟雅丽：《白族饮食：礼仪与美味并重》，《民族论坛》2003年第6期，第8页。

不宜长期、大量食用。尤其是患有高血压、冠心病、慢性胃炎的患者常吃腌菜对身体更加不利。因为腌菜中含盐量较高，可引起水、钠在人体内滞留，从而增加心脏负担，致使血压升高，从而诱发心绞痛甚至心肌梗塞，不利于妇女健康。另外白族饮食习惯中喜吃“生皮”的习俗引起的“旋毛虫病”等地方病流行，严重地威胁和影响着妇女生育健康。

随着社会的进步和发展，家务社会化成为时尚，饮食营养也成为人们关注的话题而形成现代民俗文化，一定程度上对女性关注自身健康、确立健康意识有积极作用。❶ 但民俗改变与人们物质生活条件紧密相连。其传承与维系取决于心理信仰、传承力量、习惯势力和从众心理等因素。物质生活条件的改善和更新，有赖于先进生产力的发展。❷ 虽然改革开放以来白族地区也和全国一样得到迅猛发展，但地处边疆的白族地区目前经济社会发展程度偏低，白族人民生活还不富裕，习惯的思维方式和生活方式的改变尚待时日，长期形成的女性超负荷运转的现象还有一个过程。女性健康也仍是一个长期的话题，需要在实现社会主义现代化的过程中，用一切紧跟时代前进步伐的先进思维观念，包括各种新的风尚、习俗借助现代传播手段所具有的巨大引导性和感染力，在社会生活各个领域里，不断地影响和推动白族女性积极地改变自身的生存命运，努力摆脱落后的传统的生活方式，适应社会现代化新潮流而健康发展。

（作者单位：云南民族大学马列部　副教授）

❶ 李景春：《建立文明健康科学的生活方式》，《税收与企业》2001 年第 12 期，第 13 – 14 页。

❷ 丁慰南：《民俗文化的社会功能与社会现代化新潮流》，《江西社会科学》2002 年第 1 期，第 187 页。

摩梭人走婚习俗与女性健康的保护

冯忠明

内容摘要：“走婚”主要在川滇两省交界的泸沽湖周边地区形成，这种婚恋习俗长期以来得以保留，形成独特的人文现象。随着经济社会的不断发展，各民族、各区域之间的交流日益深广，对少数民族习俗形成冲击，走婚现象的消长也必将体现为一个渐变的过程。在这个过程中，对女性健康保持密切的关注是十分必要的，这种关注既应体现为学界的调查研究，也应体现为政策和规范的同步跟进。

关键词：走婚　规范冲突　女性健康保护

一、走婚习俗的形成与特征

走婚是摩梭人独有的一种婚姻民俗。摩梭是一个历史悠久而神秘的族群，但它不是一个民族。摩梭人又称纳日人，主要聚居在川滇两省交界的泸沽湖周边地区，四川的摩梭人称蒙古族，云南的摩梭人属纳西族。泸沽湖畔的纳西族，婚姻形式比较复杂，包括阿肖婚，阿肖同居和正式结婚。其中以阿肖婚为主。“阿肖”是永宁纳西族过走婚生活双方的互称，意思是“共宿的朋友”（肖是躺下之意）。

这种传统的婚姻形式是男不娶女不嫁的走婚制，也叫“阿注婚”，男女常私下昵称对方为阿注。到暮色降临，各家的男性纷纷出门，走向自己的阿注。女性和家庭的其他成员住在一起，成年后会有一个属于自己的花楼，或称花骨，这都是美称，实则就是女性寝居的地方。女性成年之前同家人住在堂屋也称为“一梅”，堂屋是家人同处聚会的场所，也是事务公开谈论的地方。男女结交阿注以感情为基础，通常也还是由男性先提出来，得到女性许可之后，双方方可结为阿注。感情基础和物质基础糅在了一起，这等于是感情的外在显现，是一种质朴的对感情的体认方式，更关键的是双方的互换体现出一种平等的关系，没有谁是绝对的施予者和绝对的接受者，自然也不会有绝对的服从者。在这种平和的关系下，男女的关系没有什么可作十足的保障，也没有十足的制约。交往阿注，意味着进入正常的男女关系，意味着进入稳定的中心的女性世界，意味着进入传宗接代的重要行列，意味着要承担相应的责任与义务，在这类指向中，恰恰是男性自己的东西不存在了。这样一来，在走婚中，比较女性的地位，男性相形见绌，也使男性比女性有更多的流动性。

人和动物区别开来是因为人学会了制造工具，于是生产力逐步提高，有了剩余产品，就有了私有财产，私有财产的产生导致人们要用血缘关系来保有和继承这些财富，于是家庭产生了。而人类的婚姻制度开始是在两性关系上不分血缘的群婚制，接着发展到了在两性关系上排除了姐妹兄弟的亚血缘群婚制。又进化到了对偶婚制，就是以女子为中心、而丈夫则来自于其他氏族，丈夫是不固定的，这其实就是我们看到的摩梭人的婚姻制度。后来又过渡到了父系社会的一夫多妻制，到现在的一夫一妻制度。

走婚的女性有几方面的主动权：一、可以答应或拒绝走婚，家庭相应尊重女性的权利；二、对走婚对象有自己的选择权，在体貌、能力、感情、家势等方面维持自己的权衡；三、有选择交长期阿注或短期阿注的权力；四，有选择走婚、同居、结婚的权力；五、有终止走婚的权利；六、有重新选择阿注的权利。实际还不止这些，有的摩梭妇女在长期阿注外还维持有短期阿注，同居结婚后还在走婚，结婚后若不睦尚可自由地返家而不受谴责。在答应与回绝的态势中，更集中地体现了摩梭妇女的主动权。摩梭妇女要终止走婚可能因为：一、感情破裂；二、感情转变，新结阿注好过原来的阿注，或认为原阿注品性不好、感情不忠等；三、因家庭介入而终止走婚；四、因年纪渐长需要稳定生活而拒绝短期阿注；五、因年事已高不想走婚等。她们回绝的方式都异常简单，或者把男方的衣物搬出自己的“花楼”，或者闭门不开，或者说：“你以后不用来了”，“我年事高了，不想走婚了”。简单的方式中渗透着一种权力，女性居于决定位置；男性不想继续走婚，多半不去，采取回避的方式，与女性依靠“花楼”那种决然的姿态大不相同。摩梭人的走婚制在暗里还有很多的约制，并非人们所想象的那么简单、浪漫。虽然摩梭人给了女性更多的东西，但文化场中的任何一种存在都不是简单的制约与被制约的关系，也不是简单的决定与被决定的关系，当一方权力所至，必然带来另一方权力的反抗和逃避，正如现代法国思想家、历史学家福柯所言，哪里有权力，哪里就有反抗，如果说反抗还是一种太过于积极的外显的力量，有时并非那么一目了然，还有另外一种静悄悄的消解方式存在。任何一种婚姻形式，婚姻双方都互为主体，也互为客体，虽然女性享有权力更多，但男性毕竟是有血有肉的主体，并非那么听话，正如女性会有重新的选择，同样，男性也有重新的选择，这种选择甚至可能是男性率先提出，率先作出决定。

对于泸沽湖的“走婚”现象，很多人认为是处于原始社会母系氏族的对偶婚，是经济落后的产物。也有学者不同意这种观点，认为这其实是一种特别的女权国家，并非是原始社会的残留，它是用一种独特的模式来解决两性问题，因此有很强的生命力。不管怎么说，“走婚”制度确实解决了很多让现代人头痛的问题，要不，许多人到了那里就不愿意走呢。但是，这种婚姻制度却没有办法在更广大的空间展开，因为疾病和乱伦的问题是无法解决的，法律和现代婚姻制度这时就显示出了它的高级之处。然而，“走婚”制度能否继续延续下去却无法预料，毕竟，社会发展规律是不以人的意志为转移的。

二、走婚制的规范意义

随着社会经济的不断发展和民族文化的不断融合，人们对少数民族文化习俗也变得更加关注。神奇陌生的民俗文化给少数民族增添了无限的神秘色彩，摩梭人就是其中备受外界关注的一个族群，它的走婚习俗在国内外都有不少学者在探讨研究。有学者认为摩梭人的独特婚姻方式不能用好坏来判定，它是在特定的社会背景、特定的区域和特定的文化影响下形成的，是一种适合于当地家庭生活、生产的婚姻方式。在外界看来，中国传统的乡土社会是一个“没有法律”的社会，虽说没有法律，但并不是没有社会秩序，而这种社会秩序的生成主要依“礼”和“习惯”。于是，对中国乡土社会而言，一个文化传统就是国家法或王法显得相对萎缩，或者说国家法没有得到充分的发育，没有走进人心、贴近社会，相反民众对国家法之外的所谓习惯、民俗、伦理、道德等民间法更感兴趣，更有所偏好和青睐。人们一提到走婚制不免就会联系到民法、婚姻法和继承法等一些具体的国家法。但摩梭人的走婚制是在国家法之外维持的，其婚姻关系不是依靠国家强制力来管制的。法国著名的法学家勒内·达维德在考察世界法律体系时认为“中国人一般是在不用法的情况下生活的”，摩梭人的婚姻就是处于这样的一种状态。

与国家法相对应的是民间法，它是独立于国家法之外的，是人们在长期的共同生活之中形成的，根据事实和经验，依据某种社会权威和组织确立的，在一定地域内实际调整人与人之间权利和义务关系的、具有一定社会强制性的人们共信共行的行为规范和发展的独特婚俗，而这种婚俗主要是由生产力发展水平和家庭结构所决定的。走婚制中婚姻和财产继承的内容几乎不涉及国家的婚姻法和继承法，它有自己的一套规则来约束摩梭人的相关行为，它没有得到国家的认可，没有国家强制力保证实施，婚姻方面体现了极大的自由，财产方面也明确指出了母系家庭所有毫无争议。在婚姻方面，摩梭人按照传统的婚姻习俗举行仪式，建立关系，而不依据婚姻法的手续和具体规定结成婚姻。他们的婚姻建立简便，解除自由。当一个摩梭人同时结交多个阿夏时，国家法没有选择用重婚罪来处罚此人，而且它也没有法律依据作出这样的判决，只能运用习惯法中的传统解决办法，社会舆论的压力和评判。“任何法律制度和司法实践的根本目标都不应当是为了建立一种权威化的思想，而是为了解决实际问题，调整社会关系，使人们比较协调，达到一种制度上的正义。”❶

三、社会发展与规范冲突

随着经济的发展，受现代化或者汉文化的冲击，摩梭人已经开始了向父系社会的过渡，因为男人想像汉族男子那样有家庭的权威，于是他们愿意找汉族的女子结婚，而当地的摩梭女子却不喜欢那些不尊重女性、色迷迷的一些汉族男子，她们要挽留摩梭男子，于是泸沽湖平静的水面被划破了。

现在很多摩梭人通过对外来文化的学习，已经从一开始认为自己的文化原始和落后逐渐发现了自己文化的独到之处，开始珍惜和以自己的文化为荣了。尊重女性，感情自主，福利社会，这些正是文明社会的方向。记得在与著名的婚姻法学家巫昌桢教授谈起泸沽湖，谈到为什么我国的《婚姻法》在20世纪80年代初就给摩梭人开辟了不强制结婚登记的特区时，她说，一来民族习俗难改变，二来它确实有积极进步的一面，作为人类文明的一朵奇葩在小范围保留下来还是有价值的。

实际上，走婚制就是一种本土资源，尤其是在我们现代化建设的早期，人们没有发现只是没有去认真寻找，它已经并必将对我国的法制发展产生重要而深远的影响。在法制现代化过程中，片面强调法的移植，质疑本土化，片面强调法的普遍性，否认其特殊性，片面强调法的权威性，否认传统习惯的特殊效力，都是不可取的。走婚制的存在，表明了在法制现代化的进程中，

---

❶ 苏力：《法治及其本土资源》，中国政法大学出版社1996年版，第28页。

我国对待本土资源应该是积极利用的态度，而不是促使其与国家法形成对立的局面。走婚制无须法律来保证婚姻关系的稳定、制约婚姻关系的混乱，无须国家强制力的干预，而是依靠自己的一系列的传统法则来维持自己的婚姻和家庭。在国家法律和传统法有冲突的时候，在一定的区域，只要不违背国家和人民的利益，国家就应该默认这种传统法则的治理以代替强制干涉，由此突显习惯法的存在和发展对整个社会的安定和谐具有的重要意义。

另外，走婚制还一直面临着商品经济的冲击。商品经济对摩梭文化的冲击主要在于直接撼动了摩梭母系文化赖以存在的经济基础。马克思和恩格斯曾经反复阐明，家庭的存在，是与一定的生产方式相联系的，在阶级社会里，“家庭制度完全受所有制的支配”。商品经济改变了摩梭人依赖土地生存的状况，多种经营的复合经济使摩梭人不再完全依赖于土地，人们或走出家门上学、参军、参加工作，或从事副业、旅游业、交通运输业，生存方式多元化，母系家庭存在价值开始受到考验。商品经济带来的冲击还在于改变了摩梭人相对封闭的生活环境，一直以来受到的周边父系文化的冲击开始加剧。走婚制发生的变化主要表现在：走婚地域范围扩大；阿夏的民族类别呈现多民族化；结识阿夏的方式多样化。同居婚比例上升；结婚人数增多。在与外界社会和其他民族越来越多的交往过程中，一方面，摩梭人使自己的生活天地不断得到扩展，使自己的生活方式得到其他民族的认同。阿夏婚的地域扩大、阿夏多民族化、结识阿夏方式多样化。另一方面，他们的思想观念也必然受到其他民族思想观念的影响而发生变化，一夫一妻婚姻增多、母系家庭变小、父系家庭出现，正说明这一问题。当然，摩梭人的走婚与母系亲族距原始形态已相去甚远，且早已处在发展变化之中。他们的婚姻形态除走婚外，还有阿肖同居和正式婚姻两种形式；他们的生产、生活单位除母系亲族外，还出现了母系家庭、母系父系并存家庭和父系家庭多种类型，所有这些，展现了一部活的家庭婚姻发展史。

元代至今，走婚制经历一系列冲击的同时，也在和整个社会经济和社会制度的发展不断融合、协调以满足摩梭人的生活需求。R·赛登认为“这些规则尽管从来没有被设计过，但保留它对每个人都有利”。从好的方面讲，习惯、民俗作为乡土社会自发秩序的规则系统，这套传统或地方性知识是经由不断尝试、日益积累而艰难获致的结果，是人们以往经验的总结，是长期演进的产物。“我们几乎不能被认为是选择了它们；毋宁说，是这些约束选择了我们。它们使我们得以生存。”因此，它在很长的一段时间内不会消亡，但随着时间的推移，社会不断发展，摩梭人和其他民族不断的融合，走婚制会一直存在着，当无法再满足人们和社会的要求时才会最终消亡。首先，不管制度本身有过多少变迁，走婚制的历史都证明了传统规则的价值，印证了摩梭母系家庭发展的历程。其次，在将来的法制进程中，走婚制还将扮演重要的角色，发挥重要的作用，只有尊重这种习惯法并充分利用这种本土资源，才能为建设法制国家实现法制现代化打下基础。最后，走婚制的存在象征着国家法和民间法之间的协调，还说明了在公权之外也可以达至社会和谐。

四、走婚制下女性健康权保护的紧迫性

妇女的健康权益属于人身权的范畴，也即生命健康权，是指法律赋予女性终身享有的生命安全不受非法侵害以及身体的各个器官及机能不受非法侵害的人格权利。生命健康权作为女性维护其生命安全、身体健康、机能完整、并予以支配的权利，这是女性所享有的基本权利，它标志着妇女作为民事主体的存在，成为其他各项权利的基础，是最基本的人身权，因为离开了人的自然机体的健康存在，就不会有其赖以存在的其他权利。1995 年在北京召开的第四次联合国世界妇女大会上通过的《北京宣言》指出：明确确认和重申所有妇女对其健康方面特别是其自身生育的自主权，这是赋予她们权利的根本（第 17 条）；确保妇女和女童充分享有一切人权和基本自由，并且采取有效行动，防止这些权利和自由受到侵犯（第 23 条）；通过向女孩和妇女提供基本教育、终身教育、识字和培训及初级保健，促进以人为中心的可持续发展，包括持续的经济增长（第 27 条）；确保男女在教育和保健方面机会均等和待遇平等，并增进妇女的性健康和生殖健康以及性教育和生殖教育（第 30 条）。同时特别强调公平的社会发展必须承认并赋予贫穷人民、尤其是生活于贫困之中妇女以权利，使其可持续地利用环境资源，这是社会发展乃至可持续发展的一个必要基础。

《2001～2010 年中国妇女发展纲要》（以下简称为《纲要》）规定：保障妇女享有基本的卫生保健服务，提高妇女的健康水平和预期寿命；妇女享有与男子平等的社会保障权利。城镇职工生育保险覆盖面达到 90% 以上；加大劳动保障监察执法力度，切实保障妇女的劳动权利。对于违反《中华人民共和国劳动法》、《中华人民共和国妇女权益保障法》（以下简称：《妇女权益保障法》）、《女职工劳动保护规定》等相关法律法规、侵犯妇女合法权益的行

为，要依法处理。《纲要》确定了6个优先发展领域，其中第四个领域规定的是妇女与健康。规定妇女身体、精神和社会适应能力的完全健康状态，是反映妇女生存状况的基本指标。从宏观策略上，第二条规定，妇女卫生保健以预防为主，以农村为重点。而在社会保障和服务中规定，通过合作医疗等多种形式的健康保障制度，提高农村妇女享受卫生保健的水平和抵御疾病风险的能力。修改后的《妇女权益保障法》增加一条，作为第3条规定："国务院制定中国妇女发展纲要，并将其纳入国民经济和社会发展规划。县级以上地方各级人民政府根据中国妇女发展纲要，制定本行政区域的妇女发展规划，并将其纳入国民经济和社会发展计划。"由此为中国妇女发展纲要赋予了法律效力。

为了加强对妇女权益的保障，2005年8月28日，第十届全国人民代表大会常务委员会第十七次会议决定对《中华人民共和国妇女权益保障法》作了修改。修改后的《妇女权益保障法》第2条规定："妇女在政治的、经济的、文化的、社会的和家庭的生活等各方面享有同男子平等的权利。实行男女平等是国家的基本国策。国家采取必要措施，逐步完善保障妇女权益的各项制度，消除对妇女一切形式的歧视。国家保护妇女依法享有的特殊权益。禁止歧视、虐待、遗弃、残害妇女。"修改后的第28条第1款规定："国家发展社会保险、社会救助、社会福利和医疗卫生事业，保障妇女享有社会保险、社会救助、社会福利和卫生保健等权益。"增加的第29条规定："国家推行生育保险制度，建立健全与生育相关的其他保障制度。地方各级人民政府和有关部门应当按照有关规定为贫困妇女提供必要的生育救助。"同时将第35条改为第38条，修改为："妇女的生命健康权不受侵犯。禁止溺、弃、残害女婴；禁止歧视、虐待生育女婴的妇女和不育的妇女；禁止用迷信、暴力等手段残害妇女；禁止虐待、遗弃病、残妇女和老年妇女。"另外，将第47条改为第51条，并增加一款作为第3款规定："国家实行婚前保健、孕产期保健制度，发展母婴保健事业。各级人民政府应当采取措施，保障妇女享有计划生育技术服务，提高妇女的生殖健康水平。"《中国妇女发展纲要》中的"妇女与健康"中，将提高妇女生殖健康水平确定为主要目标之一，并强调开展生殖保健科学研究，提高对严重危害妇女健康疾病的预防和治疗水平；加强产科建设，创造住院分娩条件，使全国孕产妇死亡率以2000年为基数下降1/4；农村孕产妇住院分娩率达到65%，高危孕产妇住院分娩率达到90%以上；住院分娩确有困难的边远地区，消毒接生率达到95%以上。为了保障农村少数民族女性的生殖健康权利，应该加强对计划生育技术服务工作的管理，提高计划生育技术服务水平，保障获得适宜的计划生育技术服务的权利。针对农村少数民族地区医疗条件差、医务人员技术水平低的现象，对妇幼卫生人员进行卫生保健专业知识培训，强化基本知识和基本技能，提高卫生保健技术水平和服务质量。推广安全、有效的避孕节育新技术、新方法，向农村少数民族女性提供免费的避孕节育的优质服务，根本上保障农村少数民族女性的生殖健康权益。

在旅游业飞速发展的我国西部，云南少数民族地区在旅游开发中其民俗受到了外来因素的冲击，正在遭遇着不可估量的巨大风险。而在这关乎到其群体命运兴亡的时刻，由于绝对贫困、缺医少药，长期处于主流社会的边缘，而且多数与主流社会之间存在语言、文化交流的障碍，自我保护的能力极差。尤其是主流社会的一些游客对少数民族女性充满着性开放的幻想，再加上大多数群体长期存在的为生殖、繁衍而演化成的婚前性自由习俗，为艾滋病病毒在少数民族中的传播埋下了极大隐患。时下，云南艾滋病病毒流行的严重势态，已经把这些弱势群体置于比以往任何时候更加危险、更加被动的境地。摩梭人以举世闻名现存的母系制大家庭和令人想入非非的青年男女“阿夏”结交方式，吸引了国内外众多的旅游者。作为母系制，她们是真正的母系继嗣而非母权。她们的“走婚”被炒作得使国内外游客的浪漫性欲得到满足。在其群体内部，纵然仅仅是一种松散的性关系。而且，还得遵循一定的文化规则。旅游的热潮为他们带来了致富的门路，也为他们提供了危机的隐患。调查显示，该地已出现游客加入他们“走婚”圈子的趋势，尽管现在为数尚少。在这个总人口不到 2 万的少数民族群体，如果这一趋势继续发展，得不到遏制，不难想象，几十年以后，这一群体的存在与否将会被打上一个问号。而医学证明青少年，特别是少女是艾滋病病毒的易感人群，她们处于社会、经济和生物学的三重风险之中，很容易成为受艾滋病伤害的人。从生理上看，她们不成熟的子宫颈不能提供免受 HIV 感染的屏障，如果她们与 HIV 携带者有交往，就很少能够逃脱受感染的机会。另外，如果这些受病毒感染的卷入旅游的“旅游民族”少女回到本民族中，群体就会面临艾滋病病毒的威胁。本来就处于十分贫困、缺医少药、又欠缺自我保护能力的这些脆弱群体，必将是雪上加霜，陷入更加贫困和病魔双重折磨的境地，甚至面临绝灭的危险。

走婚是不可取的，但这并不妨碍我们从法人类学和法律社会学的角度来更深入地认识和了解它。走婚是男不娶、女不嫁，男女终生都在自己的母系家庭里，由男子的“走”而实现的婚姻。无论作为习惯法还是本土资源，走婚制都将对法制现代化建设产生重要影响，而且会对社会的安定与和谐发挥积极作用。

参考文献

[1] [法] 勒内·达维德. 当代主要法律体系 [M]. 田成有译. 上海译文出版社，1984.
[2] 苏力. 法治及其本土资源 [M]. 中国政法大学出版社，1996.
[3] [美] 波斯纳. 性与理性 [M]. 苏力译. 中国政法大学出版社，2002.
[4] 庄孔韶. 人类学概论 [M]. 中国人民大学出版社，2006.
[5] 公丕祥. 东方法律文化的历史逻辑 [M]. 法律出版社，2001.
[6] 杨立新. 人身权法论 [M]. 人民法院出版社，2002.

（作者单位：云南财经大学教授）

苗族麻文化与妇女健康的关系

张妙琴

服饰是文化系统的重要组成部分，在人们的物质和精神生活中占据重要的地位。在乡民社会里，向家庭提供服饰是妇女的工作，于是妇女在获取制造服饰原材料的过程中形成对原材料及周围环境的认知。苗族的麻文化就是一个代表性例子。所谓苗族的麻文化就是苗族在长期种植麻植物，将麻制成服饰的过程中，对麻植物和周围环境的认知和调适而形成的一种文化现象。苗族居住的生态环境在上述过程中，通过麻这一具体的媒介对苗族妇女的健康产生影响，包括正面和负面的影响。本文将以威宁县雪山镇切冲社区为中心，对贵州苗族妇女对麻的认知、麻与生态环境的关系、麻与妇女健康的关系进行考察和分析，进而揭示苗族妇女如何通过“麻”这一具体的文化媒介与生态环境建立关系，生态环境又如何反作用于妇女的健康，包括生理、心理和精神等方面的健康。

一、苗族妇女对麻的认知

直到新中国成立时，仍未产生工农分工的苗族社会，在固有观念的指导下，从事的一切生产活动都只能限于满足自身的生产和生活需要。在此环境条件下，纺织便是苗族谋求衣着的家庭手工业的主要活动内容，此项工作全由妇女承担。❶

从苗族早期的社会发展状况看，其服饰的发展变化经历了从无到有、从简到繁的演变过程。根据用料的选用，大体有如下发展阶段：树皮—棕衣—麻布—棉布—化纤—毛料。❷ 后三者在苗族生活中虽有出现，但为数不多，人们普遍穿的都是麻织品。改革开放后，随着社会发展，各族文化交流加深，

---

❶ 参见颜恩泉：《论苗族服饰的演变与麻塘文化》，载《云南师范大学哲学社会科学学报》1993年第25卷第1期。

❷ 同上。

苗族服饰除妇女的裙子还用麻外，其余基本都改用棉布或化纤。但这并不能掩盖麻在苗族服饰演变过程中的重要地位，也不能否认和抹去苗族妇女对麻的认知。至今还有不少地方的苗族穿麻布服饰，黔西北就有这样的地方。[1]

威宁县雪山镇切冲社区处在乌蒙山麓腹地，地貌气候特征为高寒多雾石山区，社区内的苗寨坐落在海拔2460米的高山四周。房屋多为低矮的泥筑瓦房，有少量平房和茅草房，主要农作物有玉米、洋芋、少量大豆、云豆、辣椒等，畜禽主要有牛、马、羊、猪、狗、鸡等。切冲的生态环境比较好，水资源和森林资源丰富，林地覆盖度高达80%。寨下有一名为“达达水”（苗语）的源头，水质清澈，其上有一棵古树，村民称其为金丝绵木，水即从古树的根脚涌出，被人用木槽把水接出便于取用，给人一种“古老树根喷泉水，清泉落地达达响”的感觉。土地面积5500余亩，其中耕地600亩，山林2000亩（其中退耕还林地1100亩），2000年在原来的荒山上种植了2000亩毛栗树，荒山草坡900余亩。2007年人均占有粮食320公斤，年均纯收入600元。社区从北向南依次为前锋组、马家组、学堂组和余家组，距雪山镇政府所在地2～5公里，距县城44公里。全社区133户536人，除刘、浦二姓彝族和宋姓汉人外均为苗族，占总人口95%。

切冲的苗族为大花苗，以其花衣服闻名。花衣服不仅是大花苗的盛装，还是大花苗的嫁衣。当地花衣服以前全部用麻布做，现在除裙子外的其他部分都已改用棉或化纤代替。切冲种植的麻有“火麻”和苎麻，但主要是火麻，苎麻极少。这是适应苗族“刀耕火种”的生产方式。

“火麻”是大麻（hemp）在我国的俗称，为一年生草本植物，雌雄异株，原产于中国或中亚其他国家，现遍及全球，有野生和栽培。大麻的变种很多，是人类最早种植的植物之一。大麻的茎、秆可制成纤维，籽可榨油。切冲种植的“火麻”高1～2米。直根较细，淡黄色。茎直立，圆柱形，有大拇指粗，上部分枝，无毛。叶互生，条形或条状披针形，长1.8～4厘米，宽2～5毫米，先端锐尖，基部渐狭，全缘，有3脉，无叶柄。适宜在避风向阳的肥沃土壤种植，于农历4月中下旬播种，于农历7月中旬收割。生长周期短，有利于提高土地的利用率。见图一。

而苎麻（当地人称为原麻，音）的种植很少，为多年生草本植物，茎皮

---

[1] 本文的田野以威宁雪山镇的切冲社区为中心，对贵州多个田野地点展开调查。但主要集中在黔西北地区。因此，文中也会举其他田野点的案例。举例时，每个地名笔者都会注明。

含纤维质很多，茎直立，圆柱形，有拇指粗细。一年发芽三次，可收割两次，分别是农历 6 月和 9 月。制麻过程可省去捂麻的程序。在笔者调查的所有地方，只有一个地方的一两户人家在种苎麻。现年 46 岁的朱秀芬接受笔者采访时说：

以前家家户户都种得有麻，而现在种麻的人很少，全寨只有五六户还在种麻，而且种植的面积也不大。我们这里（切冲马家组）种的都是火麻，没有苎麻，火麻是一年生草本植物，茎直立，圆柱形，有大拇指粗细，上部分枝，没有毛。到收割时有将近两米高。适宜在避风向阳的肥沃地方种植。火麻的吸湿性很强，但麻园地种植的蔬菜和粮食质量很好。一般在农历 4 月中下旬播种，在农历 7 月中旬收割。较短的生产周期，使麻的种植不与粮食争地，提高紧缺的耕地的利用率，是适应苗族“刀耕火种”的生产方式的需要。

石门坎新寨的马贵荣则讲道：我们这里以前也都种麻和制麻布，但现在都没人种了，都去找钱去了，只有极少的人家在种，有一家种的是原麻（苎麻）。她带笔者到种原麻的那户人家观访，那家人让笔者参观了麻园地（麻塘）和去年的麻制品，包括麻线、麻布和花衣服，以下是笔者和他们的对话。

笔者：你家麻园地（又称麻塘）种的是什么麻？

家中老奶奶：种的是原麻（苎麻）。我们前两年种下去的，每年都可以收割。别看它现在像根干树枝一样，入春后，它能发三次芽，分别是农历 3 月、6 月和 9 月，可以收割两次。第一次发芽，因麻的整体质量不好，所以不进行收割。（老奶奶边说边向笔者分别展示原麻的根茎和麻线，见图二、图三。）

笔者：原麻与火麻有什么区别？

老奶奶：原麻种一次就能收获很多年，火麻每年都要种。同等面积的麻园地，原麻的产量低，但质量好，做出的麻布柔软细腻；火麻的产量高，但质量稍次些，做出的麻布亦稍次些。（此时，她大儿媳身穿花衣服并拿麻布给笔者观赏，见图四）

笔者：这件裙子和上衣是用麻做的吗？

大儿媳：是的。这一套是我还在娘家时自织自做的，是我的嫁衣，还做了一套给我男人的。在这里我也做了一些。

马贵荣：我们这里，女人做嫁装要做自己和新郎的。（大伙笑）

苗族妇女对麻的认知，是其在长期迁徙的生活和“刀耕火种”的生产方式及男耕女织的社会分工中承担向家庭提供衣着的过程中积累而成的。这些认知凝集在苗女从麻摄取纤维并制作麻织品的过程与技艺之中。见下表。

麻的种植与麻布的制作程序表

程序名	主要操作内容	所需时间（天）
撒麻	先将土挖松，打细，整平，然后用锄头掏好浅浅的沟，放入麻籽后放农家肥，最后盖上泥土即可。	180
割麻	要掌握好其时间，选好粗细长短，分类放置，麻要勤翻晒，注意气候变化，早晒晚收。（撒麻至割麻期间几乎不用管理，所以省略）	
捂麻	先在水塘里捂上 5 ~6 个小时后捞出，再用一层很厚的青色杂草将麻严密覆盖，捂上 24 小时左右，再取出，晾干收好。	
刮麻	分别刮成粗细丝两种，细丝用作节日用装，粗丝用作生产用装。	
绩麻	将舂好的麻片一片一片地连接起来。可以坐着绩，也可以在生产生活中绩。	
纺线	把皮带套在绞线机和转动轮上，脚踏板分别套到转动轮和支柱插上，把五根转指插进绞线机四个圆子里，每根转指系上一根麻线，左手四指夹住麻线，右手拿压线杆，在四根转指前面轻微压住四根麻线，两只脚分别踏上脚踏板，交换着往外踏，待线返解后，再轻微踏一下，用压线杆送到四根转指上。	
绕麻线	把绕麻架放到绕麻架支脚上，有一根小竹棍以核度为准固定好绕麻架和支脚，在绕麻架其中一端用一根小麻绳从中隔开。	
煮和洗麻线	将麻线搅匀，煮上 9 个小时左右，捂 13 个小时左右，再拿出去洗，第一次要将麻线上灰都洗干净，马上再煮，然后洗晒数次。	
滚和回麻线	把收好的牵线头端固定在砖上，尾端固定在滚线人的腰上，把每根牵线插入梳子使其再固定在滚线人的腰间竹棍，穿完线，再把竹棍固定在滚线头上，准备一些与滚线头长短相连的竹棍。	
织布	把滚线球头装到织布机定位上把梳子装到梳槽上，牵线头端固定在滚布头，下提纵拴在脚踏板上，上提纵拴到提纵架上，即可织布。	

二、麻与生态环境的关系

苗族妇女是通过麻与生态环境间接发生联系的，而麻是生态环境的一部分，它与生态环境的关系更密切、更直接。

农历四月中下旬撒麻时和八到九月留麻种时，鸟类都以麻籽为食，让多种鸟类繁殖下来。五、六月份，火麻开花，麻园郁郁葱葱，散发出一阵阵扑鼻的清香，净化了大自然的很多浊气。麻园地是循环种植园地，割麻时直接将麻叶留在麻园当绿肥，砍麻后种上蔬菜，不必另施化肥，自然生长成绿色蔬菜，不污染生态环境，不危害人体。腐烂在麻园的麻叶有利于保持土地的温度，滋养多种微生物。麻的种植对生态产生的诸多好处结合苗人的社会活动，构成了一幅人与生态和谐的画面。

朱秀芬是这样形容这幅画的：

过去的六七十年代期间，你只要走进寨子，随时随地都可以看见成群结队，穿着靓丽的苗族服饰的男女老少。冬天农闲时，社区四周是雾罩，可寨子头顶是一片蓝天，你只要到哒哒泉水边一看，远处是身着漂白麻制服饰的放牧小伙悠扬的笛子声和姑娘动听的木叶声，哒哒泉水也是一群洗麻和麻布的妇女的叽叽喳喳声和欢笑声。笛子声，木叶声，欢笑声、泉水声响成一片，泉水四周晒满漂白的麻布衣、麻布裙、麻布和麻线，恰似一片绽开的白杜鹃，让人心旷神怡。农历二三月，社区农家房前屋后，马桑树正吐露新芽，二月花竞相开艳，芽尖上，花中间，成对的小鸟鸣叫着，跳跃着，鸡窝边，到处是母鸡下蛋后的欢呼声和公鸡满足的应和声，正值家家户户忙纺麻，纺麻机子声、鸟鸣声、鸡哗声合成一曲大自然和谐乐，让人其乐无穷，神往，难忘。

麻是从野生到种植的，原是生态的一部分，对生态肯定是利大于弊。麻比较吸湿，易导致土壤干燥。“煮麻”要用柴灰，柴灰有漂白作用，洗麻时柴灰对河流同样起到净化作用。但对李志兴母女的采访了解到，一只麻线（5、6 斤）要 150 斤灰，要杂木灰，不要松木灰。一年的柴烧出的灰可以煮十几只麻线。这就得砍伐森林，对生态也会产生影响。

三、麻与苗族妇女健康的关系

苗族妇女、麻和生态环境在“衣着”这一人类基本活动中是互相联系、互相影响的。麻自进入苗族生活成为苗族服饰的用料之后，通过“刀耕火种”传统知识的加工改造，成为制衣原料，由苗族妇女将麻织制成麻布和服饰，惠泽家庭及整个苗族社会。调查了解，麻植物和麻织品对苗女健康有利，这种健康不仅仅包括生理意义上的，也包括心理和精神上的。

男耕女织、男主外女主内观念主宰的苗族传统社会，决定了女人负责提供家庭衣食的命运。在那个充斥民族压迫和民族歧视的动荡社会里，麻给苗族妇女带来了生存和发展的希望。麻除了能作为服饰的用料外，还可以作为食物和药品。作为食品，火麻是中国古代的五谷之一，有的书籍把它归类为“九谷”之一。有学者甚至把中国食用大麻的历史追溯到了新石器时代居住在中国西北地区的居民。[1] 清人吴其睿所著的《植物名实图考》中就把大麻归属于谷类，“盖麻子不以入食，始于近代”，认为历史上曾经存在过把大麻作为主要食物来源之一的时期。大麻的药用价值也很早被人们所认识。在中国传统的中医中，麻籽就被用于治疗便秘等病症。

切冲的医生张明春就说：麻籽可以用于治（人畜）便秘、催产、打胎盘，又可以当营养品。牲畜或人分娩时，如遇到难产和胎盘不落的情况，灌下一勺子的火麻籽油即可解决。另外，原麻（苎麻）根可治骨折，加红糖，搅拌，包扎在患处，120 天痊愈。这一点，新寨的马贵荣和韩文军也同样提到。而朱秀芬则说：麻籽喂猪比大米、小麦（的）效果还好，（撒落麻园地的麻籽）还能养很多（种类）的鸟。

麻在苗族生活中，最重要的用途还是作为服饰用料的纤维。在汉文献中，“麻”的文字学来源就是指“在家里剥制麻皮”的意思。曾有多种野生植物成为苗族摄取纤维的对象，最终麻在优胜劣汰中被选中。麻织制的麻布及服饰，一方面，作为苗族家庭和社会的物质基础，同时也充当商品，从市场换取粮食和其他生活用品，是个体与社会进行多个角度、多个层次的连接和转换的媒介物；另一方面，作为礼物，被不同个体和宗族成员在一些特定场合下相互赠送，这两个方面共同作用影响妇女的生理和心理健康。

麻布麻衣对妇女健康的影响，首先来自其最基本的功能，即御寒保暖、防蚊虫和荆棘的伤害；其次纯麻织物养皮肤，避免皮肤病。这两点和上述麻的食用与药用都可归为麻对妇女健康的生理性影响。

王秀美，女，65 岁，大花苗，切冲马家组：我还在种麻，但一分地不到。裙子、衣裳还是用麻制作的暖和。现在，皮肤病比较多，不知道是不是因为穿现代服饰的原因。但我觉得麻做的衣服虽然有点粗糙，但透气，不会引起皮肤过敏。

王成全，男，59 岁，大花苗，切冲马家组：我母亲穿纤维衣服身上长红疹，但一穿上麻制衣服，红疹就慢慢消掉了。

此外，这些天然衣物（麻织物）对坐月子的妇女防风湿有帮助（马贵荣公婆语）。

生理作用是表层的影响，来自苗族对麻及麻织物的直接感官；心理和精神作用，基于生理作用却高于生理作用，由苗族文化建构，体现苗族文化中

---

[1] 杨希义：《大麻、芝麻与亚麻栽培历史》，载《农业考古》1991 年第 3 期，第 267 页。

与生态环境有关的那部分，是麻及麻织物对妇女影响的核心部分。如果男人追求的是名誉，那么女人追求的就是价值。文化在建构时满足了这一追求。苗族妇女种麻制麻衣，既为家庭成员提供“衣着”，还为个体和宗族间的交往提供“礼物”，更作为商品交换生存和发展物资，这使妇女的社会价值得到认可，在父权制的苗族文化里得到重视，在重男但不轻女的苗族社会里得到尊重。

“男耕女织”决定苗族妇女自小就要学会种麻、纺线、织布、制作衣物，尤其是会做自己的嫁装，否则将被父母责骂、社会耻笑，嫁不出去。这一观念为整个苗族社会所公认。

朱秀芬：种麻是苗家祖辈流传下来的优秀传统文化。苗家老人历来把会做麻的女孩子标作巧女，不会做麻的女孩视为嫁不出去的姑娘。石门乡原办公室主任张国辉、马贵荣的公婆、雪山镇的王玉全、切冲的王秀英等人亦表达了同样的意思。例如，张国辉就说：花衣服做得好的女孩，夸她心灵手巧、手艺好，给她竖大拇指。男孩子们都喜欢（她）、追求（她）。不会做的会被认为是没本事、没才能，嫁不出去。

从中我们看到社会对妇女种麻织布行为的文化奖惩：能者奖，不能者责。它比生理上的奖惩所起的效果还大，“奖”给人以认可、鼓励和信心而使人身心愉悦，“惩”给人以否认、责备和灰心而使人身心痛苦，甚至精神分裂。

朱秀芬：我认为心情不好会导致身体不好。以前人单纯，满足，所以心情好，也就身体好；现在有些学生穿好，吃好，学历高，还自杀，苗族妇女现没种麻了，人人都变得懒惰，心理素质也差了。过去的话，苗族妇女不会制作麻服饰，就表其没本事且嫁不出，但现在她们不会做，就没关系。一般，男人对其女人做苗服表示支持，但耽误家务，就不会支持。有一农户说，女人做苗服，心情就愉快。

苗族妇女从种麻织布中获取的愉悦除了来自社会的认可外，还来自种麻织布的过程中。苗族妇女将苦、累、烦的劳动转化成一种获取愉快心情的过程。麻园地种麻和割麻时的亲情、姐妹情，洗麻时的龙门阵，绩麻和织布对闲暇时间的消磨和利用，都是苗族妇女活得充实、活得有滋味、活得有意义必不可少的东西。从麻籽到麻布的过程中，割麻（包括割麻在内）之前的工序家中男女都参加，之后就几乎全部由妇女来进行，男人只是偶尔帮助做一些体力活。苗族绩麻的技艺值得让人称赞，熟练者甚至在黑夜里或在背水走路时都能毫无差错地进行。

四、结　语

综上所述，麻是苗族妇女健康和生态环境之间的互动桥梁，是保持妇女健康和生态平衡的共同基础。苗族妇女通过麻这一具体的文化媒介与生态环境进行互动，建立了苗族妇女—麻—生态环境三者之间互惠互利的关系。苗族妇女以种麻织布制衣等社会活动保持生态环境的和谐，而生态环境同样通过苗族妇女的这些活动给予她们身心上的健康。

新中国成立后，贵州苗族结束了长期的迁徙和游耕，逐步向定居生活和农耕生产转变。苗族的社会发展实现了一次历史性的飞跃，他们像其他被压迫的民族一样从佃农翻身为国家的主人，分得土地。这使他们的麻园地也随之固定，而且选在耕地中的上等地，种植面积比过去有所扩大，麻的产量不仅能满足家庭的衣着需要，而且还有剩余，这是苗族麻文化的鼎盛时期。它是笔者的受访者们还年小的时候。

改革开放后，在现代化的大趋势下，苗疆进一步对外开放，加速了与外界的经济文化交流，棉织品和纤维布等现代轻工产品随着主流文化汹涌而入，导致苗族社会发生剧烈的变迁。观念变化与生活水平的提高两方面导致了麻文化的逐渐衰落。一方面，在主流文化的强大攻势下，苗族年轻一代从文化层面自觉不自觉地放弃民族文化，向主流文化靠拢；另一方面，生活水平的提高让人有能力购买现代轻工产品，而且在发展经济为主导的社会里人们追求的是高效率地使用时间，现代轻工产品的便捷正能满足人们的这一需求，这就导致人们逐步放弃做工复杂费时费力的民族服饰。

王秀英，女，52岁，马家组：做花衣服费力费时，现在女人出嫁也还要做花衣服，但如果她自己不会做了，则由其母亲替做。现在花衣服作为盛装，不能随时穿，因为穿脏了不好洗，穿着并不舒服，只是能保暖。种麻最大好处，可以攒钱（以前经济困难），但现在两个女儿已经成家了，有钱买衣服给自己穿，方便。所以，自己也不用做了。有时还想穿麻布衣服，只是麻做的衣服看起来有点土。

李志华的女儿同样觉得麻布衣服难看而表示不愿意穿。

笔者采访正在田间进行劳作的一家人，只有男主人听得懂汉语。他说：以前种麻，做麻，现在没有了，是因为觉得麻烦。虽家有女儿，但嫁妆都可以买了，主要是这几年都随形势而变化，但家里的妇女还是会做麻衣服的。

如果说好洗，还是麻制作的服饰好洗，漂亮当然是现代衣服啦。此时走来的一背柴的妇女也说：难得做（麻服饰），没时间没精力，要支撑一个家（无夫），女儿还在读书，（她）也不会做，也不喜欢做。麻做的服饰好，（但）买穿的方便。

现象的背后，我们看到的是，麻文化蕴涵在服饰上的民族记忆❶和种麻织布的民族技艺的流失和丢失。现在17～20岁的女性大都不会做了，多数人家已经用非麻布料做出嫁的花衣服，麻文化丢失严重。对于本文，则体现在对“妇女—麻—生态环境”这一关系中麻这个环节的破坏，致使妇女与生态环境失去互动的桥梁、互惠互利的共同基础，对妇女、麻和生态环境三者都大有不利。马贵荣说：现在种麻（的人）少了，传统服饰手工技艺丢失，麻制作（的服饰）较少，刺绣作的服饰多。对此朱秀芬如此说道：

近几年来，随着经济的不断发展，人们的经济意识与日增强，寨子里年轻力壮的基本出去挣钱，昔日热闹非凡的寨子已经鸦雀无声，哒哒泉水声也显得单调微弱，寨子男性全改装，女性四十岁以下基本改装，仅有五六家人撒麻也只为了留种和老人过世需用，走到哒哒泉水边也只看见到处的污泥烂塑料袋。自然生态失去了往日的和谐，麻文化带来的精神文明快乐已绝迹，真切希望有关专家和学者切实关注切冲，帮助切冲想法挽救濒危的麻文化，望在不远的将来，切冲再现迷人的景色。

从中我们看到苗族妇女和生态环境之间的和谐在麻文化的衰落过程中受到的破坏，同时也看到苗人恢复麻文化、改善生态环境的愿望。但在当前全球化与现代化的形势下，能否重建妇女与生态的桥梁和基础，能否恢复麻文化的昔日辉煌，这不是一两个人的问题，而是多方同心协力的问题，亦是一个漫长而艰巨的过程。

参考文献

［1］《苗族简史》编写组编．苗族简史［M］．贵州民族出版社，1985.

［2］伍新福．苗族文化史［M］．四川人民出版社，2000.

［3］威宁县志办．威宁县志［M］．贵州人民出版社，1994.

［4］颜恩泉．论苗族服饰的演变与麻塘文化［J］．云南师范大学哲学社会科学学报，1993，25（1）.

❶ 据了解，花衣服是古代苗族战士穿的盔甲，大花苗这一支苗族是蚩尤的保卫队，所以服饰会保留战衣的样式。服饰上的青蛙花、十字花、蕨草花等，是用来避邪的。红、黑、白三色代表梯田、森林和河流。

［5］杜薇. 火麻的种植与苗族文化［M］//尹绍亭，〔日〕秋道智弥. 人类学生态环境史研究. 中国社会科学出版社，2006.

［6］古文凤. 民族文化的织手［M］. 云南教育出版社，1995.

相关图片：

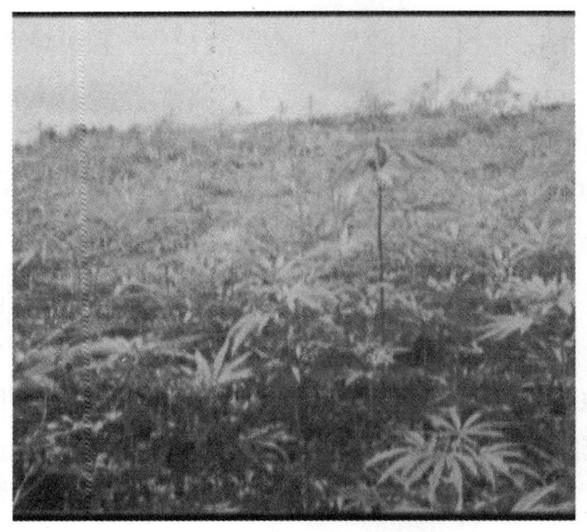

图一：成片的火麻

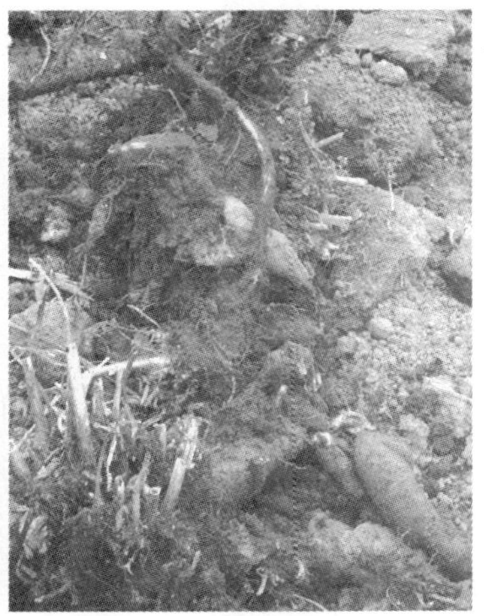

图二：原麻根茎

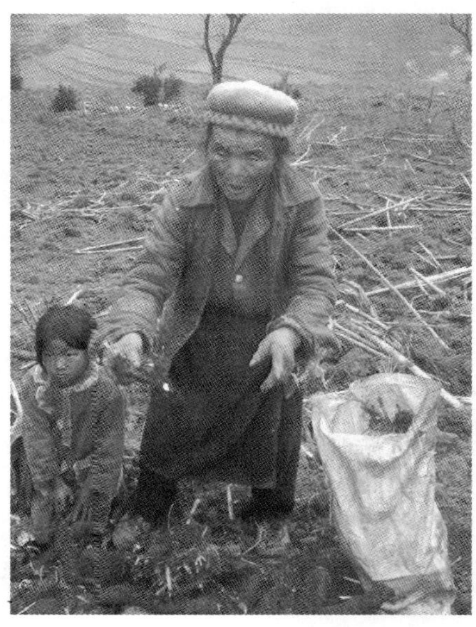

图三（1）：老奶奶展示原麻的根茎

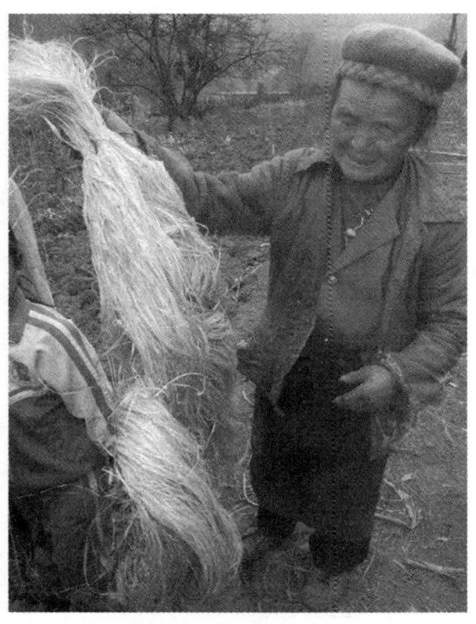

图三（2）：老奶奶展示麻线

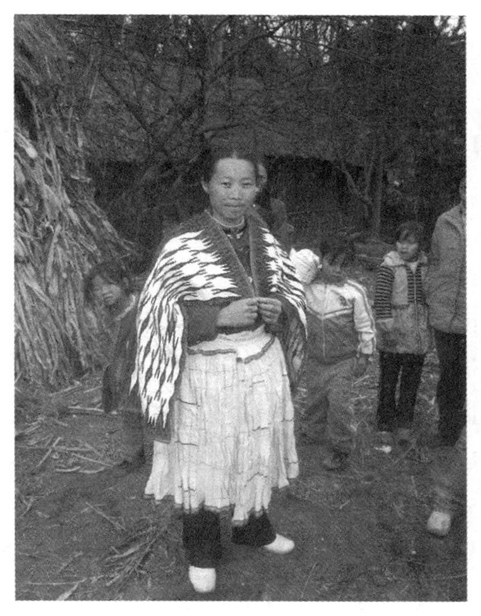

图四：老奶奶的大儿媳身着盛装

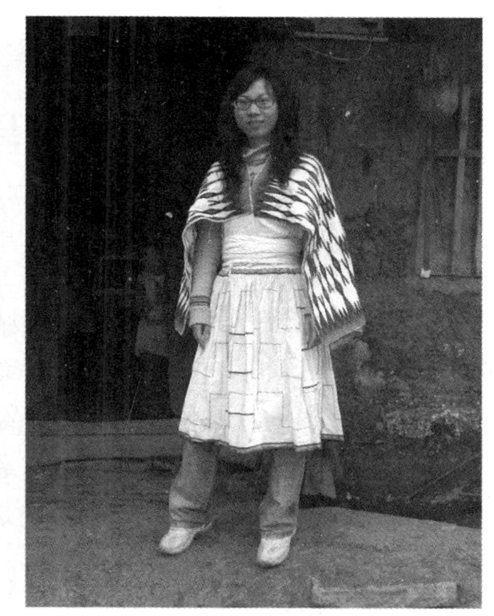

图五：身着盛装的笔者

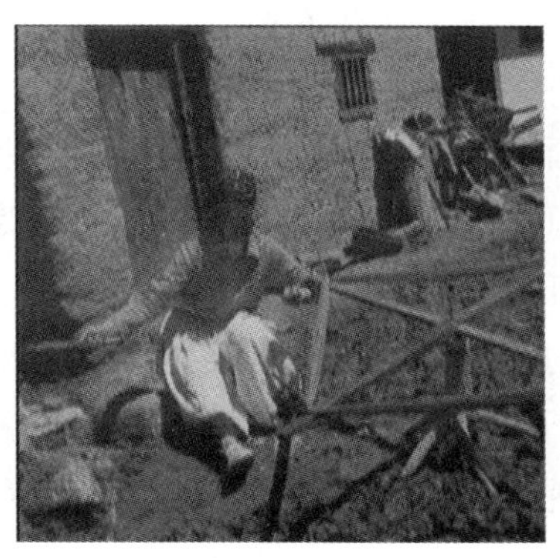

图六：绕麻线

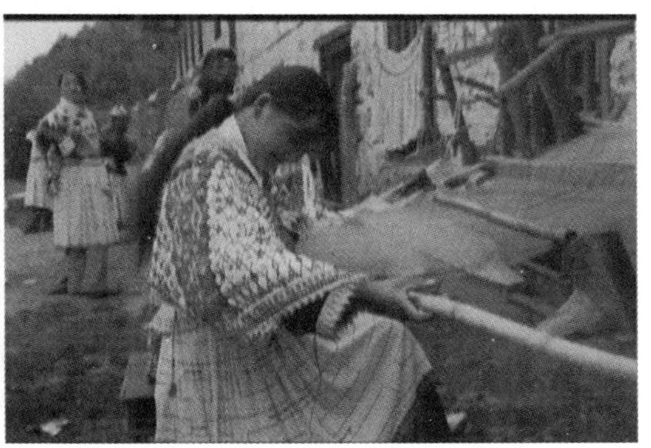

图七：织花衣

（作者：贵州大学民族学硕士研究生）

村落视野中阿昌族妇女的健康

李金莲

在中国，无论是南方还是北方、城市还是乡村，普遍存在着女人经血脏的观念。普通民众随时可以听到妇女经血不洁的说法，随处可以见到对妇女经血非常厌恶和排斥的情况，这种对经血的认识在民间流传之普遍，在社会上渗透之深入都是很惊人的，甚至已经成为妇女们的共识。经期中的女性被认为是不干净的，月经禁忌的核心就是对于经血的恐惧。通观历史，妇女经期的流血一直被看做是一件肮脏的事。实际上，肮脏绝不是一个单独和孤立的事件。无论在什么地方，肮脏都不是“事物本身”，而是一个象征系统。女性的身体已经成为社会文化的象征，而月经的“不洁”及“污秽”能够危害他人身体、家庭甚至社会秩序，从而使月经期间的妇女在人们的观念中成为一种象征性的污染系统（Douglas，1976：5、34）。在传统文化的另类诠释下，妇女月经已与肮脏、不洁、厄运等负面含义画上等号。这些月经禁忌中掺杂了较浓厚的迷信色彩，已成为束缚女人的根源，最普遍的情况就是女性认为自己的经血极其肮脏，觉得月经来潮是非常丑恶的事情，有的妇女结婚几十年，竟能做到始终没有让丈夫看到处理月经的物品，更不用说经血了，可见月经的迷信思想的影响是多么地严重和持久。

直到现在，月经仍然是一个特别忌讳的话题。李银河曾对都市妇女的月经初潮问题进行过访谈（2002），李金莲、朱和双也曾对云南少数民族妇女的月经问题进行过关注（2004），但从村落视野的角度来谈论月经却是本文想进行研究的一项尝试。阿昌族集中分布于云南省西部地区属高黎贡山向西南逶迤延伸的余脉地带，主要聚居在德宏傣族景颇族自治州陇川县的户撒阿昌族乡和梁河县的曩宋、九保两个阿昌族乡以及河西、杞木寨等地。此外在潞西市江东乡的高埂田、盈江县的盏达、龙陵县河头乡的芒达、腾冲县新华乡的小浦川和云龙县漕涧镇仁山村等地也有少量阿昌族分布。根据2000年第五次全国人口普查，云南省共有阿昌族31800人，陇川县共有阿昌族12254人，其中94.2%的阿昌族人口居住在户撒阿昌族乡。梁河县有阿昌族11938人，另有7000多人散居在其他地方。阿昌族妇女并不直接称呼月经，而是有一些相关的委婉语。阿昌族妇女在交谈时，如果涉及与性相关的问题，则往往会使用一些特殊的性别语言，比如梁河阿昌族老人不会喊“月经”，老一代妇女经常说“身上回来了”或“身上回着”来指代月经，“身上回的走掉了”即指绝经；一些妇女私下里也称呼月经为“红的”，每当别人问起“红的来了没有”，即指月经；有的妇女则用“三号”来指代月经。以前户撒一带的阿昌族妇女用“伙伴来了”指代月经；由于有经血肮脏的观念，妇女来月经的时候也常说“身体不干净，邋遢着”。高埂田一带的妇女用“洗涮”来称呼月经，用“折老家”来指代绝经。漕涧阿昌族妇女来月经的时候，她们称为“洗洗整整”，如果哪个妇女说“我这两天在洗洗整整”就表示说月经来了，而月经完了她们称作“洗洗整整收了”，这些都是妇女专用来指代月经方面的词汇，只有在妇女之间流传，男的连听都听不懂。解放以后经常开会宣传，阿昌族妇女才知道“月经”这个词，后来妇女们就用“卫生期”来指代月经，而说身子“不有了”、“干净了”即表示绝经，这些都是不致被第三者特别是男性听出来的隐私话。

一、阿昌族妇女对月经现象的认知

阿昌族妇女对月经的认识很特别，认为月经来得早也就去得早，来得晚也就去得晚。一些老人说她们十多岁就来月经，四十五岁以前月经就走掉了。有些女孩子月经来得早的话，十二三岁月经也就来了。有的姑娘月经来得晚，结婚以后（都二十多岁了）才来月经，据说有个妇女结婚了两年才来月经。梁河阿昌族认为，精灵些的姑娘和愚笨些的姑娘来月经的时候不一样。精灵些的姑娘月经来得早，憨一些、脑子笨一些的姑娘月经来得晚，有的憨姑娘十七八岁才会来月经，不来月经的姑娘就不正常了，但这种事情是命中安排好的。阿昌族认为妇女到一定时候都会有月经期，地主家的小姐也会来，1958 年前后喝米汤也会来月经。阿昌族认为妇女没有月经不行，当地把没有月经的毛病叫“干痨病”，据说患有这种病的人会死，不过这种人极少。阿昌族认为那些不来月经的妇女，长得不饱满或者很干瘪，还表现在身体以外，在脸上的表现就是脸色不润、不水灵，她们的脸色跟月经正常的妇女是不一样的，这也是阿昌族妇女对不来月经的女子观察的结果。在关璋，据说有个姑娘铁托托的长不大，病也没有，到十八九岁去医院检查，查出没有月经期，后来病死了。老一代阿昌族妇女对月经的看法很奇特，认为这个东西必须得来，如果没有的话就是有什么病症，小姑娘长到十七八岁的时候还没有来月经，则认为有毛病，必须想办法看。

阿昌族认为经血很脏，但也没有办法，因为缺了它也不行，所以就只能对付和处理。在阿昌族妇女的意识里，月经和生小孩是联系在一起的，如果一个女人没有月经的话，那她就不会生孩子，必须想办法医治。一些老年妇女认为生孩子的时候出的血（产血）和月经血是一样的，认为这个时候月经血理所当然地要比平时多，如果没有这么多就是不正常或有病的表现。因为她们认为怀着孩子的时候妇女都没有月经，这个时候（怀孕九个月）月经都是在肚子里面养着孩子，九个月的月经血积攒在一起（在子宫里面），应该会有很多。等到生孩子的时候，九个月积攒在一起的月经血就会从阴道里面流出来，所以生小孩的时候，流出来的月经血会比平时多得多。如果生孩子的时候流的血不多，那就是血被堵在肚子里面了，必然会出问题，生完孩子以后必须到医院去看。虽然阿昌族认为经血和生育之间有相互关系，认为经血是正常妇女的标志，没有月经的妇女是不健康的，但另一方面却又认为经血是见不得人的东西，必须要掩盖起来，不能让外人看出来。阿昌族妇女平时不谈论与月经相关的事情，一些老人至今也不知道母亲那一代人是怎样处理月经的。妇女之间不会过问这样的事情，觉得谈和月经相关的问题会很害羞，不敢跟别人提起，当然她们必须把月经处理得神不知鬼不觉，不能让任何人看出来，尤其不能让男人看出来，那是非常忌讳的事情；也不能让别的妇女看出来，不然就会遭到其他妇女的嘲笑，说这个妇女太邋遢连月经都不会处理或处理不好，妇女们的自尊心会因此而受到伤害。由此可知，各地阿昌族对妇女的月经也是非常忌讳的，不光在男人面前忌讳，在女人的面前也是非常忌讳的，不能让其他的妇女看出来。

阿昌族认为女孩子在月经初潮以前和男人没有什么两样，月经来了就算做姑娘，就有些特别的行为方式，妇女不能去神灵所在的地方，但十二岁以前（还没来月经）的女娃娃可以去。漕涧仁山村的阿昌族关于月经的问题，村寨里的老人会不经意地提起，但小姑娘自己的母亲或者关系比较亲近的妇女一般是不敢去问的。过去合作社的时候在一起干活，妇女中间流传着这样一个故事，至今一些老人仍能清楚地讲述：以前有个小姑娘来月经的时候不知道，穿的裤子都染成了红红的一片，因为从来没有人告诉她与月经相关的事情，她感到非常害怕，根本不敢跟别人讲。小姑娘来月经的事情后来还是被自己的父亲发现了，父亲以为自己的姑娘做了什么见不得人的事情，吵着非要把自己的女儿给杀了。后来是小姑娘的母亲站出来对父亲说："这是女人正常的生理现象，说明我们的女儿已经长大成人了。"母亲还对父亲说："如果你不信的话，就把女儿的心挖出来挂在墙上，在每个月固定的那几天来月经的时候，女儿的心都会往外面流血。"可是任由母亲怎么解释，父亲就是听不进去，也不相信妻子所说的话，结果父亲还是把自己的女儿给杀了。父亲把女儿的心挖出来挂在墙上，果真在每个月应该来月经的那几天，血就从女儿的心上滴出来。从这个在民间流传的故事中可以看出，漕涧一带阿昌族的先民曾经认为经血是从心上流出来的，每个月的月经来潮是妇女正常的生理现象，跟妇女是否贞洁并不相关，因为每个妇女在特定的那几天都会来月经。

对于每个妇女来说，绝经都是人生中不可回避的事实，尽管它常常给人以老之将至的痛苦预感。据 1987 年对 34 名已绝经妇女的调查得知，她们中最小绝经年龄 41 岁，最大绝经年龄 53 岁，平均 46.95 岁 ±3.57 岁（骆毅，1990：132）。有些妇女认为娃娃生得密月经就走得快，每隔两年就生育的妇女月经会走得早。关璋有一个 64 岁的老妇人就坚持这样的说法，她一辈子总共生了七个孩子，42 岁的时候月经就走掉了，而她婆婆生的孩子比较稀，到 50 多岁了月经才走掉。她还说邻居一个老妇人也是娃娃生得稀，前两年月经才走掉，她们两个差不多的年纪，但绝经的时间却相隔了十年时间左右。据说她们两个有一次彼此问起来，都对这个问题感到奇怪，还互相讨论过，最后一致认为如果妇女孩子生得多，月经就走得快，相反月经就走得慢。一些老年妇女还讲述了绝经时的感受，说月经走的时候（即绝经）肚子会疼一阵子，一般会持续一两天的时间，之后就走掉了。村落中的阿昌族妇女知道，绝经意味着妇女丧失了生育能力。比如说当允许阿昌族夫妻生育三个孩子的政策传到高埂田的时候，妇女之间经常会开玩笑，互相问对方要不要再生一个孩子，有些年岁大的妇女就说"生不出来了，已经折老家了，用磨也压不出来了"，或者说"已经干掉了，压不出小人来了"。以前的妇女一直要生育到四十多岁，等最后一个孩子出世后不久月经就走掉了，从此就不会生孩子了。绝经后的妇女将她们的多数时间用在处理家务和照看孩子方面，妇女在绝经期后所担负的社会角色在不断扩大，以前对行经妇女的一些特殊禁忌也自动取消了。比如户撒阿昌族在宗教节日或者赶摆时比较忌讳来月经的妇女去奘房，每当这时经期妇女只能在旁边看看，不能参加节日活动，更不能主持各项活动与仪式。主持活动与仪式的妇女必须是血已经干了即绝经的老年妇女，已经来月经到绝经前这一年龄段的女性都不能主持任何的活动与仪式。

受大环境的影响，阿昌族妇女自己也认为经血太脏，四五十岁以后更觉得经血脏，心里面更加讨厌这个东西。如果哪个妇女刚好来月经，就不能去一些地方，别人约着就说“我这几天身子沉着”。小女孩长到一定年龄，就说“已经变成姑娘，身体不干净了”。阿昌族认为如果妇女在月经期间闯进家来，会把人家的财门踩破掉，但妇女年龄到了已经绝经的时候，就说“身子变得像男人一样”，哪里都可以去了。户撒阿昌族受佛教的影响，认为所有的女人都有罪，因为她们有月经期。妇女一辈子还要生几个孩子，在生孩子的时候要流很多血。等到死后到阴间，所流的血水都要吃掉，所以妇女死后要举行超度仪式，所用的花费要一千多元。超度后她们到阴间就会好过一些，不然阴间的鬼魂就会到阳间来作怪。男人没有罪，只有妇女才有罪，所以要念经赎罪，平时别人诵经都要凑钱参加。户撒阿昌族民间至今仍有到寺庙里诵经的习俗，在诵经过程中佛爷往往根据需要插入一些特定的项目。由佛爷在作法时诵的“血湖卷”——《目连救母宝卷》——是儿女们为母亲解罪而做的。因为妇女月经不洁，亵渎神灵而获罪，要由儿女喝红糖加苏木掺起来的水（也叫苏木水，为红色），以此效法目连代母“喝血水”赎罪。户撒阿昌族妇女死后要准备一大盆拿红纸泡成的红水，或者用山上的苏木树煮成红水，当地称为“血食汤”。给亡人超度的仪式通常由汉人的先生来主持，到时候家里的子女都要喝“血食汤”，要吃三次才能为死去的妇女赎罪。

二、阿昌族少女的月经初潮

女性的秘密首先是由经血的到来造成的，这使她经历了自身第一次的创造力，并使男人产生一种神秘的印象。从姑娘变为女人比从男孩变为男人受到更多的强调，行经作为女人第一次血的变形秘密，在任何一方面都是比男性第一次遗精更为重要的事件。后者很少被记起，而在任何地方，初次行经都直接被认为是女人生命中至关重要的时刻（诺伊曼，1998：31）。未婚少女比起已婚妇女来说，月经初潮的年龄稍微有所提前，据 1987 年云南省计划生育技术科学研究所对 209 名阿昌族妇女的月经情况进行的调查得知，在 36 名未婚女性中，初潮年龄最小 12 岁，最大 16 岁，平均 14.06 岁 ±1.24 岁；在 173 名已婚妇女中，初潮年龄最小 10 岁，最大 20 岁，平均 14.87 岁 ±1.92 岁。在 40 岁以前与 40 岁以后妇女的月经初潮年龄比较中却无显著差异，说明阿昌族妇女解放前后月经初潮年龄并无较大变化（骆毅，1990：129 ~

131）。一些阿昌族老年妇女说月经初潮的事情在小姐妹之间可以谈，但不好意思（或不敢）跟母亲说。丙盖有个70多岁的老妇人说自己十多岁的时候第一次来月经，血从大腿流出来，非常害怕，因为母亲从来没有告诉过相关的知识，她本人以为是干活时不小心被蚂蟥咬伤了，才导致流血。她不敢向母亲诉说此事，只敢跟小伙伴说，小伙伴就告诉她这是女人正常的生理现象，让她不要害怕，并教会她如何处理月经。母亲在以前没有跟她说起过相关的情况，等她月经来了以后母亲也从来不向她说点什么。她嫁到婆家以后，婆家人也没有向她说起过此事。丙盖有一名老妇人1940年出生，现在已经65岁了，在四五十年前她们那一代，十多岁就来月经，来的时候不告诉母亲，只求助于小伙伴，也不敢跟母亲说，母亲也不会提前告诉，完全没把这当回事，而是由小伙伴教给怎样缝制卫生带，用的是比较粗糙的草纸，用的时候还要用手搓揉一下，不然就太硬了。缝制卫生带的方法由小伙伴教给，自己缝制，母亲根本是不管的；自己缝制得不好，带子露出来或者经血的颜色露出来，别人都会认为这个小姑娘太邋遢，不会收拾，不会处理，小姑娘自己也会害羞，会遭到别人的笑话，所以要留心不要让别人看出来。整个过程母亲并不知道，等到月经来了很多次后母亲才会在不经意中发现女儿已经来月经了，但此时的女儿已经完全从小伙伴那里学会怎样来处理月经了。有个50岁左右的妇女说，她们这一辈人月经来的时候母亲没有告诉，她们自己也不兴问母亲，只是在年龄相当的妇女中间偶尔会提及月经的事情，女儿来月经的时候她也没有跟女儿讲。

中年妇女们也说母亲不会告诉关于月经的事情，丙盖有个四十多岁的阿昌族妇女说，她们以前初次来月经的时候，不可能告诉父亲，母亲根本不会说，自己也不会问母亲，一般都是娘娘或者其他的小伙伴教给怎么处理。等到大一点的女性伙伴已经来月经后，就会问年龄小的女孩说“你月经格走着了”，如果小姑娘还没有来月经，一般也就听不懂这话是什么意思，于是就知道小姑娘还没有来月经，一般也就不再往下说了。如果女孩已经来月经了，就会听得懂大一点的伙伴们问的话，就会如实地转告，她们就会一起讨论处理月经的问题，大的女孩会教给一些处理的办法。如果小女孩还没有来月经，她就会奇怪伙伴们的问话，之后她就会留意与此相关的问题，隐隐约约地似乎懂得了一些什么。有些女孩会因此跟大一点的女伴讨教，大一点的女伴就会教她，告诉她一些基本的常识，包括月经来了怎么处理，怎样做卫生带，怎么买卫生纸，怎么折叠卫生纸。怎么处理月经不让别人看出来，怎么清洗和晾晒卫生带以及月经期间应该注意的诸多问题。另一个 40 来岁在外面工作的阿昌族妇女说，母亲从来不会告诉她“月经”是怎么回事，不过这个问题难不倒她，她是在厕所里了解到月经的情形的。阿昌族的厕所一般都设在屋后的园子里，女人最隐秘的东西在那时农村的厕所里全都暴露无遗，所谓厕所也就只是茅坑，中间没有挡板，上厕所的时候经常会看到妇女们刚换下来的月经纸，上面还沾有鲜红的血迹。在上小学的时候，学校的女厕所总是人多坑少，就得站在那个蹲坑的人面前守候。女人上茅房的全部操作过程都被别人看到，谁也休想在厕所里保持住自己的尊严和体面，那个时候经常看到女老师蹲在那里，鬼鬼祟祟地鼓捣着手里的带子。接着身边的女同学也一个接一个地在厕所里摆弄起那个带子，有的不好意思，躲在最靠边的茅坑上，脸扭到墙的方向去捣弄，动作慌张，好像做了亏心事一样地羞惭。

老辈子的时候，做母亲的不教给女儿怎样处理月经，现在的中年妇女也没有教过女儿怎样处理月经。梁河县勐养的阿昌族把妇女的月经初潮看做是神秘、污秽、羞耻、不可见人的现象，姑娘们月经来潮的时候，只能偷偷摸摸地处理，作为母亲也羞于向女儿讲授生理的常识，作为姑娘也难于启齿向母亲提问，比如阿昌族姑娘杨某在 16 岁来月经时非常紧张，又不好意思去问母亲，后来她与小伙伴说，伙伴们才教她使用卫生纸。据说她的母亲担任过本寨子的妇女组长和乡妇女委员，还是 1990 年度梁河县双学双比积极分子，但母亲从未给她提过有关月经的事情，她的妹妹阿召 14 岁月经初潮时，是从姐姐那里得到了有关常识（古文凤，1992）。在高埂田很多青年妇女说她们在月经初潮前并不知道关于月经方面的事情，第一次来月经的时候非常害怕，也不敢去跟母亲讲，只是偷着母亲或姐姐的卫生纸用，那个时候还没有卫生巾出售。等到母亲或姐姐奇怪自己的卫生纸怎么用得那么快的时候，才知道她已经来月经了，但一般也不会说些什么。有些小姑娘是来月经以后跟母亲要钱买卫生纸，母亲追问起来，才说出来要钱到底干什么。丙盖村一个 23 岁的女孩子当初月经初潮的时候，不敢跟自己的母亲讲，因为她认为可能是自己做了什么不好的事情，所以下身才会流血，因此她特别害怕，只能跑去跟自己的奶奶讲。奶奶就告诉她说不要害怕，这是女人必须有的，没有才是不正常的。奶奶亲自拿点钱，让孙女到商店去买纸回来，并帮她缝制了第一条卫生带，还教给她如何处理月经的方法。当这个女孩子在 1994 年第一次来月经的时候，寨子里还没有卫生巾卖，月经来的时候还用卫生带和卫生纸。可结果是她用完后不知道该怎样处理，就把用过的卫生纸用袋子装着放在床脚，后来被母亲发现了，可母亲也只是告诉她说用完了应该丢掉。

有研究者指出，对少女月经初潮的恐惧感和厌恶感，也反映出一种禁欲主义的社会心理倾向，因为月经是小女孩开始向成熟女性转变的信号，对它的厌恶表明了一种希望停留在女孩阶段、不愿成为女人的心理倾向，这种禁欲主义的社会心理不希望彰显女性的第二性征，而是力图掩饰它的发生（李银河，2002：18）。不过，对于月经来潮这一正常生理现象的恐惧感也在慢慢减弱。随着卫生巾广告的狂轰滥炸，连小孩子也知道妇女月经方面的事了。卫生巾可以在电视上做广告，这不是因为人们不再认为女人的月经现象可耻或可恶，而是因为潜在的收入巨大，月经带或卫生巾是女人没有任何选择不得不买的。况且在卫生巾的广告中是不可能提到经血的，在今天的城市社会里，唯一遗留下来的月经禁忌就是在电视上做卫生巾广告时，使用蓝色的液体而不是红色的液体来代表经血（格里尔，2002：28～29）。

三、阿昌族村落里的月经禁忌

阿昌族认为妇女的月经是见不得人的东西，每次行经的时候首要的工作就是保密，要尽量做到不能让任何人看出来，不管男人还是女人看出来都不好。来月经的时候必须小心翼翼，如果哪个妇女打整不好，让经血渗透出来流在裤子上或者卫生带露出来，被好心的人看见了会提醒说换丢掉，那些怀有恶意的人看到了表面上不说什么，但私下里就传说不好听的话。如果男人看到也会私下传说某某的婆娘太尕（没本事），是不是“憨包”，连自己的身子都打整不好。妇女的丈夫听到这样的议论简直无异于受到奇耻大辱，认为是婆娘丢了自己的脸面。丈夫脾气好一点的话会对自己的媳妇好好地说，如果丈夫脾气不好，因此而打骂媳妇的情况也有。过去由于妇女的隐蔽工作搞得好，什么时候来月经连丈夫都不知道，顶多只是知道姑娘会来月经，但什么时候来或者来月经的时候怎样处理，丈夫根本不知道，顶多只是在要求发生性关系的时候被妻子拒绝，才会隐隐约约地感到妻子来月经了，但也不会过问妻子是不是月经来了。男人对月经的事一般都很回避，据一些中老年妇女说，有的男人甚至连妻子的卫生带是什么样子都不知道。以前的阿昌族妇女认为月经期间使用的卫生带很脏，不能跟其他的东西在盆子里混合着洗，所以往往先洗其他衣物，等最后剩下的水才用来洗卫生带。那个时候自来水还没有通，卫生带只能拿到外边洗，不然家中或邻居的男人都可能无意中碰见。洗的时候连自己的母亲或姐妹也不让发现，否则也会非常不好意思，特别是有外人在的时候会非常地尴尬，妇女自己也会被别人私下里议论。如果哪个妇女在清洗和晾晒卫生带的时候，哪怕只是带子不小心露出来让家中的或其他的男人看见了，都会被别人笑话，别人会说这个妇女不会打整。拿出去洗时也忌讳被别人看到，必须要用其他衣物（比如用筒裙）包起来或者盖住。因为在路上怕男子看见，一般都是在人少的时候洗，尽量避开其他的人。洗的时候虽然并不回避妇女，但一般也要在女人少的时候比如中午或晚上去洗。洗的时候还不能在井边，不能从井里打出水来洗，只能用从井里流到小沟里的水洗。

由于担心洗好的卫生带让人看到，所以只能晾晒在旁边不起眼的地方，不能让人从底下经过。有些人家由于条件的限制，比如说住房比较拥挤，家中的兄弟姐妹比较多，洗好的衣物也只能在极为有限的一小点地方晾晒，这种时候妇女必须要非常小心，尽量避免自己清洗过的卫生带让别人看出来，为此她们经常要采取很多保密措施，比如说把卫生带藏在别的衣物中，据说连放在衣服裤子下面也不敢，必须要把卫生带折叠起来再放入裤子的口袋里面和裤子一起晒干，从外面根本看不到卫生带的影子。如果家中的男人在收自己的衣服时，不小心把妇女的卫生带给拉扯出来，他们也会装作没有看见，并且还会主动地离开。这些事情就像没有发生过一样，而妇女如果刚好撞见了这种场合，不管那晾晒着的卫生带是不是自己的，都会非常地不好意思，还会非常地害羞，当然这种令人尴尬的事情是极少发生的。卫生带晾晒好了以后，必须等别人（尤其是男人）不在的时候秘密地收藏起来，放在别人不容易发现的地方，整个过程极为隐秘，所以很多男人从来没有看见过妇女卫生带，妇女们也以能够把这类东西保密好而自豪，不然的话是会被别人笑话的。现在的妇女来月经的时候，每天晚上都会清洗下身，如果不清洗的话就会很不舒服。阿昌族居住的地方气温比较高，白天会出很多汗，不清洗的话生殖道是很容易感染的。清洗下身的时候，必须等到别人都睡了以后或者别人都不在家时才能进行，通常是在自己的房间里面洗，洗过的水必须趁门外没有人的时候，找地方倒掉或者从自家的排水沟里倒出去，整个过程尽量不让人看见。

妇女在月经期间要发生流血，经期妇女常被看成是充满危险的人。平时妇女都不能到男子面前串，在来月经的时候更是不能到男子的面前串。如果谁到男子面前串就会被骂作不害羞，而且经期妇女在男子面前可能会被男子发现异常的情况，所以经期妇女必须远离男子在的地方，根本不能到男子的跟前去。在合作社一起干活的时候，来月经的妇女被认为特别臭，大家都不愿意在她旁边干活，会离她远远的。妇女经期用过的卫生纸必须收藏好，出去干活的时候挖个坑埋掉，或者丢在“汗坝”（稀泥）里再用脚踩一下。用过的月经纸如果不方便丢到远处，也可以在园子里面挖个坑埋起来，过一段时间就烂掉了。有的婆娘不小心，把用过的卫生纸乱丢在园子里，被鸡、猪或小狗盘得到处都是，有时候还被小狗咬着抬到家里来，妇女见到了就骂：“哪家的婆娘，邋遢死了。”梁河阿昌族认为，在月经期间死亡的妇女不能直接入土，要放入棺材在专门的火葬场上熏起来，风烂掉以后才能火化入土。由于担心经血会发生污染，因此通常要遵守复杂的回避措施，男子禁止与经期的妇女发生性关系。阿昌族妇女在月经期间不能和丈夫同房，这些知识老人都会传授。在妇女会上也宣传月经期间不同房，说是不注意的话就会得妇科病。如果丈夫在月经期间要求发生性关系，妇女就会向丈夫摆手，表示这个时候正在来月经。如果丈夫讲理，比较体贴妻子的话，一般就会自动地离开，不会强求妻子同房，但也有些像牛马一样的丈夫根本不管妇女处于特殊的时候，依然要强行发生性关系，这种时候夫妻间就会经常发生冲突，也使一些妇女患上了妇科方面的疾病。阿昌族认为和经期中的妇女性交是危险的，如果一个男人胆敢这样做，他就是在亵渎风俗，也可能因此而得什么疾病。男人非但不能和月经期妇女有性关系，甚至被月经期妇女触摸过的东西也被看做是能招致人死亡的巨大危险物。如果抛掉月经禁忌中的迷信因素不说，在女子月经期间应避免性交，当中也包含着一些保障妇女身心健康的科学成分。

在阿昌族村寨，妇女尤其是月经期的妇女不能坐别人家堂屋的门槛，也不能从对着人家堂屋的门槛正中跨过，必须从侧面跨进去，不然就会把人家的“财门”踩破，会使家里面的诸事不顺。经期妇女大清早不能去别人家串门，到了太阳出来以后才能去别人家，犯禁就会踩破别人家的“财门”。这种事情一般的人家都会比较注意，不会经常发生。如果哪家鸡、猪、鸭莫名其妙就死亡，人也生病或者做事情不顺，这个时候就会去请师娘婆瞧卦，或者抽签看手相，别人就会告诉说是被经期妇女把门踩破掉。这时候要用刚开口叫的红公鸡重新开财门，要请师娘去家里拿活着的红公鸡对着大门念咒语“开开财门，大吉大利”之类的话，还要请师娘在一块红布上画八卦挂在大门上，在七日之内忌姑娘进家，七日之后财门就重新打开了。姑娘看到挂着新鲜的红布一般就不进去了，实在有事的话，只能在外面叫，或者由男人喊出来，姑娘进去的话，财门就白开了。阿昌族妇女在经期忌参加各种祭祀神灵的宗教活动，也不能入奘房或寺庙。看卦的师娘供着的神位，月经期妇女也不能乱摸，甚至接近都不可以。经期妇女在家里也不能祭家堂，不能去家堂上烧香、点烛、摸祭品。阿昌族并不禁忌来月经的妇女去结婚的场所，但月经期的妇女不要坐新娘的床，在凳子上坐没事。阿昌族妇女来月经期间不能结婚，这也是长期以来村寨里的一种婚俗经验。新娘在出嫁之日如恰逢月经来潮便是犯了禁忌。阿昌族将女子月经视为不祥，所以月经期间的妇女不能举行婚礼。新婚“撞红”（就是来月经）是不吉利的，婚期的选择如果刚好碰上新娘的经期，要用各种民间偏方使经期提前或推后，或者干脆在选定婚期时从几个吉日中与夫家商议选一个避开新娘经期的吉日，这样做就是怕新娘在结婚那天来月经。有些地方在举行婚礼前，男家必须索要新娘的“小日子”（即预先问妥新娘经期），以便选择嫁娶日子时避开那几天。

梁河阿昌族认为妇女来月经的时候不能采摘果实，桃、梨、李、苹果等果树的果子已经结在树上但还没有成熟的时候，非常忌讳被月经期间的妇女采摘，否则果子还不成熟（是生果子）的时候就会从树上掉下来，不掉的果子也会变烂或者生蛆。阿昌族人家也最恨月经期间的妇女碰果树，如果让月经期间的妇女不小心摸过，即使只摸过一下，那么整棵树上未成熟的果实就会烂掉，不烂也会从树上掉下来，来年果实的心也会变黑或者变硬，根本吃不成。哪家的果树出现了上述情况，就怀疑肯定是有月经期的妇女采摘过这棵树上的果实，但根本无法知道是谁在月经期间采摘了果实。很多妇女都知道来月经的时候连小瓜都不能摸，如果被月经期间的妇女摸了，小瓜就会不肯长。月经期妇女不忌讳摘小瓜，只是不能摸，要摘就一下子摘掉，这样不会对其他小瓜造成伤害。阿昌族老人会对小孩讲这些事情，做母亲的也会说给自己家里的姑娘在月经期间不能采摘果实。如果发现自家栽的果树掉果子，有三种方法可以破解：第一种破解的方法就是在端午节的时候，把粽叶拴在果树上或者放在果树的树丫上，还可以用煮粽子的水泼到果树的根部，这样就可以减轻月经的污秽来年对果树造成的侵害，从而减轻损失；第二种破解的方法是在每年过火把节的时候，用火把熏果树的枝丫，熏过后来年果子就不会掉了；最后一种破解方法是在春节的时候给每一棵果树挂红，具体的做法是用红布或者红纸挂在树上，认为这样做后也能够减轻果树来年的损失。

四、阿昌族妇女的经期护理

阿昌族认为处理月经是每一个妇女都必须学会的最基本的能力，妇女连月经都处理不好，就会受到村寨舆论的压力。现在的老年妇女并不太知道自己的母亲或者更老的那一辈女人是怎样来处理月经的，因为她们不会向自己的母亲诉说或讨教月经方面的任何问题，也从来没有看到过母亲或其他年长的妇女是怎样处理月经的，母亲或其他年长妇女也不会主动地告诉她。丙盖有个 70 多岁的老妇人说自己来月经的时候从没有用过纸，草纸也没有用过，后来虽然出现了草纸，但她们不敢用。老人年轻时来月经的时候，只是比平时多穿了几条裤子。平常时候只穿一条裤子（外面罩着筒裙），来月经的时候一般都要穿三四条裤子，里面的裤子最短，然后一条比一条长，外面的裤子最长，但长度不能超过男人裤子的长度。来月经的时候，必须把裤子扎得紧紧的，让经血直接流到裤子上。如果扎得不紧，血就会顺着大腿直接往下流到地上，这样就会让别人看到经血。发生这种情况，自己会非常地害羞，也会被别人笑话，说这个姑娘不会打整，不清秀，所以来月经的时候要特别地小心，尽量使裤子紧贴着大腿，不让经血顺着大腿流出来让人看见。如果注意得好，经血一般不会渗透到最外面的裤子上，只会渗到最里面的两条。最里面的那条裤子由棉布做成，很厚，一般的妇女都有好几条备用。来月经的时候，每天都必须要把最里面的那条沾有经血的裤子换下来清洗，还不能白天去洗，不能让男人看见（姑娘看见倒是没事），必须在晚上没人看见的时候到小沟边洗。这种内裤洗干净后拿回来必须晒在边角处不容易被别人发现的地方，不能晒在正堂对着的地方，也不能晒在别人可能经过的地方，而且还不能晒在男子衣服的上方，只能晒在比男子衣服低的地方。如果发生了上述情况，男人看见了之后，就会把妇女的内裤扯下来丢出去。晒干后就要悄悄地收起来，整个过程像做贼一样。

以前梁河阿昌族妇女来月经的时候使用破布（穿烂、穿破的旧衣服撕成条状）来处理经血，或者就直接让经血流在裤子上，不晓得用灶灰包着处理经血的方法。以前的妇女用灶灰洗经期穿过的裤子，偷偷地用脏裤子包一包灶灰出去洗，洗过之后连痕迹也没有。关璋有个 64 岁的老妇人说她们这一代妇女来月经了只能多穿几条裤子，让经血直接流在裤子上，每天都要在外面像做贼一样地清洗，趁别人不注意时再拿回来，不能让别人看见，或者用什么东西裹着去洗，洗了之后只能晒在边拐角，不能让人从底下或旁边跨过，晒干了就立即收起来。在合作社的时候经常开会，上面的妇女来宣传怎样用卫生带，怎样用纸，那时候卫生带街上已经有卖的了，但老人说自己月经去得早，没有用过月经带和草纸头。她婆婆那一代妇女在经期怎么整，她仅仅见到过两次。婆婆那一代妇女不兴穿内裤，只穿筒裙，来月经了就用布像小娃娃的尿布一样围起来，用完以后就洗去经血晒干了再用，用烂了就找树脚丢掉，这些布条由穿旧了的衣服撕成。她婆婆这一代人没有用过纸，甚至连草纸头都没有用过，虽然后来街上也有卖的，但她们舍不得买，上街也不方便，大家都不兴用纸也就习惯了。有些时候家里买些草纸头回来打纸钱，用剩下的她们也不兴用。户撒阿昌族老年妇女说，她们以前用一块布缝制成一个长兜，然后把烧火燃尽的灰子（灶灰具有吸血功能）装进去，以便来月经时使用。漕涧阿昌族妇女在以前没有纸的时候，就用裤子来处理月经，首先把烂裤子剪成一块一块的，再缝在裤子的裆部。条件好的妇女要“特制”两三条这样的裤子，条件差些的妇女只有一条，没有换的，要一直穿到月经完了才洗。每到月经来的时候，裤子沾着经血就会变得很硬，走路的时候经常会把腿磨出血来，妇女来月经的时候都不敢外出。

解放后各级卫生组织宣传妇女的经期卫生保健知识，提倡使用卫生带。从成立农业生产合作社实行集体劳动以后，各生产队设有妇女队长，负责帮助妇女社员做好经期的卫生保健。丙盖有个65岁的阿昌族妇女说她使用过卫生带，先是自己学着做，后来就到街上买来用。月经来的时候用的都是草纸，但前后用的草纸有粗细之分，原先的草纸很粗糙，当地叫“草纸头”，比较硬，也比较粗糙，颜色比较暗，不像现在的卫生纸是白色的。这种“草纸头”街上就有卖的，一个“草纸头”只需四角钱，有很多张。妇女们一般到市场上每次买好几个，每次月经来的时候用两个草纸头就可以了，草纸头是正方形的，边长差不多有一尺左右，用的时候折叠起来就行，一般是折叠成长条状，往哪边折都可以。来月经的时候，每天换两三次，每次用一张草纸头。妇女来月经的时候，晚上不能弄到床上，因为流量不多，一般只需在睡觉前换上新的草纸头，或者在内裤里也垫上一张草纸，这样就不会弄到床上或被子上了。使用草纸头的时候，卫生带都是自己用花布做，先看一下别人的式样，然后自己学着做，或者由大一些的伙伴教给，母亲是不会教的。老人说自己做的卫生带很没有什么讲究，什么颜色都可以，白色、红色、黑色、蓝色的都可以，看自己的喜好或者根据手边布料的情况。妇女来月经的时候，晚上睡觉要小心地用纸垫着，把经血弄到床上也会被认为是邋遢的妇女。从卫生带上换下的月经纸，一般都丢在厕所里面，如果是在家里换卫生纸，必须用小塑料袋装好，偷偷地丢到厕所里面，用过的卫生纸也忌讳被别人发现，不然当事者会害羞。

差不多到20世纪70年代初期的时候，供销社才有做好的卫生带出售，市场上销售的卫生带颜色只有两种：白色和红色，不像自己做的那样颜色多，式样和自己做的也差不多，只是布料更好一些，比自己做的更加柔软一些，用起来更舒服。市场上出售的卫生带价格比较便宜，一般只需五六角钱就能买到一个。妇女用的卫生带一般情况下都是自己到市场上去买，或者也可以让小伙伴帮自己买，一般一次买两个，颜色主要看自己的喜好。因为女孩子对于月经的问题和小伙伴之间是没有什么秘密可言的，她们之间经常交流彼此的经验。但关于月经的事情，却不能对自己的母亲诉说，结婚以后也不会对自己的丈夫说起月经的事情。那个时候只有供销社才出售卫生带，而出售卫生带的多数都是男性售货员，妇女买卫生带的时候由于害羞，一般不会说自己要买卫生带，只是用手指一下说："我要一个或两个。"售货员也心领神会，一般并不言语。那个时候卫生带是串在一起挂着卖的，一般挂在柜台的上方，男售货员便解下卫生带，然后收钱，当中并不言语一句话。据说有个男子到供销社买东西的时候，把"皮裤带"发音成"屁股带"，售货员就拿妇女用的卫生带给他，结果闹出笑话。街上有卫生带出售以后，妇女基本上也就买着用了，因为很便宜，一个卫生带用旧了以后（不一定用烂），自己觉得不舒服了，就可以丢掉重新买一个。有卫生带出售的时候市场上也有细纸（卫生纸）卖了，比草纸白，比较柔软，一元钱可以买一斤，形状是长方形的，折起来会更厚。很多中年妇女说她们小时候用的草纸特别硬，结婚以后才有柔软些的卫生纸。

现在的年轻妇女刚开始来月经的时候多数仍使用卫生纸，而现在基本上都改用卫生巾了，哪个寨子的小卖部里面都有卫生巾出售。不同村寨的阿昌族妇女接受卫生巾的情况也不一样，丙盖一个65岁的老人说她十多年以前月经就走掉（绝经）了，她没有用过卫生巾，但她知道卫生巾，最先是在厕所里看到别人用过的卫生巾（当地妇女用过卫生巾以后一般都是丢到厕所里面）。她说家里的儿媳妇和孙女都已经改用卫生巾了，但都不会让她看见，她只知道卫生巾是长条状的，而不知道卫生巾在商店里面是一个一个地卖还是一包一包地卖。虽然在商店里面常有卖的，但由于老人不识字，在商店里面见到了也不知道是什么东西。丙盖寨子在七八年前就有卫生巾出售了，但往往放在柜台的最下层，不留心看的话一般是不会发现的。据说刚开始用卫生巾的时候，男人还不知道卫生巾为何物，有些场合妇女口袋里面装着卫生巾，不小心弄掉了出来，被男人从地上捡了起来，问妇女这是什么东西，是用来干什么的。每每讲到这件事情，往往会引起妇女们的哄堂大笑。这说明很多男人还不知道妇女使用的卫生巾，或者是因为家中的妇女还根本没用过卫生巾。在20世纪80年代的末期，在漕涧一带的小商店里出现了卫生巾，有些妇女一开始并不知道是干什么用的，还以为是吃的东西呢。一些到过外面的妇女回来跟伙伴们说起，才知道是怎么回事情。关璋寨子有个35岁的妇女说自己来月经的时候就已经在用卫生巾了，使用卫生巾的相关知识也由大一点的伙伴教给。

在阿昌族村寨，很多妇女都说卫生巾用起来非常方便，不用洗，又舒服，一包卫生巾可以用好几次，买回来可以自己用，也可以分给女儿、儿媳妇们一起用。用完了以后就可以扔在厕所里面，现在寨子里的厕所都有男女之分，男子也看不见，即使看见了也并不觉得害羞。高埂田一带十多年以前就有卫生巾出售了，年轻妇女都说用起来很方便，只有一些中年妇女觉得卫生巾用起来贵，依然坚持采用卫生纸。丙盖村赵某的儿子媳妇今年五十多岁，月经还没有走掉，她用过草纸头，也用过卫生纸，自从市场上有卫生巾卖之后，她就开始用卫生巾了。她说和自己差不多岁数的妇女，有些还没有用卫生巾，原因主要有两个：一是习惯问题，用卫生巾在当地是新鲜事物，有些妇女接受新鲜事物的速度要慢一些，不敢用卫生巾，这些妇女一般都是用卫生纸。不用卫生巾的第二个原因就是嫌卫生巾太贵，家里的经济条件不太好，买不起卫生巾，买一包卫生巾的钱可以买一大包卫生纸了，觉得用卫生巾不划算。丙盖寨子里面有四个小卖部，主要分布在寨子内的主干道上，所出售的是几种不太常见的牌子（分别叫“真开心”、“舒柔美”、“特日欣”），很多卫生巾外包装上都没有厂家的地址。一般都卖二元钱一包，要比乡街子贵着一两毛钱，买的人并不多，实在紧急的时候才会在寨里的小卖部买。一般的人家都是到乡街子上一提一提地买回来，可以便宜得多，一提十包卫生巾，贵一点的十六七块钱，便宜一点的十块钱左右就可能买到。去买卫生巾的时候，如果商店里面是男人在卖的话，一般就不好意思买了，实在非买不可的时候，就用手指一下，交了钱拿着就走。回来的路上还不能用手拿着，必须用围腰或者衣服的下摆包起来。买来的卫生巾拿回来放的时候必须注意，一般都是和自己的内衣裤放在一起，不会让男人看到。

五、阿昌族妇女的经期保健

解放前，阿昌族妇女的身心健康无人过问，每至月经期间使用未经消毒的草纸、破布垫、灰包塞或任其自流，还得照常下田上山做活。很多老年妇女都说“当然要干了，在农村不干怎么行呢”，经期妇女只有在出现严重不适反应时才会休息。据调查户撒阿昌族妇女月经期间也不休息，每天照样一如既往地上山砍柴、劈柴、干活。据一些年轻的阿昌族妇女反映，月经期间身体感觉跟平时没有什么两样，既不会腰酸背痛，也不会肚子痛，这可能是一直在干活的缘由。有些妇女说她们上学的时候来月经还会肚子痛不舒服，现在一天到晚干活反而没事。但很多中年妇女普遍反映，她们在年轻的时候经期得不到必要的休息或不注意护理，导致现在腰酸背痛肚子疼，甚至经期不正常的情况也很多。各地的阿昌族都种植水稻，为了抢时间抓生产，妇女在来月经的时候仍然要栽秧，在阿昌族社会男人是不兴栽秧的，不坚持栽的话就误了农时。有些妇女说，栽秧的时候碰上来月经，如果田离得比较远，要送饭到田里吃，如果男人刚好在场的话，连换片卫生巾的机会都没有，经血会顺着大腿往下流，但栽秧是一刻也不能停的。在砍甘蔗的时候，也会碰上来月经，但照砍不误。关璋有个35岁的妇女说，来月经的时候不能吃甘蔗，吃了月经会很不正常，这是她自己的亲身经历，有一次刚好来月经的时候在砍甘蔗，口太渴了就吃了甘蔗，结果月经量变得特别地多。在高埂田，有些妇女不注意经期卫生，来月经了仍然从事较重的体力劳动，因此而致病的情况比较多，新寨就有个阿昌族妇女，因家里的男人不成器，她来月经了还去买化肥，一个人抬着一包八十斤重的化肥走了两公里路，回到家里后就血流不止，不得已到村里喊医生来打针。

阿昌族妇女来月经的时候用冷水洗下身，不论冬天还是夏天都如此，据说六十岁以上的老人平时都不清洗下身，只是等月经完了后才用冷水清洗一次，没有用过温水洗。阿昌族妇女在经期的饮食结构也会影响身体健康，一些老年妇女说在闹三年饥荒时没有吃的，妇女的月经期就不正常，经常会腰酸肚子疼，月经量也非常多。后来开妇女大会宣传月经期间不要干重活，不要喝冷水，要注意卫生，月经来时的注意事项也兴讲。妇女来月经的时候吃着凉的东西，比如喝了冷水就会凉着肚子，使肚子疼个不停，经血也会非常多。妇女在月经期间不能吃酸辣的东西，吃了的话肛门和会阴部容易痒。月经期间干着重活也会肚子疼，阿昌族妇女在月经期间虽也不会休息，但也不敢挑很重的东西。阿昌族认为，经期妇女挑着重担就会挣着肚子，导致的结果是月经的流量会非常多，这种情况会被她们认为是干重活伤到血管了，因为她们认为月经血是由血管来的，月经量多就是干重活伤到血管了。有的妇女劳累过度会一个月来两三次月经，这种现象当地叫“回幌了”。这种时候妇女会很害怕，就去找老人说“我这个月怎么来了两次”，别人就会出主意，或者吃草药或者去看医生。一些老人说月经正常的话要五六天才会完，如果来月经没几天就流完了，这也是挑重东西挣伤掉的反映，一般的妇女都会注意这些问题。过去的阿昌族妇女来月经的时候，也不会跟自己的丈夫讲，即使非要挑担子不可的时候，也只是对自己的男人说其他方面的原因，而不直接说是月经来了，顶多也只是说自己身体不舒服或者其他方面的原因，让丈夫去挑比较重的担子。

阿昌族认为来月经是正常妇女的标志，但是来月经的时候肚子疼、腰疼就是有病，因为来月经的时候并不总是会肚子疼或腰疼。有的妇女不懂事，月经期间夫妻也同房，因此而得月经不调的毛病。要治疗月经病，民间的办法是吃一些山上找的草药或者去乡里的卫生院看。在长期的生活实践过程中，梁河阿昌族发现了一些专门治疗妇女月经病的民间秘方，比如用适量的大头簪根（一种草药）加一定数量的大枣，配上适量米酒炖热之后内服，可医治妇女痛经（萧家成、孙家申，1995）。潞西江东乡高埂田的阿昌族群众在长期与疾病作斗争的过程中，懂得用路边菊、山黄角树、紫绿根、藤杜仲煎水服来治疗月经不调（云南省潞西县志编纂委员会编，1992：409）。梁河阿昌族妇女在月经期间肚子疼的话，据说还可以用草药来医治痛经的毛病，但一般的人都不知道怎样用草药，顶多只会用藿香炖鸡蛋和红糖吃，可以在行经的时候吃，也可以等月经干了以后再吃。妇女碰上经期肚子疼或腰疼，据说吃了益母草煮的水就会好起来。过去那个时候的小姑娘，即使月经期间有什么不舒服，也不会去医务室看病，因为小姑娘害羞，哪个小姑娘去看月经方面的病，就会被人私下议论，说这个小姑娘还没有结婚就去看这种病，肯定是有什么问题，这种事情也不敢跟小伙伴们说，只会告诉自己的母亲。哪家小姑娘经期不适的话，自己的母亲知道后就会用藿香、胡椒煮鸡蛋给她吃，或者用胡椒冲水给她喝。阿昌族认为，如果月经的周期变化太大，比方说两次月经来潮相隔的时间太短，干净了十多天以后月经又来，这种情况就认为是有病的预兆，必须要去医院找医生才行，但一般只对医生说自己不舒服，请医生帮看一下，并开一些药。如痛经很厉害的话，也要到乡里面去找医生看，但必须等月经干净了以后才行。研究发现妇女的年龄、受教育水平、职业、家庭收入、是否获得过有关妇女健康知识等因素，与妇女经期护理行为有密切关系，对妇女经期护理方式的选择有较大的影响。不容忽视的是，西部农村妇女经期的卫生保健还存在着严重的问题，不少地区的经济、文化水平仍较落后，家庭年收入低，文盲和半文盲率依然很高，这些因素都严重地制约着西部农村妇女健康状况的迅速改善。

参考文献

[1] 埃利希·诺伊曼. 大母神——原型分析 [M]. 李以洪，译. 东方出版社，1998.

[2] 古文凤. 梁河县勐养乡民族妇女问题调查研究 [J]. 民族学，1992（3~4）.

[3] 杰梅茵·格里尔. 完整的女人 [M]. 欧阳昱，译. 百花文艺出版社，2002.

[4] 李金莲，朱和双. 云南少数民族对月经的认知与妇女经期护理 [J]. 民族研究，2004（3）.

[5] 李银河. 中国女性的感情与性 [M]. 中国友谊出版公司，2002.

[6] 骆毅. 云南德宏傣、景颇、阿昌、德昂族先天性遗传性疾病及健康情况调查研究 [M]. 德宏民族出版社，1990.

[7] 萧家成，孙家申. 阿昌族酒文化调查 [M]. 民族研究，1995（2）.

[8] 云南省潞西县志编纂委员会编. 潞西县志 [M]. 云南教育出版社，1992.

[9] Douglas, Mary 1976, *Purity and Danger: An Analysis of the Concepts of Pollution and Taboo*, London and Henley: Routledge and Kegan Paul.

（作者单位：楚雄师范学院地方民族文化研究所　副教授）

云南澜沧拉祜族传统文化与妇女健康

杨　璐

在社会发展的诸多要素中，人是第一因素，而健康是人的根本。人群的健康不仅可以促进社会生产力的发展，而且能够降低治疗疾病对社会经济所造成的负担。健康并非仅为生物医学模式所定义的“没有疾病或虚弱”。健康涵盖了身体、社会、精神方面的意义，影响健康的因素是多种多样的，包括生物、环境、社会、政治、经济、文化以及健康服务系统等因素。社会学家安东尼·吉登斯对身体与社会的关系做出解释，“身体并不只是存在的问题，它也不仅仅是存在于社会之外的有形的东西。我们的身体受到我们所属群体的规范和价值观的影响，也深受我们社会经验的影响。”不同的种族、不同的性别、不同社会阶层的人有着不同的规范和价值观，使其身体受到来自各种因素的影响，健康因此而有别。在当今拉祜族的社会，外来文化和本民族文化交织在一起，通过多种形式影响着妇女的健康。

本文以拉祜族妇女为主体，注重用社会性别的视角研究拉祜族妇女健康，主要分析当今社会中影响拉祜族妇女健康的文化因素、经济因素和环境因素，研究拉祜族妇女健康所具有的特点。在调查方法上，综合运用文献资料法、问卷调查法和个人深入访谈法、观察法等。笔者分别于2005年7月至8月与2007年1月到澜沧拉祜族自治县进行田野调查，对56位拉祜族妇女进行了深入访谈。在问卷调查中，笔者在澜沧县共发放问卷300份，城区50份，农村地区250份，发放对象都为拉祜族妇女。回收问卷260份，其中有效问卷为240份。

一、文化因素对拉祜族妇女健康的影响

文化泛指社会物质财富和精神财富的总和。并与当今拉祜族的社会，外来文化和本民族文化交织在一起，通过多种形式影响着妇女的健康。

（一）教育与拉祜族妇女的健康

从健康角度讲，教育水平的高低影响着妇女健康生活的能力及生活方式，

诸如自我保健能力、良好的生活习惯、正确的求医方式等，都与受教育水平有着密切的关系。

历史上，云南少数民族社会的教育主要采用言传身教的原始教育、结合民族文字的宗教教育以及类似汉族的学校教育三种形式，包括生活常识、生产技能、婚姻家庭、文化习俗等内容。[1] 随着社会的变迁，虽然拉祜族传统教育也发生了一些变化，但其本质的形式和内容仍然被保留下来，并继续发挥着巨大的作用。拉祜族的传统教育中包含着有利于对妇女健康的内容，即：月经来时，不能同房，不然会有小老鼠钻进去；怀孕时不能同房，不然会得罪祖宗；生了孩子要吃鸡肉和胡椒等。然而，这样的传统教育既缺乏科学性，又往往与宗教相结合，不能正确认识人体的生理现象。

教育水平影响着妇女健康知识的获得和健康行为的选择。例如：笔者的调查问卷显示：被调查拉祜族妇女的平均受教育程度是小学，其中有15%未上过学。拉祜族妇女较低教育水平和繁重的家务劳动限制着健康保健知识的获得。通过问卷“有关生育健康的知识，你主要是从哪里得到的?”证明拉祜族妇女获取生育健康知识的渠道。其中，比例最高的是“亲戚或父母”，占31.25%，其次是“医生”和“教科书、报纸或宣传画”，各占25.83%和25.42%。传统的家庭教育仍然占了一定的比例。传统文化在妇女自我保健意识中起着很大的作用，它影响着妇女对自身健康的意识。从“你还想知道一些关于健康保健的知识吗?”得知，仍有一定数量的拉祜族妇女忽视自己的健康。有183人表示仍想知道健康保健的知识，占76.23%；有23.75%的人表示不想了解这样的知识。这并不说明她们足够健康，而说明了妇女对自身健康的态度。

（二）社会习俗与拉祜族妇女的健康

社会习俗包括人们的衣、食、住、行、婚育、丧葬等各个方面的习俗，它与女性的日常生活极为密切。拉祜族有许多独特的传统习俗仍然在当今的拉祜族社会中发挥着作用，并影响着妇女的健康，如：饮食习俗和生育习俗。拉祜族的饮食结构很简单，一般是一饭一菜，他们习惯用土锅和铝锅煮食物，很少食用炒菜。在澜沧县调查时，当地妇幼保健院的院长曾提道，拉祜族保留着不习惯用铁锅煮食物和很少吃肉食的饮食习惯，可能是造成当地拉祜族

---

[1] 杨雯、杨谊群主编：《云南人口研究》，云南大学出版社2005年版，第433页。

孕产妇缺铁性贫血的原因之一。此外，拉祜族不管男女都喜欢喝酒抽烟，在拉祜族村寨，随处都可以看到抽烟的男人和妇女。甚至在一些拉祜村寨中，10 岁左右的孩子也允许抽烟。吸烟对妇女儿童健康的危害是不言自明的。

在拉祜族的传统社会里，还存在不利于生育健康的习俗，如：近亲结婚和早婚早育的习惯，结果造成生怪胎、残疾、发育不健全等危害妇女身心健康的习俗。早婚早育的现象在许多拉祜族地区仍然很突出。在调查中，拉祜族各村的计划生育宣传员介绍：村里超生的情况自 20 世纪 90 年代后有明显的好转，但早婚早育的还是很多，结婚几年带着孩子才去登记是常见的事。澜沧县勐朗村的五个拉祜族自然村，2000 年到 2004 年登记的平均结婚年龄是 17 岁。据澜沧县妇幼保健院的医生介绍，这里每个月都会有一两个十五六岁的拉祜族准妈妈来检查身体。早婚早育不仅会影响妇女的健康，更会影响孩子的体质。医学研究表明，早婚、早育还会增加围产期母婴的死亡率。青春期怀孕，孕妇易患高血压、心脏病、风湿热等多种合并症，同时，在分娩时又易出现软产道裂伤、产后出血、胎盘早剥等生产并发症，造成母婴死亡率增高。据统计，年龄在 20 至 29 岁的产妇死亡率为 0. 35%，而年龄在 20 岁以下的产妇死亡率为 0. 76%，所生婴儿死亡率高达 69%。此外，早婚、早育、多育的妇女，宫颈癌的发病率有显著提高，尤其是 18 岁之前生育要比 26 岁以后生育的高出 20 倍。[1]

俗话说：治穷先治愚。要提高妇女的生命质量、健康水平，转变人们的生育观念是关键。拉祜族妇女由于受教育水平低，一些妇女仍受困于传统的观念之中。当今，虽然计划生育政策有效的控制了人口的增长，让许多人认识到优生优育的好处。但是，笔者通过“你觉得孩子生得越多越好吗?”的问卷结吴看到，还有 16. 67% 的拉祜族妇女认为孩子越多越好，有 5. 0% 的妇女回答“不知道”。

（三）宗教文化与拉祜族妇女健康

拉祜族的宗教信仰有万物有灵、多神崇拜的原始宗教，佛教，有的地区也信仰基督教和天主教。拉祜族的原始宗教渗透于各种外来宗教之中，拉祜族相信佛教中的佛、基督教中的上帝等最高神和原始宗教中的最高神祇——厄莎一样，能洞察人世间一切善恶，扶正祛邪，扬善除恶。至今，拉祜族地

---

[1] 《早婚、早育有哪些危害》，见《健康报》。

区仍存在着这种独特的信仰，形成了拉祜族与众不同的宗教文化。其宗教文化是拉祜族文化的重要组成部分，它与拉祜族的社会生产、民族习俗、伦理道德等密切相连，贯穿于拉祜族社会生活的方方面面，影响人们的意识形态、行为方式诸多方面，从而对妇女健康也造成一定的影响。这种影响可分为有益和有害的两方面。

1. 宗教文化对拉祜族妇女健康的积极影响

宗教给人们提供的支持和慰藉，有助于人们克服对未来的恐惧和焦虑。宗教帮助那些处于生命转折阶段的人们。出生、青春期、结婚和死亡等的人生转折阶段总是给人们及其家人和朋友带来紧张，而宗教所提供的“通过仪式”（结婚、丧葬等），则有助于人们消除这种紧张。❶ 在拉祜族社会中，宗教除了能宽慰人们精神，还能医治病人，起到“神药两解”的作用。当拉祜族妇女患有疾病时，请当地的巫师——摩巴或村里的长者为她们举行仪式，驱除邪魔，恳请神灵、祖先给予庇佑，这会对病痛中的妇女产生一定的宽慰作用，减轻她们对疾病的恐慌与紧张情绪，增强战胜病魔的信心。有些疾病可通过摩巴的巫医两用的方式得以缓解或治愈。拉祜族的摩巴除掌握着丰富的宗教知识外，有的还具有一定的历法知识、草药常识和医术。因而，他们在为病人举行占卜、祭祀、驱魔、招魂、祈求各神灵保佑等仪式的同时，有的还用气功、推拿穴位、用草药单方给人治病，具有现代心理疗法和药物疗法相结合的某些特征。比如摩巴能治的病就有咳嗽、感冒、接骨、刀伤、毒蛇咬、停食、解毒、痢疾、打胎、妇科等。❷

2. 宗教文化对拉祜族妇女健康的消极影响

恩格斯说：“一切宗教都不过是支配着人们日常生活的外部力量在人们头脑中的反映。……宗教是在最原始的时代，人们关于自己本身的自然和周围的外部自然的、错误的、最原始的观念中产生的。”❸ 始于原始时期的拉祜族原始宗教，使拉祜族人民对人类生理认识产生了与科学对立、不正确的观念，这样的观念影响着许多拉祜族妇女，并对其产生不利的影响：

第一，拉祜族带有宗教色彩的生育观，妨碍了他们对生育行为的正确认识。由于教育水平的低下和根深蒂固的传统神灵生育观念，致使拉祜族妇女

❶ 戴维·波普诺著，李强等译：《社会学》，中国人民大学出版社 1999 年版，第 453－454 页。

❷ 思茅行署民族事务委员会编：《思茅拉祜族传统文化调查》，云南人民出版社 1993 年版，第 17 页。

❸ 马克思、恩格斯著：《马克思、恩格斯选集》第 3 卷，人民出版社 1995 年版，第 354 页。

对现代医学知识产生一种排斥或将信将疑的态度，进而影响了妇幼卫生知识在拉祜族地区的传播与普及，导致他们缺乏基本的生理卫生知识和必要的妇幼保健常识，当她们在怀孕、生育或抚养婴儿过程中遇到各种病变时，往往不能采取科学的态度和求医治疗方式进行处理。拉祜族产妇遇到难产时，传统的神灵生育观认为：这是产妇怀孕时不小心闯到了难产鬼，所以，便让产妇背上扫把赶鬼，或请巫师驱妖除魔、祈求神灵帮助。这样往往会延误产妇及时治疗的时间，轻则使产妇遗留下许多疾病隐患，重则致使产妇失血过多造成母婴死亡的惨剧。再以对婴儿的抚育为例。当婴儿生病时，有的父母并不及时把婴儿送往村、乡卫生院或其他医院治疗，而是请摩巴巫师举行辟邪驱鬼仪式，导致许多可以及时治疗的小病拖成重病。

第二，宗教对妇女心理健康会产生极为不利的危害作用。拉祜族社会里有一些限制妇女行为的禁忌，如：怀孕的妇女不能摘果子，否则果子会变酸；孕妇不能进佛堂；大年初一妇女不能串门子，否则主人家的牲畜会产母仔多，公仔少；……这些禁忌不同程度地反映出了对妇女歧视或戒备的心理。这样的禁忌不仅降低了妇女的地位，还容易使她们产生自卑心理，极大地危害了拉祜族妇女的身心健康。

二、经济因素对拉祜族妇女健康的影响

经济发展水平直接关系着妇女健康状况。经济发展促进了女性健康的整体水平的提高，但处于不同社会阶层、不同民族的妇女，其健康状况存在着差异。

在全国的贫困县——澜沧拉祜族自治县，贫困问题仍然很严峻。2004 年，澜沧县地方财政收入 4250 万元、财政支出 30350 万元，财政自给率 14%，农民人均纯收入 848 元，农民人均有粮 318 公斤，还有贫困人口 34 万人。[1] 2004 年 7—8 月，笔者参加“中国西部省份社会经济发展与监测”项目时，曾到过澜沧县的谦六、雅口、糯福、惠民 4 个乡，走访了 5 个村。大多数拉祜族村寨人民的生活水平还在温饱线上徘徊。一年的收入勉强能维持一家人的温饱，生病对于他们来说犹如天灾人祸。对多数拉祜族地区现阶段发展程度而言，传统农业模式还占主导地位，劳动力就是致富的能力。疾病直接影

---

[1] 高梦滔、姚洋：《性别、生命周期与家庭内部健康投资》，载《经济研究》2004 年第 7 期。

响着人们的身体健康，造成劳动力减弱，影响家庭经济增长。妇女是家庭的主要劳动力，特别对于男性外出打工的家庭，她们承担着较重的家务和生产劳动以及养育子女的责任，是“两种生产”的主力。但贫困常常使她们缺少医疗卫生资源。

由于经济发展的严重滞后，澜沧县的一些拉祜族地方还停留在温饱阶段，卫生设施、卫生用品极为短缺，连最起码的卫生用具、脸盆、毛巾等物品也有混用的现象。许多不良的卫生习惯依然存在，例如：不习惯经常洗澡、洗脸、洗手等。在一些拉祜族村寨，人们很长时间不洗澡，不换洗衣物。由于女性的生理构造差异，在不卫生的情况下比男性更易感染疾病。妇女的月经期、孕期、产期、哺乳期都要注意卫生保健，否则容易引起各种妇科疾病，如：乳腺炎、生殖道感染、尿瘘等疾病。有些疾病还会影响下一代的健康成长。

女性往往是贫困中的贫困者。女性的贫困常常与她们对资源的占用、权力、地位等因素错综复杂地交织在一起，而这种状况又使她们在对抗疾病时更脆弱。在拉祜族社会里，受到传统的性的“沉默文化“的影响，她们较男性更少参加社会活动，例如：村民小组会、各种科技知识宣传会和卫生宣传会。问卷调查显示：有 43.62% 的拉祜族妇女对自己的妇科疾病抱消极、沉默的态度。这样拉祜族妇女，通常不能和男性平等地享有有关卫生保健方面的知识，而这种信息的缺乏必然会增加妇女在健康方面的脆弱性。繁重的家务、较低的受教育程度妨碍了拉祜族妇女接受卫生保健方面的基本知识。

三、环境因素对拉祜族妇女健康的影响

环境是人类生存和生活的基本条件之一，是人类提高生活质量和身体素质的基本保障。居住环境是人类生存最直接的环境，生活环境的优劣在促进或减弱人体健康方面起着重要的作用。拉祜族家庭模式为男主外女主内，传统角色定位使绝大多数拉祜族妇女留守家乡，活动于居室，居住环境状况对妇女健康影响显然要比男人大得多。澜沧县的拉祜族大多居住在中缅边境的山区，交通不便、卫生条件差是他们生活环境的特点，这对妇女健康造成不良影响。此外，特殊的地理位置使澜沧县成为毒品流入的通道，毒品的泛滥给拉祜族妇女的健康带来极大危害。

1. 居室环境与妇女健康

在澜沧县，拉祜族的房子主要以瓦板、茅草为顶，泥土、竹片或砖石做墙体。一般房屋为单门，小窗或无窗。家庭条件好的人家建有厨房，但也无窗子，多数家庭堂屋和厨房不分，屋内设有火塘、锅灶，做饭兼取暖。

由于传统房屋窗小或无窗，房门矮小，阳光不易进屋，空气流通性差。妇女生火煮饭时烟雾弥漫，直接受害于烟熏火烤。长期被火焰熏烤，易患眼病；妇女经常在火塘边吹火，难免吸入烟灰，引起呼吸道疾病，有关研究还表明，经常做饭的孕妇其孩子的支气管病发生率较高；拉祜族喜欢在火塘边烤火、闲聊，习惯随地吐痰，这样极易传播病菌。拉祜族的传统观念中并不反对妇女吸烟，拉祜族妇女也喜欢吸烟，劳累一天后妇女们也习惯于坐在火塘边吸口烟，解解乏。有关的实验显示：母亲吸烟和被动吸烟，其孩子呼吸道患病率明显比不吸烟母亲的孩子高，1 周岁以内最为明显。[1]

在版纳、孟连一带的拉祜族仿造傣族的竹楼，竹楼上面住人，下面关养牲畜。人畜混居，居室内弥漫着牲畜的气味，天气一热，屋内苍蝇蚊子横飞，易感染人畜共患的病，如：绦虫病、布鲁氏菌病（流产）、猩红热等，并且新生儿易感染破伤风等疾病。可见，人畜混居对妇女儿童的健康极为不利。

2. 村落环境与妇女健康

"脏、乱、差"的公共卫生环境是危害妇女健康的因素之一。拉祜族村落多分布于澜沧江两岸的崇山峻岭中，每个自然村一般由二十、三十几户形成，村落里的道路均为自然形成的泥土路，人们没有打扫环境卫生的习惯，村中环境卫生极差。拉祜族自然村里很少有厕所，拉祜族传统习惯为满山遍野"行方便"，猪狗吃了不留痕迹，不习惯打扫，认为这样不臭。并且，拉祜族习惯放养牲畜，牲畜在村中无处不在，村里随时可见成群的猪、鸡在房前、屋后、室内、院坝、村道上游荡、晒太阳。泥泞的道路上、坝上，牛羊猪屎遍地，晴天时臭气熏天，下雨时畜粪夹杂着污泥四处横流，苍蝇满天飞，环境污染极为严重。放养牲畜的习俗对环境污染很大，而拉祜族妇女常常喜于在村道上、土堆上选一处干燥地坐下做针线活、闲聊，不远处躺着放养的猪、鸡，猪屎、牛粪等臭气扑鼻，蚊虫叮咬，有害于健康。

---

[1] 周伟文：《影响妇女生育健康的环境污染因素分析》，载《妇女与环境研讨会文集》2000 年版。

3. 自然地理环境与妇女健康

拉祜族普遍居住在海拔1000米以上的山区或半山区，这些地区山高坡陡，层峦叠嶂，雨量充沛。在澜沧、西盟、孟连、勐海等县的拉祜族都居住在海拔1000～2000米的山区和半山区。❶ 拉祜族的村落分散于大山之中，居住偏僻，交通不便等诸多原因，使许多拉祜族人很少走出山门，大山阻碍了他们与外界的交往和联系。在这里，许多拉祜族人民仍然保留着浓厚的传统观念，一些陋俗弊习制约着社会的发展，影响着妇女的健康。

在现实生活中，交通不便是制约民族地区经济发展的重要原因之一，也是防治疾病的极大障碍。由于山高坡陡，不通公路，妇女有病或病危时，要下山治疗或立即就医抢救十分困难，为此，有的妇女小病拖成大病，有的妇女病危后才急急忙忙送往医院，往往在半路上就死去。问卷调查显示，107位没做过产前检查的拉祜族妇女中，竟有30人选“做检查的地方太远”，占28.04%。选择该原因不去做产前检查的人数排在第二位。

近年来，居住在澜沧江下游祖国边疆的拉祜族人民，深受毒品和艾滋病毒害。澜沧、孟连与缅甸接壤，是毒品流入的通道。源源不断的毒品使越来越多的人染上毒瘾，其中不乏妇女。1994年，澜沧全县共有298名妇女吸毒，少数民族吸毒妇女有283人。其中，吸毒女农民273人，无业妇女17人。她们受教育水平很低，文盲、半文盲258人，小学文化程度10人，初中文化程度27人，高中、中专文化程度者3人。❷ 毒品威胁着个人生命健康的同时，也会传播可怕的病毒——艾滋病。

目前，经静脉吸毒感染艾滋病是我国少数民族群体中艾滋病感染与传播的主要途径。但性传播艾滋病的趋势也在增加。一项对1991～2000年云南思茅地区九县一市高危人群的调查显示：检测15635份血清，检出阳性279例，阳性率1.78%，共有23个民族，其中有8例抗体阳性。279例HIV阳性中汉族占50.54%，傣族占23.29%，拉祜族占9.32%，佤族占7.17%，彝族占3.94%，哈尼族占3.23%，回族占0.36%。相对于汉族，拉祜族等少数民族面临艾滋病风险时更脆弱。因为，他们生活在社会的边缘，是弱势群体。

此外，拉祜族对艾滋病知识了解甚少。2002年云南省红十字会医院、省疾病预防控制中心对澜沧拉祜族自治县的3个行政村进行了艾滋病知识调查，

---

❶ 政协澜沧拉祜族自治县委员会编：《拉祜族史》，云南民族出版社2003年版，第294页。

❷ 葛公尚等著：《澜沧县拉祜族卷》，民族出版社2002年版，第174页。

调查结果显示：村民中，只有18人听说过有关艾滋病预防控制的宣传材料，占总调查人数的3.1%。有关3种传播途径的正确回答率仅为6.4%～8.1%。仅有5.2%的村民知道避孕套可防止艾滋病病毒感染。[1] 在笔者的问卷调查中，240位拉祜族妇女有46位正确选出了3种艾滋病传染的途径，占19.17%。笔者的调查问卷有50份是在澜沧县县城里完成，所以，有关3种传播途径的正确回答率自然比上述调查高。可见，预防和控制艾滋病的宣传活动必须加大力度。

四、改善拉祜族妇女健康的举措

中华人民共和国成立后，拉祜族地区的社会、经济、文化等方面获得很大的发展，科学生育的方法被大力推广，改善了妇女的生育状况，提高了妇女的健康水平。然而，由于生产力水平低下，经济发展缓慢制约着拉祜族社会的发展。传统的弊习和一些宗教观念，阻碍并影响着妇女的健康与发展。“男主外，女主内”的观念也并没有随着社会的发展而改变，它根深蒂固，不仅使拉祜族妇女在传统的村落环境中易感染疾病，而且还让其陷入不利的发展地位，在不同程度上失去了经济参与权、受教育权和接受健康保健等权利。拉祜族妇女权利的缺失，使其在商品经济社会中处于弱势人群中的弱势群体，即：贫困人群中的贫困者。市场经济的发展给主外的男性提供了发展的空间，男主人经济收入的增加，使主内的拉祜族妇女的家庭地位下降，变为次要养家人，从而影响其营养的摄入。拉祜族妇女家庭地位的下降在某种程度上是家庭暴力产生的催化剂。在拉祜族社会里历来没有歧视妇女的观念，但是，外来男权文化和妇女经济自主地位的消失，给妇女带来了不幸。

所以，在市场经济发展的今天，拉祜族妇女的健康问题是澜沧江流域地区社会经济发展中一个不可忽视和亟待解决的社会问题。对此，我们应从以下几个方面来改善她们的健康状况。

1. 树立以人为本的、科学的、全面的发展观

要促进边疆少数民族地区的发展，更要正确认识“发展”，发展的真正含义是人类发展，即以人为本的发展。发展的战略不应只以经济为中心，还要

---

[1] 朵林、李洪、董一凡、江征明著：《云南省拉祜族艾滋病知识调查分析》，载《中国卫生教育期刊》2003年7月，第516页。

以人为中心。党和政府关注人们的教育、卫生、就业、住宅、交通等问题，满足贫困人口的最基本生存需求，使他们脱离贫困，不断达到较高的人类发展水平，享受较高的生活质量和公共服务。西部大开发是西部人民脱贫致富的机遇，要求得发展，不仅要坚持经济建设与人口、经济、环境协调发展的方针；还要坚持经济建设与人民健康水平同步提高，坚持物质文明、精神文明共同进步，物质资本与人力资本开发一起抓，建设一个经济繁荣、人民幸福安康的大西南。

2. 坚持扶贫开发与健康促进并举

对于多数拉祜族地区而言，扶贫是让拉祜族人民走出贫困的第一步，但要使其真正走出贫困，必须根据当地的实际制定并落实保证人民身体健康的卫生保健政策。贫困人口的“资源财力”分有形和无形两种，其中劳力和房屋是有形的。劳力是贫困人口的重要资产，也是人力资本——健康状态，决定一个人的劳动能力。[1] 在帮助拉祜族人民走出贫困时，也应重视在社区进行健康教育、健康服务、社区保健等健康促进工作，让拉祜族人民摆脱“因贫致病、因病致贫、因病返贫”的枷锁。

扶贫工作也应重视妇女的参与，占人口半数的拉祜族妇女是农业劳动和家庭劳动的主力军。科学是农业发展的直接动力。不走科技兴农之路就很难打破传统农业模式，开创新局面。而科技的基础是文化知识的掌握，为此，要大力发展乡村教育，多办妇女文化技术培训班，让妇女在实践中学习科技知识和文化知识，提高妇女的文化素质和思想素质。让更多的拉祜族妇女走出家门，参与经济，提高其家庭地位使其摆脱经济依附的地位，促进家庭健康和谐地发展。

3. 提倡男女平等维护妇女的权益

男女平等国策是我国的基本国策。在党的理论与实践中，男女平等、妇女发展都始终占有重要地位，妇女解放、男女平等历来是中国特色社会主义事业不可或缺的组成部分。[2] 与男女平等国策相适应，我国其他法律也都就男女平等问题做出了相应的规定。拉祜族等少数民族地区的各级政府应将国家维护妇女权益的一系列政策法规落到实处，即真正“赋权于妇女”。在落实这

---

[1] 卡罗琳·摩塞：《资源财力易招损害性和反暴力的理论分析框架》，载《世纪之交的妇女与发展》，南京大学出版社。

[2] 丁娟著：《男女平等基本国策研究》，中国妇女出版社 2005 年版，第 24 页。

些政策法规，维护妇女权益时，各级政府工作人员首先要消除自身隐含着的性别歧视，正确认识“性别”与“社会性别”的概念。男女两性本身只有生物性的差异，妇女之所以成为妇女，男人之所以成为男人，完全是社会化的产物。正确认识到这些，才会理解妇女为什么成为社会中的“弱势群体”，才会发现妇女受到的不公平待遇和男女发展中的不平等权益，才会把妇女视为“发展主体”，而不只是“照顾对象”。

增加拉祜族女性受教育机会，提高拉祜族妇女的文化素质，是提高妇女地位的一个重要内容。事实证明：一个未曾受过教育的妇女，既不善于运用赋予的权益，也不会利用社区资源来保护自己的健康；甚至认为自己地位低、身体差是命中注定的。而一个有着健康意识和知识的母亲，将会自觉而积极地从社区或家庭一级开始，想方设法地改善自身及其家人的健康。[1] 妇女只有掌握了一定的文化知识，解放思想，才能自觉地运用女性享有的合法权益来积极维护自身及家人的健康。

此外，妇女健康的促进活动中，必须强调男性的责任与参与。在现实生活中，男性作为性伙伴、丈夫、父亲、家庭成员、领导人、健康信息与服务的掌握者，他们同妇女健康的改善有密切的关系。因此，健康促进的政策与活动中应倡导男性的责任和参与。

4. 发扬优秀传统文化，有效预防和控制拉祜族地区性病和艾滋病的传播

近年来，以性病、艾滋病为主的流行性疾病在我国的西南边疆地区泛滥，严重威胁着拉祜族这一西南边境跨境民族的人民健康与社会的和谐发展。在我国 HIV/AIDS 经性而传播的趋势在增加。现在我国艾滋病的传播途径逐渐由毒品传播向性传播转移。性病发病率的快速增加助长了艾滋病的蔓延。在澜沧县、孟连县做调查时，笔者在两县的保健院里都听说，已有拉祜族妇女感染了艾滋病。艾滋病对生活在社会边缘的民众和社会下层的伤害最为显著。在面临艾滋病的风险时，少数民族更脆弱，相对于汉族来说，少数民族处于弱势，属于弱势群体。如何在贫困的拉祜族地区有效地预防和控制艾滋病的传播，是个非常亟待解决的问题。

在拉祜族的传统文化中，蕴涵着有利于预防和控制流行性疾病的知识和经验。在拉祜族社会里严格禁止婚外性行为，对有婚外性关系者都有明确而严厉的惩处。这从传统的伦理道德上有效地控制了其性行为方式，有利于控

---

[1] 赵捷：《妇女组织与女性的参与和行动》，载《云南社会科学》1996 年第 4 期。

制以性病、艾滋病为主的流行性疾病的传播。拉祜族传统观念里并不歧视妇女，其习惯法也规定：女儿有继承母亲财产的权利，男子可以继承父亲的财产。从中体现了男女平等的思想，和我国男女平等的国策相一致。有利于保护妇女的权益，发挥妇女在预防和控制流行性疾病中的作用。此外，拉祜族在长期与各种疾病的斗争中，发现和利用当地的草药，并积累了不少治疗经验。拉祜族传统医药中有治痢疾、风疹、肝炎、骨折、妇科疾病等的药方。提倡和发扬这些优秀的传统文化，是在拉祜族地区有效控制和预防流行性疾病的重要途径之一。

（作者单位：思茅高等专科学校社科系讲师）

云南石林生态环境对撒尼妇女健康的影响

韩书平

以石林撒尼人聚集地阿着底村为切入点，通过问卷调查及深入访谈，描述了阿着底村的生态环境及撒尼妇女的生活状况。从人类学视角，结合多方位文化，剖析了撒尼妇女健康与当地的生态环境的密切关系。健康既是妇女发展的基础，也是妇女发展的一个重要指标。在这片生养她们的栖息地，影响撒尼妇女健康的因素是多元的，文章把撒尼妇女健康放到社会、宗教、自然环境、社会适应能力的综合背景下来认识，以揭示影响撒尼妇女健康和发展的各种生态环境及社会文化因素。

一、阿着底村生态环境的实况

阿着底村寨位于石林县的东南部，距离石林县域 24 公里，海拔为 1890 ~ 2027 米，年均温度 14.2 摄氏度，年降雨量为 800 ~ 850 毫米，全年日照 2318 小时，具有“夏无酷暑，冬无严寒，干湿分明，四季如春”的气候特征。阿着底村两面青山环绕，雨季四处冒水，冬春两季水塘干枯，喀斯特地貌和特征非常典型。由于石林县一带多属喀斯特岩溶地貌，森林格外珍贵，而阿着底村的村民们自古重视森林保护，目前，森林覆盖率为 78%，居全县第一位，被喻为天然“氧吧”。全村现有 80 户 337 人，全部是彝族支系撒尼人。土地面积 11018 亩，其中耕地 2214 亩，轮闲地 450 亩，林地 8622 亩，主要以种植玉米、苹果、烤烟为主要经济来源。1999 年该村被列为全省建设生态村的 10 个试点之一，是昆明市唯一的省级试点村。

二、阿着底撒尼妇女的健康状况

撒尼妇女的健康是阿着底可持续发展的重要基础之一，撒尼妇女的健康有利于她们可持续地利用环境资源，发挥当地的资源优势，发展经济。改革开放以前，撒尼妇女的健康问题未能引起当地政府和个人的重视。一方面距离县城路途远，交通不便，没有快捷的交通工具，另一方面当地的医疗卫生条件跟不上先进水平。即使她们身体不舒服，也很难有经费和精力去医院检查、治疗。还有些撒尼妇女即使有病，无钱看医生，只能任其发展，实在撑不住了，就找些民间土方治疗，故有的学者称为“沉默的文化”。调查显示主要影响撒尼妇女身体健康的因素为：1. 劳动强度大。阿着底耕种面积大，以勤劳、热情著称的撒尼妇女，常常天未亮就起床煮饭、喂猪、狗、鸡、牛、干家务、干农活，晚上回来闲暇间又纺织麻线等，每天劳动时间至少 10 小时以上。2. 医疗卫生条件不够完善。虽然目前当地卫生条件有所改善，但是由于乡镇医生人数和医院设施有限，不可能定期为撒尼妇女做系统的身体检查和医疗服务，此外，妇女对疾病的态度受传统观念的影响较重，作为经济载体的她们带病劳作栽种是正常现象，仍是小病拖，直到疾病威胁到生命才会引起她们的重视。近年来，实行农村合作医疗制度，截至 2007 年 11 月阿着底村的参保人数达到97%，这无疑对妇女健康有促进作用。但由于部分女性认为合作医疗实施的报销政策是部分报销，认为钱能省一点是一点，这需要一定的时间来转变思想观念。总之，经济局限、保健意识不强，仍然是保障撒尼妇女健康的一个障碍。3. 农药的污染。阿着底撒尼妇女利用当地传统和生态资源优势把刺绣、彝家乐等第三产业作为当地发展经济的又一增长点，由于村寨没有引进重工业，没有污染源，大污染谈不上，但苹果、烟草、玉米的种植过程中不免要喷洒农药，小范围内存在农药、肥料残留污染，对作为经济载体的部分妇女有身体损害迹象，随机抽样显示：部分妇女例假不规律、早产与喷洒农药、化肥有关，如尿素、过磷酸钙、硝酸。

撒尼已婚育龄妇女的生殖健康直接影响她们的身心健康和生活质量。目前，实地调查研究发现撒尼妇女的健康状况仍令人担忧。2008 年 3 月 28 日，在长湖镇妇联倡导下，石林县妇幼保健院与长湖镇卫生所联合举行已婚妇女生殖健康普查大活动。普查对象：长湖镇 22 岁至 50 岁已婚妇女。普查人数：全镇已婚妇女：3615 人，参加检查的已婚妇女：2913 人，宜政村委（包括阿着底）：397 人。调查显示：1. 撒尼妇女妇科病按病发率高低依次为：宫颈炎、阴道炎、外阴白斑、宫颈癌等，其中全镇查出宫颈癌 3 人。2. 患病主要原因：（1）节育避孕措施的实施，导致部分人感染疾病。宜政村委（包括阿着底）已婚撒尼妇女 397 人中，不足 10% 的育龄妇女戴避孕器，80% 的育龄撒尼妇女带环；部分妇女的宫颈极易被环感染。（2）繁重的体力劳动，尤其农忙季节，高强度的体力劳动对撒尼妇女健康影响尤为明显。（3）生活条件差，如：饮食结构单一，营养不均衡，农忙劳动量大，吃饭不规律、简单。（4）卫生条件差，体现在居住生活条件方面如：厕所、浴室等。（5）自我卫生意识淡薄，体现在洗澡、两性生活等方面。深入访谈的方法对部分妇女进行调查显示：过去对婚育知识、卫生知识的了解程度较低，健康保健知识知晓率低，更谈不上自我保健意识，就医意识和保健意识仍停留在相对落后的阶段。目前有所改善。3. 治病的条件：地处偏僻、交通不便、知识欠缺、信息滞后、语言障碍、经济有限、心理无奈等主客观条件的局限，使撒尼妇女患病不能及时的治疗，现在各种条件都相对所好转。4. 患病年龄结构：宫颈炎患者主要集中在 24～45 岁之间。

目前，石林县卫生系统已经意识到撒尼村寨卫生医疗条件差、医务人员技术水平低的现象，正在逐步对村级卫生所医生进行医疗卫生专业知识培训，强化基本知识和基本技能，提高医疗卫生技术水平和服务质量；妇联和计生部门联合对适龄男女进行婚前培训、计生培训，健康知识培训等，如：创办各种形式的“妇女之家”、“特色家庭”、“卫生家庭”、“绿色家庭” 等与生态环境有关的活动来强化撒尼妇女的健康、环保意识；妇联入村发放健康、保健宣传材料，使妇女们了解和掌握安全、有效的避孕节育新技术、新方法，优生，优育，优教的新知识，防止艾滋病，提高了她们身心健康和生活质量。阿着底村成立了老年协会、刺绣协会、五个文艺演出队等，有时她们唱唱歌、跳跳舞来调节生活、娱乐身心、这些一定程度上也丰富村寨人民的精神文化生活。阿着底村系列荣誉称号：2003 年获“省级文明村”，2004 年获“市级青年文明村寨”，省市县“优秀妇女之家”，“巾帼科技致富示范村”，“民族团结示范村”。

三、阿着底生态环境的改变对撒尼妇女健康的影响

生态资源给当地居民提供了较好的息栖地，但原生态的资源给过去的山寨居民带来不少困惑。如：生态环境与妇女健康的不平衡矛盾，生态资源开发与资源保护的平衡问题等。随着现代化进程的推进，要合理开发生态环境，以促进撒尼妇女健康与生态的平衡。依据社会性别视角，一定程度上承载着繁重家务和田间劳动的阿着底撒尼妇女们的劳动强度，在现代化的媒介作用下，与生态环境互动有积极的影响也有消极的影响，对于影响撒尼妇女健康的原因分析如下：

（一）阿着底自来水工程的建设对撒尼妇女健康状况的影响

过去村寨的水井是集中的，极不方便，每个家庭吃水必须挑水，保守每天至少需要6桶水，更不用说牲畜用水了。20世纪90年代，阿着底实施村寨自来水工程。供水问题的解决，在某种意义上对一直承担着养儿育女、挑水做饭、打扫卫生、喂养畜禽、纺织、缝补、浆洗等繁重家务劳动的撒尼妇女来说，可以从中得到部分解放。由于当地的喀斯特地貌，水质含钙量高，水和面粉的融合度不好，不易做成面条。另外，镇卫生院的医生说2008年3月份的健康普查结果显示，部分妇女外阴白斑与水的钙量有关，但具体数据分析不详。

（二）阿着底沼气工程的普及对撒尼妇女健康状况的影响

过去为解决生活燃料等问题，尤其作为撒尼妇女，在承担着繁重家务和田间劳动的同时也要与家人一起远行15公里以外连续10天左右到山上砍柴。这既破坏自然环境，又无形中增加了她们劳动量。截至2007年底当地沼气池的普及，缓解了撒尼村寨的能源问题。以阿着底村为例，建小型“曲流布料”沼气池59口，站全村总农户的71%，53户实现沼气池、厕所、畜厩、太阳能热水器及浴室节能灶、五配套，共四户列为生态示范户，撒尼人利用沼气方便、清洁卫生、投资少、节省能源等优点找到了经济发展与生态环境保护和建设的结合点，一定程度上改善了村寨人民生活条件，满足了撒尼村寨人们的生产增长和生活需求。

（三）阿着底农业科技的应用对撒尼妇女健康状况的影响

随着农业科学技术的推广，阿着底村结合当地的资源优势，积极引导承担着繁重生产劳动的撒尼妇女传统的思维模式，倡导撒尼妇女学习先进烟草、苹果和玉米的科学管理技术。改变过去生产上广种薄收、靠天吃饭、抵御自然灾害能力极差的现状。以阿着底村烟草为例，集示范、科研为一体的优质烟种植基地，烤烟种植全部按示范区标准如：从育苗、大田规划、整地理墒、施肥等各个环节做到一个标准、一个样子、一个水平、一步到位，育苗实现了100%漂浮育苗、100%良种化、商品化集中育苗。他们实行统一整地、统一籽种、统一育苗、统一施肥、统一移栽的“五统一”模式，这种标准化的种植过程生产效率的提高，使科技真正在农田中转化为生产力，提高了土地的质量和利用效率。调动了农村产业结构调整的积极性。实践证明：阿着底山地不能实行完全的机械化，耕种工序的程序化，繁重的田间劳动并未减轻撒尼妇女的劳动强度，当地撒尼妇女并未从体力上得到根本的解放。

四、撒尼妇女对改善阿着底的生态环境状况的作用

阿着底的生态环境是影响着撒尼人的生存和发展的自然环境和环境状况的总称，当地生态环境保护相对较好，一定程度上与政府的社会控制有关，在家庭中发挥着重要功能的撒尼妇女在当地的生态环境保护中也起到积极作用。

（一）《森林法》的宣传普及，严格的执行力度

依照美国社会学家罗斯的社会控制理论观点，从社会控制角度来看，政府部门针对当地的特点采取的强有力措施，对整个撒尼村寨群众的约束力在当地某种意义上达到了预期的目的。随着社会控制体系的完善，社会环保价值观念的更新，尤其《森林法》的宣传普及，在村寨随处看到保护生态环境的警示牌，尤其是国家公益林区严禁开山采石、放牧、野外用火、盗伐滥伐、擅自开垦和非法征用古用林地等行为，另外当地配有每天20多名山林巡防员的巡山活动，保护生态环境。法律作为社会控制中的最主要的手段，是维护和促进文明的重要手段。撒尼妇女通过形式多样的学习活动，如：绿化星的评选活动，坚决拥护国家的法律制度，参与每年的植树造林活动，以自己的实际行动绿化家园，起到模范带头作用。

（二）村规的规定

阿着底村结合当地实际制定了《村风民规》，其中第四十九条要求：搞好公共卫生维护村容整洁不遍地倒垃圾、秽物、修房盖屋的垃圾碎片及时处理柴草、粪土，按指定的地点摆放。在创建“十星文明户”考核标准中明确细化，其中第五条的卫生星要求：一是定期打扫庭院卫生农具杂物等堆放整齐保持家庭环境的整洁；二是主动打扫和维护本户住房房前屋后的环境卫生；三是自觉养成良好的个人卫生、家庭卫生和公共卫生的习惯；四是不随便的乱扔果皮纸屑，不乱堆粪草杂物。第八条的绿化星要求：美化绿化家庭环境，家庭院落或房前屋后绿化面积均不低于0.5～1平方米或每户有花盆盆景共五

盆；积极完成村里组织的植树种草活动；爱护花草树木不损害公共绿化环境。作为双重身份的撒尼妇女无论在田间还是家务方面都起着不可或缺的作用，她们在家务劳动中主动承担了尽可能的减少、杜绝柴草乱垛、粪土乱堆、垃圾乱倒、污水乱泼、禽畜乱放的“五乱”现象的发生。在整个村寨变迁的过程中，撒尼妇女们思想觉悟也逐步提高，她们将固定的生活污水和生活垃圾排放到指定点，保护和改善了当地的生态环境，加大了可再生资源的循环利用率，她们构建了撒尼村寨独特的绿色环保体系。并且通过废弃物的有效处置，减少了环境污染，生态环境对当地经济生产活动中所产生的废弃物和废能量进行消纳和同化，减少了生态环境中污染物的排放，提高了废弃物综合利用率。

（三）民间风俗、宗教信仰的影响

撒尼村寨生态环境的保护，当地民间风俗、宗教信仰的影响是不可忽视的。“密枝林”作为撒尼男性综合性的原始宗教祭典，规模盛大的民族传统节日聚居地，是祭祀祖先神灵、树神、畜牧神、山神等的地方。这个充满神秘色彩的“密枝林”，除了每年一次连续七日的“密枝节”期间和大年初一、初二全家拜山神保平安的习惯外，全年无人踏至，基本保护完好。而本村寨的“非密枝林”地区是利用木材、放牧、砍柴、建房等取用木材的最佳去处，从生态环境角度来看，受人为干扰频繁，尽管村里的森林管理工作很健全，不断地用人工造林来补充森林用材，使该地的森林覆盖率没有大的变化，但对森林的物种多样性无疑也有着较大的影响。近几年，阿着底村将原来划定的1000亩密枝林保护区扩大到5000亩采取封山育林措施保护生态多样性，种植竹子2000亩疏林地变成了竹林，实现退耕还林还草1540亩。另外通过撒尼人的原始宗教代表著作《普兹楠兹》，它表达了人类必须尊重自然和适应自然的思想，体现了人与自然和谐、生物物种平等的生态伦理观念，对当地的生态环境保护作出重要贡献，也在维护生态系统的良性循环与和谐发展方面起着积极作用。撒尼人原始的宗教生态伦理观，在撒尼妇女推进当地文明进程中愈发显示出其强大的内力，使该地的生态环境在提供撒尼人各种自然资源的同时，为撒尼人提供舒适性环境和精神享受。随着时代发展，现在密枝林的宗教色彩正在为生态保护的色彩所淡化。

石林县长湖镇在决策行为、医疗体制等方面为保障阿着底撒尼妇女的健康提供了客观条件。现代化科技的广泛应用，使阿着底的撒尼妇女们不必依附于以前的生态环境从事体力劳动，但是由于劳动程序的复杂、细化，从某种程度上来说，撒尼妇女的劳动强度并未减轻。撒尼妇女们社会化进程中逐渐树立的环保意识、健康意识，保障了其生理、心理、社会适应性等健康方面的基本权益。在开放的环境中她们增加了自我认同感，她们在保持自身的独特性的同时，也使自身得到了创新和发展。既传承了宗教生态伦理健康理念，又构建了栖息地的绿色环保体系。随着她们自身健康的逐步改善，加快了当地生态环境与村寨的和谐发展，促进了我国西南边疆经济的发展。

参考文献

[1] 舒玉梅. 彝族撒尼人原始宗教中的生态伦理观 [J]. 云南地理环境研究，2005 (17).

[2] 戴波，吕汇慧，周鸿. 喀斯特地区撒尼密枝林原生态文化的生态价值研究 [J]. 中央民族大学学报（自然科学版），2005，14 (2).

（作者单位：云南民族大学人文学院硕士研究生）

四、法律、教育、旅游与妇女健康

少数民族女性健康与生态环境的法律保护

高崇慧　刘　伟

“健康是一项基本人权”是当前世界普遍的一项社会准则，为各国政府所重视。1994 年国际人口与发展大会《行动纲领》进一步提出：“人人有权享受能达到的最高身心健康的标准。各国应采取适当措施，保证在男女平等的基础上普遍获得保健服务”。❶ 1995 年第四次世界妇女大会北京《行动纲领》把妇女与保健作为第三个重大关切领域，提出“妇女有权享有能达到的最高身心健康的标准。享有这一权利对妇女的生活和福祉及参加公共和私人生活各领域都至关重要。”❷ 同时为了进一步促进全体公民公平享有卫生保健，提高全民健康水平，中国政府加大了对农村和贫困地区妇女，特别是边疆少数民族妇女的生殖健康的资金投入，开展各种妇女保健项目。在广泛的范围内开展“关爱女童”、“生殖健康优质服务点”活动，积极与国际机构生殖健康和性别平等领域开展合作，政府的积极行动和有作为的追求为少数民族妇女带来越来越多的健康福祉。本文中少数民族妇女与西部妇女不是同一概念，虽然两者存在交叉，但是少数民族妇女特指我国传统少数民族聚居区的妇女，地域分布以西部为主，特别是我国的少数民族自治区以及民族种类众多的省份的地州基层的农村妇女。

一、少数民族女性健康现状

少数民族妇女健康内容包括以下方面：生活健康、生殖健康、身体健康、心理健康以及保健服务等。

生活健康是少数民族妇女生活所在地的生活环境的卫生、健康以及保障

---

❶ 国家计生委外事司：《’94 国际人口与发展大会文件选编》，1995 年，第 129 页。

❷ 《第四次世界妇女大会重要文献汇编》：中国妇女出版社 1998 年版，第 201 页。

性。当前这些地区出现的最大问题是饮用水的水源卫生问题，虽然少数民族妇女的生活地大都是无工业和无污染的地方，但是随着污染的扩散化和农药化肥的大量使用，以及饮用水的净化基础设施落后和健康意识较低，生活污染处理经验严重不足，使得传染性疾病在少数民族地区的出现传播风险性大增。家庭暴力和艾滋病预防也是生活健康的一种。

生殖健康虽然在少数民族地区有了不少改善，分娩住院率不断上升，而婴儿死亡率大幅下降。然而值得深入研究的是出生性别偏高的现象仍然存在，虽然根本问题并不是经济水平和社会保障的问题，而是传统生育文化与妇女社会地位交互作用的结果。孔子曰：失礼求诸野，而在传统远离政治国家的乡土社会，封建意识的“重男轻女”残余是深远和根深蒂固的。在生存与发展的压力之下，对付危机的方式使得生殖崇拜与英雄主义价值观占据民族生存的战略地位。❶ 均构成“地方性叙述”的特质，成为认知层面不可回避和超越的现实。此外，西部的妇女分娩住院率低于东部沿海妇女，显示了生殖健康的平等和提高还有很长的路要走。

2004 年孕产妇死亡率的地区分布❷ 单位：10 万

≤20/10 万的省、区、市	北京（18.0）、天津（12.2）、辽宁（18.2）、黑龙江（19.4）、上海（10.8）、浙江（14.4）
≥70/10 万的省、区、市	四川（79.3）、贵州（95.4）、西藏（310.4）、甘肃（79.5）、青海（114.5）、新疆（123.7）

身体健康是个粗略性的概括，并非身体的各个器官机能的健康，本文处侧重于患病率以及看病率，女性患病人口高于男性患病人口两个多百分点，❸而少数民族妇女由于医疗基础设施落后以及对于妇科病的看病的忌讳心理，使得患者对小病养成一种拖的做法，对于大病的高昂费用同样是回避成本态度而延误病情大有人在。治疗方式不科学选择使得迷信和土方不计其数，❹ 消极的态度更是导致疾病严重的后果。作为健康的一项自信参数——预期寿命，也可以看得出西部与东部大体差异（限于篇幅，仅截取两组数据）。❺

---

❶ 李晓东：《读书》，三联书店，2007 年 12 期，第 44 页。

❷ 资料来源：中华人民共和国卫生部：《2005 中国卫生统计年鉴》，中国协和医科大学出版社 2005 年版，第 194 页。

❸ 胡鞍钢：《中国地区差异报告》，辽宁人民出版社 1995 年版。

❹ 李小江主编：《让女人自己说话：民族叙事》，生活·读书·新知三联书店 2003 年版。

❺ 同注❷，第 210 页。

2004 年全国预期寿命统计

单位：岁

地区	人均 GDP（元）	排序	预期寿命	排序	男性	女性
上海	34547	1	78.14	1	76.22	80.04
贵州	2662	31	65.96	29	64.54	67.57

心理健康方面，主要从极端的自杀问题展开研究，自杀是心理崩溃后对生活绝望的一种表现，女性心理健康方面的问题比男性多，同时也解释中国在自杀问题上独有的现象：世界范围内男性自杀率是女性的 3.6 倍，唯独中国女性自杀率比男性高 25%，而农村妇女比城市妇女高 3～4 倍。[1] 妇女在社会中的地位较男性要低，承担的家庭、社会压力较大，而在男人强权的大多数少数民族，妇女无疑还成为男人的出气筒，承担着比普通妇女更大的压力，由于缺乏压力释放方式和措施，积垢的压力最后非理性爆发，容易出现不易控制的后果。具体原因多种，有调查显示“自杀妇女的年龄集中在 20 岁至 40 岁之间；婚姻状况多数为有配偶初婚；受教育程度普遍偏低，50% 为小学文化程度；夫妻关系不和谐是导致自杀的最主要原因，其中包括家庭暴力、夫妻矛盾、丈夫有外遇和贞操问题；贫困也是导致自杀的主要原因；另外，精神类疾病导致的自杀在调查中也占有一定比例。”[2]

保健服务不属于疾病治疗的范畴，但是对于疾病的预防，体质的增强以及生活质量的增加无疑起着重要的保证健康的作用。但是在少数民族地区，对于保健服务的需求还处于原始生理需求状态，对于吃苦耐劳、观念落后的少数民族妇女，保健不仅意味着身体不好有病的自卑，而且是一种娇惯，上升为一种道德意识谴责，保健会使她们脱离艰苦朴素的优秀妇女群体和目标，对于她们来说是不可以接受的；再者，物质条件局限是重要原因之一，外加少数民族妇女一贯的任劳任怨和社群对其牺牲奉献的传统要求，对孩子的衣食住行和教育健康投入义无反顾而将自己的需求置于后位。

少数民族妇女健康现状令人担忧，但又没有一剂良药包治所有症状，与其说当前少数民族妇女健康问题受教育、社会、资源及传统的制约，不如说我们的政府对于少数民族妇女健康需求的供给不足，物质供给仅仅是改变一

---

[1] 姜秀花：《农村妇女健康水平和卫生服务利用》，载蒋永萍主编《世纪之交的中国妇女社会地位》，中国妇女出版社 2003 年版，第 371 页。

[2] 高崇慧：《云南省七县市农村妇女自杀状况调查报告》，云南财经大学法学院社会工作教研室，2007 年版。

刻的表象，治本还需要从制度和教育上下手，对于处于弱势主体的制度保护构架价值取向就是要倾斜式的保护。当前医疗资源分布存在相当的不公平，正是中国城乡二元体制下，80%的卫生资源集聚在城市。2000年世界卫生组织在对191个成员国进行的医疗卫生公平性评价中，中国排在倒数第四位。[1]再加长期以来的以经济建设为中心，盲目追求GDP的增长，经济单项贡献少的少数民族地区的妇女同胞自然就处于社会发展的边缘，以及不断地边缘化。外加语言和教育原因，没有多少权利方面的启蒙与抗争，没有去争取多少话语权。从本文写作过程中的数据收集感受到一点，很少有数据是直接以少数民族妇女为调查研究对象的，一来说明少数民族妇女对公共的参与不足；二来说明对她们的关注没有落实到实践之中，亟待社会的人文关怀。

二、少数民族妇女与生态环境

1992年的联合国环境与发展大会通过的《21世纪议程》第24章中，各国政府承诺创造一个新的发展模式，使环境可持续能力同世代之间的两性平等和公正相结合。1995年世界妇女大会通过的《行动纲领》指出，妇女往往起着领导作用或带头促进一种环境道德规范，但她们仍然处于各级关于自然资源和环境管理、养护、保护和恢复政策的制定与决策之外。对于少数民族妇女来说，参与环境决策、享有自然资源的使用和管理比较落后。除此，生态环境的维持对于少数民族妇女的健康起着促进作用，使得这个研究具有双重意义。最后，教育一个妇女可以教育几代人，这是不同于其他主体环保教育社会效果的地方。综合这些使得少数民族妇女与生态环境的关联度大为增加，共同影响，相互促进，为前者的权益维护后者的可持续发展具有现实意义。

伴随着妇女与环境议题的深入，以及《中国妇女环境宣言》表明了妇女对环境保护的热切关注和参与意识，作为这个潮流中的一个分支，当前少数民族妇女完全可以通过她们对目前和今世后代的生活素质和可持续发展能力的关切，在促进可持续发展方面发挥重大作用，当前存在着这样或那样的遗憾，表现在以下方面。

---

[1] 朱俊生、齐瑞宗：《论建立多层次农村医疗保障体系》，《人口与经济》2002年第2期。

（一）少数民族妇女参与生态环境保护不足

1. 缺少专门针对妇女的环保教育和培训

传统的女主内使得妇女很少能将爱好和兴趣放置在社会活动中，对各种社会公益活动难以形成积极参与的热情。目前，需要大力进行环保宣传与教育，不断提高妇女对环境保护的认知，以及发挥她们影响同类人的作用。只有知识先行，观念改变，解放思想，才能发挥少数民族妇女同胞的主观能动性，并且对她们的环境决策能力的提高、权利意识增强产生积极作用，以及对于男女平等的深化具有微妙的心理暗示作用。

2. 环境政策的制定与决策存在不足

2001～2010 年的《中国妇女发展纲要》提出："发挥妇女在环境保护特别是农村环境保护方面的重要作用，提高妇女参与环境保护及决策的程度"表明政府已从扶持妇女具体的环保行为转为赋予妇女参与环境决策的权利。当前环境政策的制定仍喜欢走专家路线，现在到了必须回归群众路线的时候了，只有在政策制定的过程中充分考虑到各方主体的意见和利益诉求才能科学民主决策，也才能完整地贯彻实施，比如在怒江水电站开发过程中，一开始忽略了当地百姓的参与，忽略了环境评估，一味地追求经济效益，忽视可能对当地的生态环境造成的影响以及给当地人及其子孙后代资源带来破坏，故而被国务院紧急叫停。

（二）少数民族妇女对自然资源的享有和管理权

少数民族地区妇女的土地权益易受侵害，主要表现在承包经营权以及承包经营权的继承不平等，少数民族地区在实践中喜欢依据基于他们生活逻辑顺承而下的习惯规则，这些不平等规则适用不仅是对当前我国法律的违反，更是对妇女正当权益的侵犯。尽管从《农村土地承包法》到《物权法》都对农村土地承包中的妇女与男子平等权利进行了规定，但是在一个男权语境与法制化程度不高的老、少、边、穷的村庄里，仍然不时发生。

资源就是一种利益，一种现实收入或者可期待利益，正是由于其利益性使得争夺成为现象，不能因为历史或文化因素就站在男性的立场继续维持他们这一种既得利益。因为对于社会更弱势一点的女性来说，资源就是她们生存的根本，是对未来的依托。

（三）环境恶化对少数民族妇女的危害

伪劣产品的盛行：当前假冒伪劣的商品在城市中找不到市场，于是便向农村以及边远地区流动，借助少数民族同胞们较低的辨别能力，进行劣质品倾销。其中不乏违规生产日用品、再回收的一次性商品、假冒药品等，对妇女健康产生巨大威胁，这意味着子孙后代的健康都受到威胁。

水资源的流动性：虽然少数民族地区基本上没有工业污染，但是由于空气以及水源的流动性使得少数民族地区生活的人不能在工业化时代中独立和保全，基础设施的落后以及健康观念的不强使得她们不公平地承担了污染制造者的“负的外部效应”。

科技推广不足：不少少数民族地区生活仍然沿用传统的高污染、高排放、低节能和低效率的设备和方式生活，比如，上山砍柴作为能源做饭，比如烧山作为肥料种地。应该大力发展清洁能源，推广沼气和太阳能，不仅能满足上述需要，而且保护了生活区周边的环境，有效地促进了生态良性循环。

调查显示职业因素也是比较重要的危害，特别是进城务工的少数民族妇女，由于其文化水平以及急于补贴家庭原因对于工作往往不能很好选择，外加监管部门的疏漏，在化学品和污染性较高的行业如造纸、油漆、印染等工作中，导致生理异常，时间长了，毒素积累多了引发机能紊乱并出现其他综合征、并发症的，这一切都破坏了少数民族妇女的人居环境和环境中的生活质量。

三、法律保护

联系到少数民族妇女健康保护和生态环境状况，可以发现二者的共性，其一：它们都是社会健康的一种，没有少数民族的妇女健康以及生态环境的可持续发展难免陷入一种混乱；其二：两者解决途径的重要通道是妇女地位的提高并将反作用于妇女地位的提高，教育以及社会扶助是重要的方式和保障。其三：两者相互进行交融，提高少数民族妇女健康保护需要注重生态环境，生活环境健康属于第一位。生态环境得到治理能促进少数民族妇女健康状况和生活幸福度。很显然，法律的保护不能缺席。围绕现存法律的保护不足，从滞后以及空缺两条思路对法律应该的作为作个构架，结合最新的法律成果，以达到完善解决上述问题的目的。

在当前发展语境下，西部大开发作为发展战略提升到中华民族长远、稳定发展的高度，对西部地区来讲是难得的大好机遇，但同时也必然会增大人类对自然界影响的强度，会给西部已经相当脆弱的生态环境施加更大的压力。在进行西部大开发的同时，如何更好地保护西部地区少数民族妇女各项权益和她们生活所维系的生态环境同样是很重要的课题。

总之，妇女健康保护和可持续发展都是复杂的社会系统工程，需要政策、法律和科技进步等多种手段予以保障，其中法律是一个极为重要的手段。在经济发展滞后的少数民族地区，这一手段显得尤其重要。加强少数民族地区可持续发展的相关立法，充分利用少数民族地区可持续发展方面的各种环境法律资源，加强法律实施力度，提高少数民族的法律意识，强化监督，不仅对少数民族地区的可持续发展战略具有重要意义，而且也是实施西部大开发战略不可或缺的一个重要组成部分。

（一）从自治组织来看，NGO 对贫穷地区的工作广泛而深入，云南昆明目前就有 44 家 NGO 组织，其中 90% 以上均与环保、戒毒、防艾和妇幼保健相关项目，特别是昆明医学院附属云南健康与发展研究会及张开宁教授，扎根云南，为少数民族妇女生育健康作了大量的研究和实践工作。[1] 正是由于 NGO 组织对活动开展的广泛性和公益性，自发性的灵活组织和将科学与教育传递到乡土社会使得目前在少数民族边区效果和接受度很不错。环保方面，中国环保 NGO 生存现状堪忧，交涉多依靠政府，我国环境最高奖青睐民间公众的这一现象，印证了国家环保总局副局长潘岳的讲话："公众参与环境保护的春天即将到来，中国将进一步加大环保领域公众参与的力度。"[2] 在 NGO 表面光辉的背后，遇到系列问题，资金来源，注册程序，政府管理以及效果评估。在法律的框架下，当前 NGO 组织的资金来源存在困难，除了少数跨国财团建立的基金会有充足的来源外，国内草根 NGO 处于营养不良的状态，这大大局限了 NGO 的功用发挥和社会效应；作为从事非营利事业的民间机构来说，还只有社会团体、民办非企业单位和基金会三个选择，而这三个选择中，在每一种机构性质的登记过程中，都无一例外地存在着"主管单位"的"拦路虎"。当前权宜之计就是草根 NGO 注册为一家"有限合伙企业"，同样可以拿到了营业执照，避开民政部门的琐碎审查程序。最后，在与地方政府组织

---

[1] http://www.ngocn.org/? action - file

[2] http://cn.chinagate.com.cn/news/2006 - 04/25/content_2345752.htm

交往中，NGO 组织如何与他们合作、协调，如何在各自的职责范围内尽职尽责也是个考验。当前我国法律制度对 NGO 机构存在组织、管理空缺，对其发展缺乏指导和规制，对其成立条件没有提供法律标准和依据。对这些公益组织的法律保护就是对他们活动的支持，就是对少数民族妇女健康和环境保护做出努力。响应党的十六届六中全会关于“发挥各类社会组织提供服务、反映诉求、规范行为的作用”落实“引导各类社会组织加强自身建设，提高自律性和诚信度”的精神，按照《国务院办公厅关于加快推进行业协会商会改革和发展的若干意见》（国办发〔2007〕36 号）关于“加快建立评估机制”、“建立行业协会综合评价体系，定期跟踪评估”的要求，建立政府指导、社会参与、独立运作的民间组织综合评估机制，推进民间组织评估工作。

（二）从国家层面来看，当前新的《妇女权益保障法》对妇女健康权利作了新的规定，特别明显的进步就是增加了中国妇女发展纲要，并将其纳入国民经济和社会发展规划。当然，没有特别地区分妇女与少数民族妇女，或许妇女基本法在保护上的一视同仁是为了在整体解决妇女问题的目标框架下，再对主体特别的少数民族妇女作民族性与地域性的“分而助之”。

在教育公平方面“学校在录取学生时，除特殊专业外，不得以性别为由拒绝录取女性或者提高对女性的录取标准。”觉得不足之处就是针对少数民族妇女的上学门槛更需要降低标准和增加适当名额，类似于罗尔斯的分配正义中的差别原则，补偿、互惠和博爱是其价值倾向所赋予和应有的制度内涵。[1]

在生殖健康方面：“地方各级人民政府和有关部门应当按照有关规定为贫困妇女提供必要的生育救助”，“国家实行婚前保健、孕产期保健制度，发展母婴保健事业。各级人民政府应当采取措施，保障妇女享有计划生育技术服务，提高妇女的生殖健康水平”。《计划生育法》也规定了各级人民政府应当对贫困地区、少数民族地区开展人口与计划生育工作给予重点扶持。

生活健康方面：“公安、民政、司法行政等部门以及城乡基层群众性自治组织、社会团体，应当在各自的职责范围内预防和制止家庭暴力，依法为受害妇女提供救助”。

《传染病防治法》规定国家加强基层传染病防治体系建设，扶持贫困地区和少数民族地区的传染病防治工作。这对少数民族地区防治艾滋病工作提供

---

[1] 约翰·罗尔斯著，王沪宁译，上海译文出版社 1991 年版，第 6 页。

了法律规制渊源，对保护少数民族妇女身体健康权利具有积极意义。

救济方面："对有经济困难需要法律援助或者司法救助的妇女，当地法律援助机构或者人民法院应当给予帮助，依法为其提供法律援助或者司法救助"，"妇女组织对于受害妇女进行诉讼需要帮助的，应当给予支持"。同样规定了禁止家庭暴力和性骚扰，结合时代发展丰富救助内涵。对少数民族地区特别是农村贫困群体的现状，按照统筹考虑、积极稳妥的原则，稳步推进生态移民和易地扶贫。对因生态保护失去生存资源或失去劳动能力，无法通过扶贫措施解决温饱的少数民族困难群众，通过社会救助等方式解决温饱问题。❶

资源权利方面："以妇女未婚、结婚、离婚、丧偶等为由，侵害妇女在农村集体经济组织中的各项权益的，或者因结婚男方到女方住所落户，侵害男方和子女享有与所在地农村集体经济组织成员平等权益的，由乡镇人民政府依法调解；受害人也可以依法向农村土地承包仲裁机构申请仲裁，或者向人民法院起诉，人民法院应当依法受理"。

《畜牧法》规定国家帮助和扶持少数民族地区、贫困地区畜牧业的发展，保护和合理利用草原，改善畜牧业生产条件。地方出台的相关法规规章有一个倾向就是惩罚性条款居多，而引导型规范缺失严重，只有将立法中的义务本位转化权利本位，这样才能激发少数民族区域内的人员积极参与，利于当前环保策略和预期效益。

环境保护参与："国家提倡和鼓励为帮助妇女开展的社会公益活动"。发改委也指出，强化进口境外可再生资源的检验检疫及其监督管理，严防掺混"洋垃圾"进入边境少数民族生活地区。

根据《宪法》116 条规定，民族自治地方的人民代表大会，可以依据本法规定的原则，结合当地民族妇女的具体情况，制定变通的或者补充的规定。自治区的规定，报全国人民代表大会常务委员会批准后生效；自治州、自治县的规定，报省、自治区、直辖市人民代表大会常务委员会批准后生效，并报全国人民代表大会常务委员会备案。

依托以上制度，进一步完善规范，衔接乡土社会的心理习惯与民族性，加快少数民族和民族自治地方发展，保障少数民族妇女的健康与环境合法权

---

❶ www.gov.cn/zwgk/2007-03/08/content_545955.htm,2007-3-8。《国务院办公厅关于印发少数民族事业"十一五"规划的通知》。

益，巩固和发展平等、团结、互助、和谐的社会主义民族关系，最终推进男女平等，促进各民族共同团结奋斗、共同繁荣发展。

（作者单位：1. 云南财经大学公共管理学院，教授；2. 云南财经大学法学院硕士研究生）

社会性别视野下少数民族女性的文化知识教育

李　强

马克思曾指出："历史的每一阶段都会产生一定的物质结果，一定数量的生产力总和，人与自然以及人与人之间在历史上形成的关系，都遇到有着一代人传给后一代人的大量生产力、资源和环境，而这一切都会为新一代所改变。……人创造环境，同样环境也创造人。"❶ 社会科学观认为教育是一种社会现象，起源于劳动，是年长一代为了社会的延续和发展，把长期积累起来的生产经验和社会生活知识经验传授给年轻一代，使他们适应劳动和生活的需要，这个循环过程是人类社会的永恒主题，为一切社会所必需的。因为一定的社会的教育是一定社会的生产力、生产关系总和的反映，同时又对它们产生影响和作用。由此可见，社会对教育的影响日益增大，教育能从社会中获得与社会极为和谐的关系，教育会表现出它对社会的更多的积极特征。无论是直接知识经验还是间接的知识经验，只有通过教育途径，才能转化为人在自己所生存的环境中积极健康的行为结果。

一、云南少数民族文化多样性特征

民族是历史形成的，是指有着共同语言，共同生存区域和共同经济文化生活特点的稳定的共同体❷。云南是我国少数民族种类最多的边疆省份。云南省的土地面积为 39 万平方公里，分别与缅甸、老挝、越南等东南亚国家接壤。全省总人口近 4300 万，其中少数民族人口为 1400 万，占全省总人口的 35%，占全国少数民族总人口的八分之一。全省有 8 个民族自治州，29 个民族自治县。全省有 25 种少数民族，其中 15 种少数民族为本省独有民族（含全国少小民族、稀有民族和跨境民族）❸。全省有 8 种少数民族使用着 9 种不

---

❶ 《马克思恩格斯选集》，人民出版社，第 1 卷第 43 页。

❷ 《简明社会科学词典》，上海辞书出版社，1985 年版。

❸ 李强：《文化多样性与英语教学》，中国社会科学出版社 2003 年版。

同的语言文字“彝文、纳西文、藏文、傈僳文、拉祜文、佤文、景颇文、德傣文和西傣文。云南少数民族的分布特点是：大分散、小集中；大杂居、小聚居。云南的自然地理环境和人文环境呈现出立体式的垂直分布。从区域文化看，云南地处东亚亚热带季风区、南亚热带季风区和西藏高原三大区域之间，与之相应形成了南亚文化圈，藏文化圈和中国内陆文化圈相交融的多元性特征。

作为历史形成的云南少数民族有着共同的生活区域和地域经济文化发展的不同特点，同时还具有大杂居、小聚居的族群社会生活特点。云南独特的自然地貌和区位环境，对少数民族的生产生活方式，生态环境以及生产关系的分布等产生了巨大的影响。云南自然地貌独特，东部高原波状起伏，西部山川纵横，形成了动物种类是南北东西交汇的奇特现状，营造出了云南在全国独有的“动物王国”和“植物王国”的生态环境。如，孔雀在傣族的心目中是美丽的象征，寺庙里的狗享受与人平等的“地位”与“权利”，但社会意义上的责任和义务，亦有“吃肉想儿，啃骨念狗”之言语喻体。

从历史文化角度看，云南有距今170万年的元谋猿人的古人类化石文化；有唯一的活着的象形文字和人类最早使用图画文字记录的古乐谱；有保存完好独具风格的古城建筑；还有“苗族山头住、瑶族菁头住、壮族平坝住、汉族街头住”的民居文化，更有“火车没有汽车快、背着娃娃谈恋爱”这样的“云南十八怪”等民间文学的百味芬芳，历史厚重的文化底蕴。

二、云南少数民族地区文化知识教育现状调查

世界上任何一个民族的文化，无一例外的是由本民族的先辈们在历代历史文化传承中经过个人和群体在劳动实践中获得的知识经验，从而逐渐形成本民族的认知模式、价值观念和时空观念。这是人类特有的记忆和产物，也是人类现实灵性的起点。

基于本研究的内容，笔者进行了实地调研，并设计了相关的定量研究文本，笔者选择云南边疆少数民族地区的傣族、景颇族和德昂族女性为研究本体，每一族别被调查的女性为50人，共150人，调研结果统计如下[1]：

---

[1] 下列表1、2、3是作者专为此课题研究而设计的问卷调查。

中国云南少数民族女性文化知识教育调查问卷1

题号内容	民族	备选项			
1. 你认为有机会和条件，你愿意继续参加文化知识教育吗？		很愿意	愿意	随便	不愿意
	景颇族	20	23	0	0
	德昂族	37	13	4	1
	傣族	10	30	3	0
2. 你目前最想实现的目标是什么？		子女上学就业	增加经济收入	外出务工	在家务农
	景颇族	23	19	1	0
	德昂族	26	19	0	10
	傣族	24	15	0	4
3. 你认为自己生活的社区存在性别歧视现象吗？		存在且很严重	存在但不明显	时有，时无	不存在
	景颇族	6	12	9	13
	德昂族	2	18	14	19
	傣族	4	8	9	22
4. 在生育方面，你希望小孩是男孩还是女孩？		男孩	女孩	男女都一样	如果可能一男一女
	景颇族	0	0	35	8
	德昂族	2	1	26	22
	傣族	1	1	30	11
5. 你认为少数民族女性在家庭，社会生活方面与汉族女性有什么不同吗？		有	有但不太大	没有	不了解，说不清
	景颇族	2	12	6	20
	德昂族	24	3	8	20
	傣族	8	11	14	10
6. 你最理想的职业是什么？		国家公务员	企事业员工	个体经营者	工人农民
	景颇族	17	1	22	2
	德昂族	14	6	11	20
	傣族	12	2	12	17
7. 你对女性参与本社区的社会活动体现男女平等权益满意吗？		很满意	不太满意	不满意	很不满意
	景颇族	31	10	2	0
	德昂族	43	7	0	0
	傣族	34	2	0	1
8. 在婚姻家庭中，你能体验到男女平等吗？		能	时能，时不能	不能	从来就不能
	景颇族	23	14	1	4
	德昂族	40	12	0	3
	傣族	35	7	0	0

续表

题号内容	民族	备选项			
9. 你认为国家的妇女儿童权益保护法在本地能得到很好的贯彻落实吗?		很好得到	基本得到	根本得不到	从未听说过
	景颇族	8	30	0	1
	德昂族	19	17	6	8
	傣族	20	19	2	2
10. 你认为本地有家庭暴力现象吗?		有很多	有	很少有	根本没有
	景颇族	3	18	15	7
	德昂族	0	2	28	22
	傣族	0	8	27	8
11. 在家庭生活中,你的家庭模式是哪一种?		男方主宰一切	女方主宰一切	男主外,女主内	民主平等协商
	景颇族	9	2	15	17
	德昂族	12	1	5	35
	傣族	0	0	9	32
12. 你所在的社区定期举办“女性生殖健康知识’讲座吗?		定期举办	偶尔举办	从未举办过	从未听说过
	景颇族	6	30	4	1
	德昂族	22	28	4	1
	傣族	4	32	2	5
13. 当地妇联干部经常深入你们当中开展妇女维权工作吗?		经常	定期	很少	从来没有过
	景颇族	22	3	17	1
	德昂族	33	7	8	2
	傣族	18	0	16	9
14. 你认为儿童失学、辍学的原因是什么?		男尊女卑的观念	经济原因	A 和 B	女孩读书能力不如男孩
	景颇族	1	35	7	0
	德昂族	0	50	1	2
	傣族	0	40	2	1
15. 你认为提升女性社会地位的主要因素是什么?		国家政策和法律	女性意识增强	女性自强自立	A、B 和 C
	景颇族	21	5	7	10
	德昂族	16	3	8	28
	傣族	10	7	14	13

中国云南少数民族女性文化知识教育年龄调查表 2

年龄段		1~10岁		11~20岁		21~30岁		31~40岁		41~50岁		51~60岁		61~70岁		71~80岁		81~90岁		91~100岁		100岁以上		总人口数	
性别		男	女	男	女	男	女	男	女	男	女	男	女	男	女	男	女	男	女	男	女	男	女	男	女
民族	傣族	1868	1245	2253	1502	3730	2488	2360	2359	2357	2356	1204	1865	995	1492	622	932	326	606	177	299	10	15	15942	15149
	景颇族	259	173	314	210	433	432	325	324	324	325	195	237	190	156	97	119	58	71	26	28	5	16	2226	2101
	德昂族	64	42	76	52	105	108	82	82	79	81	58	48	38	47	26	27	15	17	7	9	2	3	552	516
合计		2191	1460	2643	1764	4268	3028	2767	2765	2760	2762	1457	2150	1223	1695	745	1078	399	694	210	336	17	34	18720	17768

中国云南少数民族女性文化知识教育年龄及程度调查表 3

年龄段	1~10岁		11~20岁		21~30岁		31~40岁		41~50岁		51~60岁		61~70岁		71~80岁		81~90岁		91~100岁		100岁以上		总计	
性别	男	女	男	女	男	女	男	女	男	女	男	女	男	女	男	女	男	女	男	女	男	女	男	女
幼儿	傣族		513	430																				
	景颇族		46	40																				
	德昂族		11	10																				
小学	傣族		685	560	413	338																		
	景颇族		72	58	72	62																		
	德昂族		17	25	20	25																		
初中	傣族				619	507																		
	景颇族				72	86																		
	德昂族				15	18																		

续表

年龄段	1～10岁	11～20岁		21～30岁		31～40岁		41～50岁		51～60岁		61～70岁		71～80岁		81～90岁		91～100岁		100岁以上		总计	
高中	傣族			196	180	170	140	75	70	54	55	32	25										
	景颇族			55	50	78	95	62	68	65	60	20	21										
	德昂族			12	13	21	22	7	6	3	2	1	2										
大专	傣族					67	57	125	111	105	133	38	29										
	景颇族					25	27	67	58	39	36	18	17										
	德昂族					12	11	7	8	3	4	2	5										
本科	傣族					96	90	106	130	15	86	69	86										
	景颇族					20	21	28	24	31	26	15	17										
	德昂族					9	8	4	2	2	1												
本科以上	傣族							7	8	2	3	1	2										
	景颇族							2	1	4	1												
	德昂族																						
合计	1344	1123	1474	1279	498	471	490	486	323	407	196	204											

三、调研数据分析

从调查问卷1中反映出：（1）不同的少数民族族群，因其生产劳动环境和生活环境的不同，对接受新观念的容纳程度也不一致。（2）受汉文化意识观念的影响和浸入程度不同，如，傣族受汉文化影响程度远超过景颇族和德昂族；而景颇族受汉文化意识又超过德昂族。（3）由于不同的民族受外来的文化影响程度不同，因而逐渐形成的思维定式也存在着十分明显的差异，最终导致语言传达模式和行为模式也不一样。在一定程度上，调研结果发现：越是远离城市较远的族群，对自然生态环境的保护意识以及自我健康意识越强，尤其在“防艾禁毒”方面，表现得较为明显，或许是无意识行为结果，或许是对外来文化的“抵制”。虽然这些民族地区的经济文化、教育程度处于欠发达的水平层次，但客观上却实现了“阻拦了现代化进程对自然生态环境的破坏”。调查问卷2中说明边疆少数民族地区的男女人口发展比例总体趋于平衡。人口的稳定发展，有利于环保，有利于健康环境的构建，同时更有利于构建和谐社会，逐步推进社会经济的发展。调查问卷3说明在教育程度方面，调研结果表明：（1）越靠近城镇的少数民族族群，受文化知识教育程度相对较高，反之，其教育程度相对较低。（2）近些年来，出现一种特殊的现象：在傣族和景颇族中有一定比例的家庭“因富辍学”，“女性受教育程度相对高于男性”。（3）远离城镇的族群和接近城镇的族群的女性受教育人数及程度不及处于山地与城镇之间的“中带族群”。

四、结　论

通过此选题研究，笔者感悟到少数民族的健康与生态环境问题越来越成为民族社会发展的主题，尤其是少数民族妇女的健康与生态环境。因为女性教育关系到几代人的问题，绝不仅仅是一代人的问题。因此，少数民族妇女的文化知识教育的程度和水平在传承文化，保持族群成员的身心健康，保护生态环境以及推动民族地区的可持续发展中发挥着不可替代的功能作用，产生着积极的意义。

参考文献

［1］简明社会科学词典［D］. 上海辞书出版社，1985.

[2] 李强. 文化多样性与英语教学 [M]. 中国社会科学出版社，2003.
[3] 任钟印. 夸美纽斯教育论著选 [J]. 人民教育出版社，2005.

（作者单位：云南民族大学外语学院英语专业教授　博士）

民族体育运动对少数民族妇女健康的影响

武林俐

生态人类学强调人—地关系的复杂性。人类同土地、气候、植物以及动物之间的关系经历了从接触到影响的过程，同时，环境中的各类元素也相互地作用于人类。生态人类学研究人类塑造环境的方法以及相应的环境中的各类关系如何造就人类的社会、经济和政治生活。总之，生态人类学试图找到一个关于人类社会以及作为对特定环境条件调适的结果——文化的唯物主义的解释。

在人类发展的历史长河中，体育运动与人类的活动一直存在着极其紧密的联系。现代的体育运动变化万千，人们也不仅限于对体育肢体动作的视觉欣赏，而且还要在精神层面要求日渐加强。因此迫使我们必须从新的视角查看体育运动的根基，发掘体育运动更深层次的文化内涵。而我国是一个拥有悠久历史、灿烂文化和众多民族的国家，少数民族传统体育文化的资源又十分丰富。本文旨在从生态人类学的角度来看少数民族体育运动对少数民族妇女这一特殊群体所起到的积极而健康的作用，亦是对继承和发展少数民族体育运动的补充。

一、民族体育运动产生的文化背景

（一）生存的需要

原始民族部落由于生产力低下，生活艰难、简陋，饱受野兽侵袭和病饿折磨，必须依靠采集、狩猎、捕鱼等活动来维系各自的生存和繁衍。在长期的采集、狩猎、捕鱼等生产活动中总结了一系列的经验，其中的一些生产活动演变而形成了以后的民族体育项目。这些民族体育活动内容都直接反映了当时人们生存、生活、生产的需要，是生存能力的具体体现，是生产、生活的组成部分。

例如蒙古族独特的狩猎工具——布鲁，最早也是用来打击飞禽走兽等动物的，被击昏或被打死的动物，皮毛完好。为了准确打击猎物，掌握打布鲁的娴熟技术，猎手们经常练习和进行投准、投远比赛，逐渐使这项古老的狩猎生产活动演变成现在的投掷体育活动。

（二）生产劳动方式

我国各民族在长期的生产劳动过程中，人们需要掌握一定的生存技巧、技能，所以出现了生产和娱乐相结合的多种运动项目。这些运动项目一般都体现了一定的劳动方式。例如我国松花江、乌苏里河流域的赫哲族，世代以捕鱼为生，这种生活方式要求他们有过硬的捕鱼技术，而他们的捕鱼方法是叉鱼，通常从小就开始练习，由于对该项技术的看重就形成其特色运动项目——叉鱼比赛。

战争的产物。对野兽、对其他人群的进攻和自卫是人类原始社会活动的重要内容之一。随着部落的出现，产生部落间的利害冲突，有时需要武力解决。为了争夺生存空间、祭祀牺牲，或为了复仇就出现了原始的战争。随着历史的发展，由于各民族间的社会发展程度不同，生产力水平相差较大，一些较为先进的民族为了自身的生存、发展，掠夺他族的人口、财产、生存空间来充实，强大自身。而其他民族为了防范外来侵略，保护族人利益，就开展自卫自救。射箭、击剑这些现代民族体育运动项目都是起源于古代战争。

宗教信仰。中国民族众多，宗教信仰各具特色，历史久远。我国各个民族都有着自己的宗教信仰，宗教不仅是一种个体信仰，也是一种民族文化现象。体育与宗教关系密切，几乎大多数少数民族体育运动都寓于民族宗教活动中。如：拉祜族，由于历史原因，其宗教信仰有原始宗教、佛教、基督教和天主教，其中原始宗教在拉祜族整个信仰中较为广泛和深远。宗教信仰的多元化趋势使得拉祜族的民族体育运动也表现得五彩缤纷，颇具特色。

又如白族“本主崇拜”是其宗教信仰的主要形式，将凡是他们立过功、作过贡献的人，均视为自己的保护神加以崇拜。为了对他们进行祭奠，白族每年都要举行“绕山林”、“火把节”、“蝴蝶会”、“海灯会”等体育活动。

养生保健的要求。古人在与大自然的长期斗争实践中，逐渐体会到一定的动作、呼吸及发音的声调，可以调节人体的某些机能。当时由于生产力水平极低，生存环境又非常恶劣，出于本能的生存需要，人们不得不从最简单的行走坐卧中寻找自我调节、恢复体力的良方。少数民族十分喜爱并流传至今的体育运动项目——秋千，就是各族妇女锻炼身体、活跃身心的体育活动，具有很强的强身健体之功效。土族的蹬棍，简单易行、不拘场地，是土族人民中喜闻乐见的体育活动，尤为土族小伙子喜爱，蹬棍活动产生于劳动之余，目的就是增强体质。

二、民族体育运动产生的生态背景

地形。土地在体育运动中的主要功能是作为运动场所。一个地方地形的起伏，地势的高低，直接影响到开展体育运动项目的种类和规模的大小。一般在大面积地势平坦的地方，适合开展大范围群体性的体育运动项目，主要是空间上的横向扩展。例如，在我国内蒙古高原及新疆东北部阿尔泰山脚下开阔地区，较为流行游牧民族（内蒙古，哈萨克族等）的赛马运动，就属于长距离、速度和耐力相结合的运动，参加者可达到数千人，场面宏大，热闹非凡。在地势起伏的地方，尤其在高山地区，适合开展攀登类的体育项目，体现了空间上的纵向延伸。例如，贵州东南部山区的及壁运动，就是苗族聚居区人们传统的爬山活动，怒江两岸居住的傈僳族的爬绳运动，主要是借用绳索爬上高峻险要的山峰，先到者为赢家。这些项目集力量与技巧于一身，充分体现了人类对自然环境的征服心理。

气候。气候因素主要是决定了体育运动项目举行的时间及所用工具选取难易的程度。我国大部分属于温带和亚热带季风气候，雨热同季。春、夏季各地区少数民族忙于农事，这时的运动项目往往在劳动场所进行，规模也较小，而且简单易行，就地取材。通常是由田间地头的即兴节目发展而来。例如，我国广东、广西、湖南交界的瑶族聚居区，传统运动项目打泥仗，就是在田间地头相互投掷泥丸娱乐；傣族的跳草垛也是在田间休息的时候进行的比赛。秋收过后一直到整个冬季结束，全国大部分地区进入农闲时期，各民族有时间进行精心策划，举行规模较大，器具也必须特别准备的运动项目。例如，贵州侗族的“打火把”就是在秋收之后进行，需特别准备长约 1 米的大量木棒，互相投掷。在我国北方地区气候的大陆性特征较强，夏季晴朗少雨，适合在空旷地举行各项运动。这些项目一般参加人数较多，器具也须精心准备。举行的时间有长有短。长的甚至会形成一些综合性的盛会，同时举行多种活动项目。例如，我国蒙古族的“那达慕”大会一般在夏、秋季举行，这时牧草繁茂，牲畜肥壮，适合同时开展诸如骑马、射箭、摔跤等多种竞赛项目。往往会期在 7 ~ 10 天。

水文条件。在水资源较丰富的地区，人们往往利用这些水域发展与之相关的体育项目，这时水资源通常作为运动的场所或材料而存在，成为活动中不可缺少的组成部分。这类活动多集中在我国东北和南方地区。一般是由水上交通方式或生产方式演化而来。例如，我国云南南部的澜沧江及其支流区域的傣族在傣历六七月就有赛龙舟的传统竞技项目。又如，广、桂、粤交界地区小河流较多，在此居住的京族世代就有养鸭子的习惯，所以就有了潜水捉鸭子的娱乐运动。而我国黄河流域的保安族、东乡族世代用羊反筏作为交通工具，往来于黄河两岸，所以形成了羊皮筏竞赛的水上项目。

生物资源。生物资源包括植物和动物资源，它们主要是作为体育运动不可缺少的工具和对抗对象而存在。这种情况在我国纯牧区表现尤其明显。由于我国草原和高山畜牧区的畜种丰富且数量较大，与之相适应形成了多种特色的运动项目。诸如我国青藏高原地区盛产牦牛，而牦牛主要是作为运载工具被使用，这样在此地就形成了赛牦牛的运动项目。新疆哈萨克族以放牧马、羊为生，从而形成了具有地方特色的叼羊、骑马摔跤、骑马拔河、姑娘追等运动项目。我国东北林区树木茂盛，动植物资源丰富，以狩猎为生的鄂伦春族经常练习捕猎的技能，逐渐发展了与之有关的射箭运动。我国海南黎族生活区竹林较多，以此为工具形成了跳竹竿的体育项目。

区位因素。区位主要指一个事物的地理位置和各事物的联系，是一个综合性的因素。体现在由于各民族分布的地理位置的差异，形成了不同的自然条件和社会经济条件。这些条件相互交织，相辅相成，综合作用。而作为其中一部分的体育文化，表现在各地别有特色的民俗民风中，其外在性突出，更易被人了解。同时地理位置还决定了各种少数民族体育项目扩散和传播的连续性和速度，即运动的普及程度，往往交通便利的地方，该地区的体育项目更容易传播，出现连续性扩散。而偏远和高山地区，交通不便，其运动项目的普及性就小。例如即使同为摔跤，我国不同民族的运动方式和比赛规则也有差异，可分为藏式、蒙古式、彝式、朝鲜式、哈萨克式、维吾尔式等。而且每一种的传播范围和社会认同性不一，像蒙古式摔跤由于其民族区位与外部联系较易，加之历史原因，其知名度远高于其他民族同类项目，社会认同性较高，传播范围也较广。

三、民族体育运动对少数民族妇女健康的影响

世界卫生组织在宪章中曾指出："健康不仅是免于疾病和虚弱，而且是保持身体上、精神上和社会适应方面的完美状态"。健康的概念应包括身体健康、心理健康、社会适应良好和道德健康。

（一）民族体育运动对少数民族妇女身体健康的影响

任何体育运动都是以身体活动的形式进行的，它要求人体直接参与运动，在愉悦身心的运动中承受一定的生理负荷，并在人的体力和人的体内运动能量物质的"消耗—恢复—超量恢复"的不断循环中，促进人的体能发展和体质增强。而强健的体魄是人们满足需要，发展社会生产力必不可少的物质基础。民族体育运动对身体健康的具体好处有：增强体力和耐力；改善睡眠情况；改善呼吸系统和心血管系统的功能，减少患心脏病和动脉疾病的可能性；增强肌肉；有助于缓解疼痛；延缓衰老等。

在我国的体育人口中，男性的体育人口比例远远超过女性的体育人口，城市的体育人口比例又超过乡村的体育人口。因此，丰富的民族体育运动的开展对少数民族妇女，特别是对乡村的少数民族妇女的身体健康、防治疾病无疑是有重要意义的。

（二）民族体育运动对少数民族妇女心理健康的影响

体育运动本身内含丰富的竞技性、艺术性、观赏性，使其富有了强烈的自娱和娱人功能。人们经常进行体育锻炼，就会精神饱满，情绪愉快，尽情地展现自己的体型美、运动美、满足心理上各种欲望，丰富人们的社会文化生活。

民族体育运动对心理的好处有：减轻各种压力和紧张，有助于放松身心；改善睡眠；有助于消除抑郁；更能集中精力等。在我国的乡村，由于医疗技术条件的有限，容易引起对心理健康疾病的忽视。而面对艰苦的环境、家庭的压力时，女性比男性更容易患上心理疾病。这时，各式各样的民族体育活动的开展对她们而言是一个抒发心情，缓解压力和紧张的好途径。如畲族的稳凳、抄扛等项目，不单使直接参与者感到无比乐趣，而且给众多的围观者带来阵阵欢声笑语。

（三）民族体育运动对少数民族妇女道德健康的影响

民族体育运动发展至今尽管以强身健体为目标，但仍必须重视它在陶冶道德情操方面所起的重要作用。因此，按照陶冶道德情操的要求，强调合作精神、友谊关爱、尊重同伴，以及表现意志等，才能使民族体育运动既影响人的生长和发育，又影响个性发展、行为规范和道德修养。

少数民族体育的一些功能如：生态环保功能、教育功能、调解和谐社会关系的功能等，这些功能对少数民族妇女的影响是深远的。女性在扮演母亲这类教育者角色时，对民族文化的传承的贡献是巨大的。因为少数民族体育除了健体强身，维持自己民族的强壮与生存的同时，更重要的是在体育这一特殊的文化形态中，隐存民族的精神情趣，其文化的价值远比社会实践的身体训练重要得多。诸民族文化也越来越多地借助体育运动作为外在的表现形式，使体育运动成为一种民族文化的表现载体。

少数民族体育运动作为文化的一个重要方面，日益受到社会的重视。少数民蔟体育运动特有的丰富内容和诱人的魅力越来越深化，并广受各族人民喜爱，少数民族体育事业具有发展普及的广阔前景。在我国大力发展少数民族体育事业，有利于继承、发扬少数民族体育传统，有利于提高少数民族体育运动素质，有利于发现、培养少数民族体育人才，有利于增强民族凝聚力、团结力和向心力，具有增进民族大团结，促进体育本身和社会经济发展等重要的现实意义。

参考文献

［1］席焕久．体育人类学［M］．北京体育大学出版社，2002.
［2］姚重军．少数民族传统体育文化研究［M］．民族出版社，2004.
［3］王岗，王铁新．民族传统体育发展的文化审视［M］．北京体育大学出版社，2005.
［4］央西．中国少数民族体育［M］．中国画报出版社，2004.

（作者单位：云南民族大学人文学院　硕士研究生）

旅游业对少数民族妇女健康的影响

范向丽　郑向敏　丁秀荣

一、少数民族地区女性旅游从业现状

我国少数民族地区大多位于偏远山区，社会经济发展相对滞后，但由于其地处边远和相对闭塞，这类地区通常保留着相对完好的自然风貌和奇特的民俗文化，如广西、云南、贵州等都是民俗旅游、文化旅游、探险旅游等新型旅游活动的最佳目的地。如今，旅游业已经成为这类地区摆脱贫困、发展经济的首要举措。我国少数民族地区“剩余劳动力的女性化”、“旅游业就业的女性化”以及女性在服务及服务管理的先天性优势等特点，[1] 使得贫困地区的女性在为少数民族地区旅游业的发展做出经济贡献和社会贡献的同时，在家庭中的经济地位、经济作用得到了提高和强化，以四川省丹巴县甲居藏寨为例，该地区女性旅游开发前月收入200～300元不等，现在旅游旺季时月收入在1000元左右，甚至更多。

旅游业在为女性带来经济收入和工作机会的同时，也给其身心健康带来不少负面影响，如，外界文化对其传统观念和文化的冲击，劳动量的增加、休闲时间的减少等都影响着少数民族地区旅游从业女性的身心健康发展。

二、旅游业给少数民族地区旅游从业女性带来的健康影响

少数民族地区旅游业的发展至少从以下几个方面影响到了旅游从业女性的身心健康发展。

---

[1] 范向丽、郑向敏、丁秀荣：《试析女性与旅游扶贫》，载《中华女子学院学报》2007年第6期，第42－47页。

（一）心理影响

少数民族地区女性受教育程度低，见识较少，她们在与游客的接触中很容易产生羡慕或盲从游客的心态，不加区分地接受外来文化，因此她们会盲目模仿游客的生活方式，接受其价值观、人生观和道德观。就目前情况来看，游客的进入对少数民族地区女性的婚恋家庭观、教育观以及对自身文化的理解造成了一定的负面影响，影响了女性的心理健康。

首先，游客的大量进入冲击了女性的婚恋家庭观。形形色色的游客带来的新事物、新观念、新信息不可避免地对我国少数民族地区女性的婚恋家庭观造成冲击，不少民族村落将面临着婚恋、嫁娶及家庭在传统性、稳定性等方方面面的考验，如西藏自治区马尔康县典型的嘉绒藏族传统农区村落西索一村。

其次，旅游发展对少数民族地区女性对待儿童教育的态度也带来了一定的消极影响。刘韫（2007）通过对四川甲居藏寨景区的调研发现，少数母亲由于被旅游所带来的经济收益所刺激，鼓励其子女放弃学业参与旅游接待、讲解等活动以增加家庭收入，[1] 还有一些人认为，由于民族地区传统观念影响，少数民族女性在结婚后就必须待在家中，这对于教育资源是种浪费，其实调查显示，受教育程度与女性的旅游参与度和经济收入是成正比的，女性自身的教育和素质的差异在一定程度上制约了女性对旅游活动、社区事务的参与程度。因此，即使少数民族地区女性依照传统待在家中从事旅游接待工作，受教育依然是必要的。这种只看重短期经济效益而忽略子女未来发展的做法应该引起我国少数民族地区政府关注和重视。

再次，民族旅游对游客需要的过分迎合误导了女性对传统文化的理解。为了迎合游客的需要，一些旅游景点安排村寨的女性表演过于商业化或变异的传统文化节目，误导了女性对传统文化的理解。如由于市场的需求，原来由少数民族妇女手工生产的工艺品就会采用机器制造和批量生产，其结果就是在云南的丽江、大理、迪庆、西双版纳等著名民族旅游地都能看到雷同的、千律一篇的民族工艺品。又如在民族旅游开发中，少数民族妇女在已经改变传统的生活方式和习惯的情形下，为了满足旅游者对其原汁原味的风俗习惯

---

[1] 刘韫：《乡村旅游对民族社区女性的影响研究》，载《青海民族研究》2007 年第 18 卷 第 4 期，第 30－33 页。

的渴求，仍不得不扮演“职业的土著”，将传统温暖化地“表演给旅游者观赏”。这些可以迎合外部文化冲击的商业行为影响了女性对其传统文化的认识，另外，女性是文化传承的重要载体，尤其是女性作为养育后代的重要家庭角色，担负着对子女解释教授传统文化的重要作用，商业化的误导会严重危及传统文化的传承和发扬。

（二）身体影响

开展旅游接待，一方面意味着能增加收入，另一方面在一定程度上也增加了女性的劳动压力。从旅游收入的来源来看，住宿、餐饮、卫生、民俗表演、手工艺品制作和销售等一系列可以收费的服务和经营基本上全部是由女性完成的。此外，受传统观念的影响，多数民俗村寨的居民都认为接待旅游者、服务旅游者是家务劳动内容的延伸（Extension of Domestic Chores），女性理所应当承担绝大多数的面对旅游者的服务，因此出现了“劳务妇女化的现象（Labor Housewifization）”，这导致女性不仅要照顾家里老小、从事农业生产或工艺生产，还要承担为旅游者提供吃、住、行、游、娱、购等方面的服务，这种现象被称为女性“双重工作日（Double Workday）”[1]；此外，与其他行业的女性相比，从事旅游服务业的女性不但没有周末（No Weekends），而且周末往往比平时工作更多、更忙、更累，这种现象在一些藏族村寨的旅游从业女性更是如此，出家是藏族男子获得社会地位的唯一途径，其他活动都是次要的，从事旅游接待的藏族妇女要同时承担放牧、织毛线、挤奶、打酥油、做干酪、烧茶、耕作、拾柴、取水、造墙、照看老人和孩子等重体力活，这些藏族妇女不仅是社会、家庭的主要劳动力，更是旅游接待服务的主要劳动力。

“双重工作日（Double Workday）”现象在很大程度上束缚了少数民族地区的女性发展，她们没有闲暇时间从事自己喜欢的活动，加上“接待游客就是家务”、“做家务就是休闲”的传统观念，因此，这些地区女性的休闲没有得到赋权。因此，旅游的开展使得贫困地区女性的经济状况得到好转的同时，过重的劳务负担和责任对她们的身心也造成了不良的影响。

（三）形象影响

在旅游目的地的各种宣传媒介中，旅游形象多用女性来展示。虽然这些

---

[1] Kristine Mckenzie Gentry. Belizean women and tourism work [J]. Annals of tourism research, 2007, 34 (2): 477-496.

旅游形象给旅游者带来了神秘感、亲和感和安全感，增加了游客对异地文化的好奇和向往，并对十分神秘的异域女性充满了解的愿望，于是，在男人为主导的游客视野中，为迎合游客视野，旅游目的地的女性形象便很自然地凸显了出来，成为了独特民族风情的“形象代言人”，在民族地区的旅游广告宣传中与秀美山水并驾齐驱。如广西的刘三姐、云南的阿诗玛、五朵金花等都是深入人心的民族民俗旅游形象。在全国民俗风情旅游项目中，无一例外地对当地女性形象进行了充分的展示，导游词和宣传词汇中随处可见“美丽的×族姑娘”、“好客的×家妹子”等迎合男性喜好的煽情语言。

此外，少数民族地区的参与性民俗旅游项目更是将女性商品化表露得淋漓尽致。如广西桂林刘三姐景观园内的壮族婚礼中，男性游客以新郎的身份参与，与东道主民族姑娘进行一系列的结婚仪式，举行象征性的婚礼，而新郎们必须“按照当地风俗”支付一定的彩礼才可以“迎娶”美丽的新娘，与新娘饮交杯酒、入洞房，过一次“新郎瘾”。类似于这样的民族婚礼中，男性游客只要支付一定的金钱，就可以在参与过程中购买到愉悦身心的女性伴侣。游客在参与婚礼的这一时间和空间里，陪伴他们的女性是属于他们的。尽管，从业人员的人身权利受法律保护，游客不能为所欲为，但是，其中的交易性质是不可否认的。女性形象在这个交易过程中完全被商品化、物质化。

另外，无论是旅游营销方面的媒体宣传还是旅游活动项目设计，少数民族地区女性勤劳、淳朴的形象已经被外界的商业包装所掩盖，取而代之的是煽情暧昧的画面、广告语言和活动项目，如“印象·刘三姐”中的裸体舞者，部分少数民族地区的婚俗表演等民俗参与项目无不将女性对男性的性别吸引进行了充分挖掘，这些对少数民族地区女性的形象是种利用、伤害或侮辱。

（四）环境影响

少数民族地区旅游业的开展还在一定程度上破坏了当地女性所处的生态环境和社会环境。

生态环境是旅游业持续发展的前提，随着民族旅游的开发，旅游目的地环境不可避免地会发生变化，妇女所处的生态环境遭到污染。民族地区大多山清水秀，生态环境有较好的基础。尽管开发旅游已经被认为是民族地区经济发展中环境代价最小的选择，但是在一些生态环境较为脆弱的地区，大量外来游客的蜂拥而至，依然会给当地社区带来多种生态环境的负面影响。丽江古城近几年来水质不断退化，原因就是过多的客流量对水系自身的净化造成了严重的威胁❶。

此外，我国少数民族地区大多地处国家边境，出入境较为方便，各地游客的大量进入使得该地区流动人口大量增加，为当地的社会治安管理加大难度。因此，贩毒、偷渡、拐卖现象最为集中，诈骗、卖淫现象也随着旅游业的发展迅速增加。黄建军（2000）对昆明旅游犯罪进行的研究结果显示：1998 年昆明火车站派出所共立案 647 起，其中重、特大案件 330 起，一般性案件 317 起❷，其中毒品犯罪最为突出，假币案件、倒卖车票、色情引诱等犯罪案件有上升趋势。孙小迎（2007）则对广西桂东南地区的跨境骗婚现象从国家安全发展角度进行深入的剖析，指出桂南、桂东南正是桂买卖妇女儿童犯罪的重灾区❸，曾经震惊中南海的“3·17”贩卖女婴大案就发生在广西玉林，而这些犯罪事件都严重影响了我国的安全发展。

由以上四方面分析可以看出，少数民族地区旅游业的发展虽给当地女性带来了一定的好处，如家庭地位提高、经济能力增强、个人能力提升等，但是这些女性同时也付出了较大的代价，其在生理、心理、形象、环境等方面的健康发展都受到了一定的负面影响。

三、应对策略

（一）提高女性意识，健全相关制度

1. 提高自我意识，维护心理健康

少数民族地区应该注意提高当地女性的自我意识，使当地女性对自己的文化有正确的理解和认识，能够在从事旅游接待中保持对自身文化的自信心和自豪感，并能自觉地保护自己的文化不被异化或同化。另外，还要帮助当地女性树立正确的价值观、金钱观、教育观等，鼓励当地女性在积极的社会参与中实现自我的价值，而不要盲目模仿游客的行为或刻意迎合游客的需求和欲望，以免在旅游业的浪潮中迷失自我，甚至走上犯罪道路。

---

❶ 王兰：《民族旅游对少数民族妇女的影响》，载《经济师》2006 年第 3 期，第 119－120 页。

❷ 黄建军：《昆明旅游犯罪研究》，载《旅游学刊》2000 年第 3 期，第 60－64 页。

❸ 孙小迎：《国家安全发展中的妇女儿童问题》，中国工人出版社 2007 年版。

2. 健全相关制度，保障女性权益

少数民族地区还应该颁布一些有关规划开发和环境保护方面的条例和规定，合理规划和利用当地的旅游资源，以保护当地的生态环境和旅游业的可持续发展。另外，政府在发展旅游业的同时还应该有效保证女性发展的机会和空间，这不仅需要政府的财力、物力和人力支持，还需要社会各方面的有效配合，[❶] 在传统文化和现代文化的碰撞、冲突和磨合中保障当地女性权益的实现。

3. 鼓励旅游产业化，赋予女性休闲权

农村剩余劳动力女性化、家务劳动女性化以及少数民族地区旅游经营小型化、家庭化等特点使得当地的旅游从业女性同时担负着农业生产、家务劳动、旅游接待三重角色，从而剥夺了女性的休闲权利，对其身心健康造成负面影响。因此，少数民族地区应该在适当保留少数体验式旅游接待基础上，适当促进旅游产业化，一方面可以提高其旅游服务的专业性，另一方面可以减轻当地女性的劳动负担，赋予其休闲权利和发展自我的机会。

（二）消除性别歧视，淡化性别色彩

1. 突出男性东道主角色

东道主社会的旅游接待者主要有：饭店员工、商店营业员、地方陪同导游和景区里定点解说导游等，这些从业人员均以女性为主。国家统计局 2002 年所作的调查表明：导游队伍以女性导游人员为主，男女比例约为 1:2，2002 年全国从业导游人员（131904 人）中，男性导游人员占 34.7%；女性导游员占 65.3%[❷]。而目前少数民族地区旅游从业人员中女性更占绝对优势，许多民族地区旅游景点的导游中很难找到男性的踪影，其实，男性的解说和应对突发事件能力并不比女性差，民族地区的男性在旅游行业中缺乏发挥能力的平台。此外，我国绝大多数民族地区的民俗风情展示中当地男性只扮演了陪衬的、次要的甚至是反面的角色，如“印象·刘三姐”的男主角阿牛哥、一些配角和反面人物（以小丑形象出现的三个酸秀才），始终作为中心形象刘三姐陪衬与反衬。由此可见，男性东道主在民族旅游中被压抑、被贬斥。

---

❶ 周婷：《论藏区旅游对藏族女性发展的影响》，《科学论坛》，2007 年第 6 期：第 76 - 77 页。

❷ 吴晓美：《民族旅游中性别歧视现象的人类学透析》，《青海民族研究》，2007 年第 18 卷第 4 期，34 - 37 页。

2. 增加针对女性游客的项目

民族旅游中的性别歧视另一方面表现在民族旅游的活动设计上只考虑到男性游客的需求和偏好，而忽略了女游客。在上述的民族婚礼中，当付过彩礼的男人们与美丽的新娘兴高采烈地举行婚礼的时候，他们的妻子、情侣却只能坐在旅游设计者事先安排的椅子上，观看自己的丈夫或情侣同自己以外的女人举行婚礼。尽管她们都明白此类活动为娱乐性质，也不会有人对此心怀不满，但旅游开发商完全忽略了女性游客的欲望和需求，但由于漫长的封建社会对妇女的禁锢导致了中国女性含蓄矜持的性格和以男性为中心的习惯，还没有表现出明显的不满和反抗。在性别问题为全球所关注，性别公平观念逐渐为人们所接受的今天，民族旅游开发理念也应当发生相应的转变。女性游客的需求应成为民族旅游开发亟须关注的问题。对东道主社会而言，只有在社会生活中形成合理的性别结构，才能实现真正意义上的社会稳定。

（三）减少社会传媒偏见，构建和谐性别文化

社会传媒对性别吸引的过分渲染和利用使得男女两性的利益冲突在社会中表现得更为明显，当社会传媒用父权制观念压制女性的同时，把主动、正义、正确等一系列“正面”品质规定赋予男性。社会性别对男性本质的种种规范，使得男性和女性都对男性的期望值过高，而对女性的期望值偏低。这不仅加剧了女性对男性的依赖，制约了女性潜能的发挥，也使男性遭受到很大的压力。

少数民族旅游地区也是如此，当地旅游开发商和经营者开发时过分强调对男性游客的性别吸引，因此在设计、宣传、提供旅游产品和服务时也只是从父权的角度出发，将目的地女性作为男性游客的观赏对象、消费对象甚至商品，少数民族地区普遍出现了“旅游形象女性化。比如在民族地区的有关旅游的宣传、广告、电视、书籍、杂志以及各类小册子中，少数民族的女性形象经常被选择作为代表。这种少数民族“女性化形象”有助于提高游客对“异文化”的好奇，并对少数民族地区产生旅游兴趣，特别对代表“民族形象”的具有十足神秘感的少数民族妇女更是充满了了解的愿望。另外，不少开发商只是将当地民族女性形象定位在“美丽”、“奇特”、“迷人”等外在的方面，没有将少数民族女性文化资源作为一个严肃的课题进行研究和深度挖掘，也没有形成一个完整的主题旅游，一些人甚至将女性旅游文化资源的开发与西方地区的色情旅游画上等号。这在一定程度上造成目的地女性和男性

游客之间的矛盾，加剧了双方角色的不平等。

构建男女和谐的性别文化就是要倡导男女两性主体性的平等，在主体性平等的前提下尊重性别和个体的差异性，积极建构符合生命合理性的人文价值观念，追求与重构没有性别成见、没有性别偏见，没有性别歧视，公正而更富有人性的性别文化和社会环境，获取男女真正平等、两性和谐的文化空间。

随着旅游业在少数民族地区的开展和深入，多元文化的渗透和冲击将成为一种不可阻挡的趋势，文化的交融、冲突和碰撞也在日益加剧。因此，贫困地区女性在进入旅游业、走向市场经济的过程中，如何保持发扬本民族的优秀文化，抵御外来文化的冲击和引诱，并在旅游发展过程中发展自我、提升自我、成为贫困地区女性面临的主要问题，也是当地政府、旅游部门亟待解决的问题。

（作者单位：华侨大学女性研究中心，华侨大学旅游学院）

少数民族妇女的发展与竹资源的开发

杨　晶

云南是世界上竹种资源最为丰富的地区之一，少数民族妇女一直是管理和使用竹类资源的主要力量。因为其独特的经济效益与生态环境效益，竹资源近年来得到较快发展，但在对竹资源的开发和利用中少数民族妇女却没有得到相应的发展，反而因为相关项目中缺乏性别视角而趋于边缘化和工具化。本文以云南三个竹类资源开发较为集中的地区作为个案，具体探讨少数民族妇女在男性为主体的现代化进程当中所处的位置及其对妇女的影响，提出应在国家政府与项目的竹业资源开发当中加入社会性别视角，以实现男女两性的均衡发展。

一、研究背景

云南省是世界上竹种资源最为丰富的地区之一，云南现有的竹亚科植物已记载了 29 属 220 多种，其属数占世界 40%，占中国 75%；种数占世界 25%，占中国 50%，特有竹属 10 个以上，特有竹种 100 种以上，特别是大型丛生竹类独具特色和优势。

由于竹子生长快，成林成材早，兼具生态效益和经济效益，已成为地方主导发展的新型绿色产业。2004 年云南省政府提出，将“竹藤产业”列为云南林业八大产业之一。“十五”期间，全省新增竹林面积 100 余万亩，现竹林总面积达 600 万亩。

云南省竹业发展大致经历了三个阶段：第一阶段，1950 ~ 1960 年，主要开展资源调查和分类研究；第二阶段，1986 ~ 1990 年，主要开展资源培育、定向培育、丰产栽培技术研究；第三阶段，1991 年至今，主要开展竹材综合开发利用研究。

据不完全统计，截至 2005 年底，云南省有竹浆造纸企业 8 家，年生产规模 4. 5 万吨，总产值约 2. 5 亿元。生产竹集装箱、车箱底板、竹胶合板、建筑模板、中（高）密度纤维板、包装箱板的企业近 20 家，年总产值达 6. 46 亿元。竹笋加工厂 17 个，年处理竹笋 9. 7 万吨左右，产值达到 1. 2 亿元。全省竹藤产业年总产值达10亿元。“云南竹工业走过了从无到有，从小到大的历程，正向着工业化——规模化——产业化的路子迈进。”❶

云南民间历来就有管竹、种竹、养竹、用竹和食竹的习惯。竹资源的发展在促进地方经济发展的同时，也改变了当地老百姓的生活，其中，少数民族妇女由于是传统上使用和管理竹资源的重要力量，她们的生产生活也发生了巨大改变，这些改变，有的给她们带来了新的发展机会，也有的使她们变得更边缘。因此，研究少数民族妇女在竹资源发展中的角色与地位、分析竹资源发展给她们带来的影响、探讨现代化进程如何通过加入性别视角使男女两性得到平等发展就成为本文关注的焦点。

本文以云南省三个具有不同竹业发展特点的地区为例展开分析。其中A区位于云南中部偏西南，为彝族傣族自治县，竹子是当地的既有林材，2005年底面积达13.82万亩，传统上竹子用于采笋，近年来发展了竹筷制品，并正在筹划建立竹纤维制材厂；B区位于云南南部，境内居住有彝、汉、傣、哈尼、回等民族，竹业收入在当地林业收入中不到1%，但S村却因为地理及历史原因，全村生计以加工竹编农具为主；C区位于云南省西南部，为傣族自治州，居住有汉、景颇、傣、阿昌、傈僳、德昂等民族，竹子是当地人民的生活必需品，从房屋的建盖到日常食用都与竹子相关。

对上述三地的田野调查于2002～2003年完成，❷ 主要通过小组访谈与个别访谈的方式收集资料，访谈对象包括：①各级政府林业部门干部和村乡干部；②竹业生产户中的男女；③竹业发展地区非竹业生产户的男女。相关二手资料于2007年底收集。

二、基本理论框架

自20世纪50年代兴起的现代化理论认为，现代化会提高发展中国家的生活水平，而随着国家经济的发展，社会各个阶层将会共享现代化的益处。但此后20年的实践却表明，妇女不仅没有从发展中受惠，反而地位有所下降。基于此，发展学者提出了妇女参与发展理论（WID），即要使妇女融入全球经济、政治、社会发展与变革的进程中，使她们共享发展带来的成果。这

❶ 摘自《第五届中国竹文化节竹业博览会——云南掠影》

❷ 该调查由温洛克妇女能力建设办公室与国际竹藤共同资助。

一理论认为只要把妇女纳入发展，妇女便能够与男性一样享受发展的一切益处。WID 理论深植于传统的现代化理论当中，其起点是接受现存的社会结构，只是着重于使妇女更好地融入到正在实施的发展计划当中，却并未追究造成妇女地位低下以及受压迫的根源和制度，它在把注意力集中于妇女的生产角色时，忽略了她们在再生产生活的一面，有时候这样的策略对妇女地位的改变并无卑益，甚至加重了妇女的负担。

因此，20 世纪 80 年代，女权主义学者提出了“社会性别与发展”理论（GAD），这一理论认为：社会包括不同的经济社会群体，各有利益与矛盾，透过制度化，强势群体巩固并维持自己的位置和权力，除非取缔这种制度化、规范化的权力架构运作，否则不可能实现社会的公平发展；妇女一直在发挥经济作用，只是现存机制、社会关系把这些参与及贡献边缘化了。

GAD 理论把生产关系与人的再生产关系联系起来，并考虑妇女生活中的各个方面。它把生产与再生产的社会构建作为妇女受压迫的基础，关注社会性别的社会关系，对不同社会中赋予男女两性角色的合理性提出质疑，重点关注是什么造成了妇女的从属地位。它关注的不仅仅是妇女本身，而在于社会性别构建以及对男女两性的特定的角色、责任及期望的指定。同时，它更为重视国家在促进妇女解放上的参与，把它看做是国家提供的社会服务的职责的一部分。

根据 GAD 理论，社会性别运行机制结构化了男女两性的角色和地位，其基本的运作方式如图：

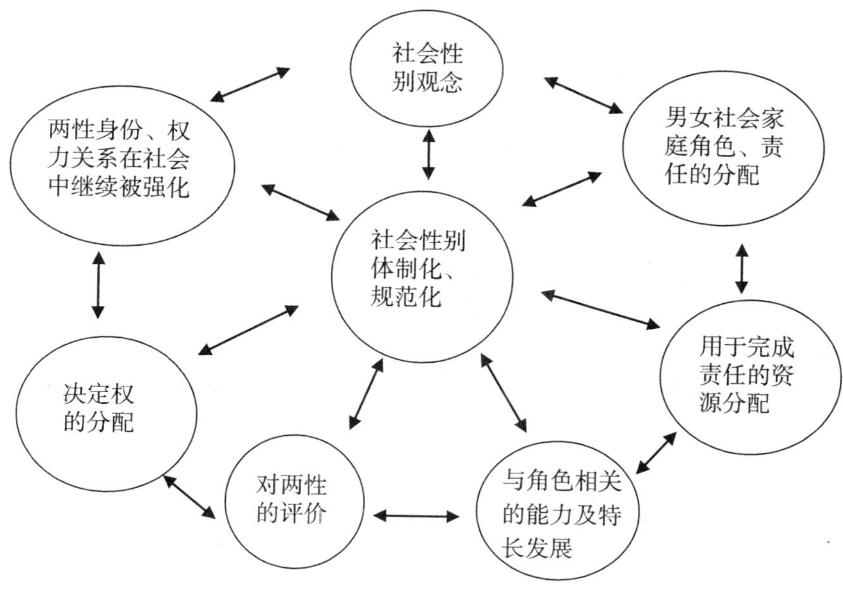

构成社会性别机制的各个要素环环相扣，互相影响，但却不是一成不变的，其中任何一个环节的改变都可能导致整个机制的松动，这是体制改变旧的不平等状况，实现新的公平正义的机会。作为政策的制定者和项目的实施者，在一种新的产业投入发展时，如果公平考虑到在不同群体在其中的发展机会，针对不同环节制定出相应的干预措施，就能保证不同群体公平的发展机会。

就少数民族妇女发展与竹资源发展而言，竹类资源的发展打破了原有的性别分工，带来了新的发展机会，如果新的性别分工仍然依从传统的性别规范，势必带来竹类发展资源的分配不均，引起两性在竹类发展过程中不同的获得，使得边缘群体更边缘，而强势群体更强势。政策制定者与项目实施者应看到这一点，针对竹类资源的发展制定不同的措施，以保证少数民族妇女在其中的公平发展。本文分析侧重于少数民族妇女在竹资源发展决策当中的状况、分工评价以及影响，并由此引出相应结论。

三、少数民族妇女在云南竹资源发展中的决策参与

（一）政府决策：少数民族妇女较少参与

以 A 地为例，当地林业资源十分丰富，但林业产值只占全县国民生产总值的 3.6%，因此县政府筹划充分发挥当地资源优势，培植与竹子为主的林果资源，提高全县林业产值和其在全县国民经济中所占比例。竹资源培育主要通过项目进行，自 1995 年以来，该县先后实施了世界银行第二期贷款项目、速生丰产用材林项目、云南省绿色扶贫攻坚项目和天保工程公益林建设项目，使该县竹林面积增加到 10 万亩。

政策制定与规划主要由县政府进行，县政府还成立了桑竹领导小组，当时任县委常委的县妇联主席出任了组长，但据当地的官员说“这只是个巧合，妇女与竹子关系不大”。

竹资源的发展规划主要是由主管的林业部门制定上报，但在林业部门当中，妇女参与的比例并不高。以 A 地某林业部门为例，20 名职工当中虽然男女比例相当，但能进入决策层的女性并不多，3 个领导当中有一个女性，有大专以上的文凭或中级职称的女性总共只有 4 名。

在乡一级决策部门，妇女的参与比例也不高。乡级政府的重大决策需要

领导班子共同通过，一般决策则是由分管的副乡长决定。但在A地竹资源最为集中的老厂乡，全乡36名干部中总共只有3名女性，乡领导干部当中只有一名女性，她分管的是计生、卫生、民政工作。B地和C地的乡镇也基本如此。受益于中国共产党的干部政策，乡级以上领导班子当中至少都有1名女干部，这为女干部进入决策创造了条件，但是在很多乡，女干部主要是分管计生、卫生、民政、妇女儿童等工作，很少有直接参与经济生产的。

因此，可以说，在政府决策的层面上，少数民族妇女的声音很少能够参与进来。

（二）社区决策：少数民族妇女参与有限

政策项目的宣传落实，通常采取县—乡—村—自然村的由上自下的宣传方式，通过召开会议宣传政策同时确定项目的实施方案。一种方法是A地乡级政府通过召开村小组长会议宣传落实项目，2007年云南省第三届村民自治选举的结果，村小组长一级女性比例仅为2.56%，老厂乡40名小组长全部都是男性；另一种方法是到自然村中组织会议，通常召开户主会，有的村也会要求“能决定的人来参加”，云南农村多为从夫居，户主90%以上都是男性，能代表家庭进行决策的也多是男性，“即使家中当家的是女性，对外还是说男的当家”。

在项目的实施当中，除了资金的扶持外，还包括技术上的扶持。技术培训多以现场为主，承担了项目的农户自愿参与现场培训，据老厂乡的情况，参与培训的农户男性占60%以上。

在社区层面，少数民族妇女参与决策的程度也非常有限。

（三）家庭决策：少数民族妇女参与的程度不一

家庭决策有不同的表现，主要有三种。

（1）男性主导。调查案例大多属于这种情况。这在家庭经济状况比较好、家庭经济的主要来源是竹的家庭当中尤其明显。如A地吉星竹筷厂的女主人原本在镇上开饭馆，生意不错，但男主人认为开竹筷加工厂赚钱，就以家庭积蓄作投入开办了竹筷加工厂。初期女主人继续开自己的饭馆，但到后来却关闭饭馆，回到工厂给工人做饭。整个工厂的管理包括制定和执行管理制度、招聘、生产、销售等重大决策都是由男方负责，女主人只负责管理工人们的生活。老乡竹筷加工厂男主人原先做矿石生意，后来转而经营竹筷加工厂，他包揽了所有重大事件的决策，妻子只负责给工人做饭，他认为女的“什么也不懂”，所以凡事都不必与她商量。在家庭经济状况较差、收入来源主要是竹的家庭当中也比较明显。如A地的一户贫困农户，丈夫腿有残疾，行动不便，家中所有活计都由妻子承担，但丈夫强调妻子没有文化，决策不需要与其商量。

（2）男女两性共同协商。比较普遍地出现在家庭经济在村中属于中等水平的农户中，家庭决策通过男女共同协商来做，虽然是男方主导，由男方提出来商量，但男方认为“没有女方的支持就做不成”。

（3）女性主导。有少数案例当中决策是由女性主导，情况并不完全一样。有的是竹子的开发利用占家庭比重较少，而这种生产又主要由妇女承担，如C地的线大妈以笋壳制作竹帽，整个生产过程都是由自己做主，但她的这一工作基本上是利用从事生产及家务之后的空闲时间，收入也只是“赚点零花钱”；另一种情况虽然决策是由女性做出，竹的收入也是家庭重要收入来源，但在社区层面仍然是男性为主，如C地的小董姑娘，在外出打工的过程中学习到了竹筷的加工技术并获得了销售渠道，回家后开办了竹筷加工厂，整个工厂的管理都是由她进行，她的决策也得到了家庭的认可，但工厂的法人是其父亲，因为其父是户主。

四、少数民族妇女在竹资源开发中的分工及评价

在所调查的三个地区，竹资源开发的产品主要有竹筷、竹编和竹笋等。从这些产品的制作流程来看，男女两性的分工与评价呈现以下几种特点。

（1）女性主要承担体力较弱的环节，体力较强的环节通常由男性承担。评价方面，体力较弱的环节评价较低，而体力需要较强的环节评价较高。如家庭竹筷生产（见图1）的16个环节中挖苗、抬苗、打塘、栽苗、砍竹、抬竹等耗费体力较大的环节通常由男性承担，其中有三个男性独立完成的环节评价是满分10分，而施肥管理、削筷、晒筷、绑盘等环节通常由女性承担，其中最高分为5分，虽然有些体力需要较弱的环节也有男性参与，但这样的男性通常为老人、孩子或行动不便者。

图 1　农户竹筷生产环节分工

环节	承担者		评价	环节	承担者		评价	环节	承担者		评价
	男	女			男	女			男	女	
挖苗	√		10 分	砍竹	√	√	5 分	谈价	√		10 分
抬苗	√	√	1 分	抬竹	√	√	2 分	卖	√	√	3 分
打塘	√	√	2 分	锯竹	√	√	2 分				
栽苗	√		10 分	破竹	√	√	3 分				
浇水	√		10 分	削筷	√	√	1 分				
施肥管理		√	1 分	晒		√	1 分				
				绑盘		√	2 分				

在竹笋生产的 9 个环节中（见图 2），男性主要承担采笋、运输、压水分的环节，而女性承担去皮、煮笋、剥膜、成丝的环节。以男性为主的运输打分到 10 分，女性为主从事的环节最多只能得到 2 分。

图 2　农户竹笋加工流程

环节	承担者		评价	环节	承担者		评价	环节	承担者		评价
采笋	√	√	5 分	去皮		√	2 分	出售	√	√	5 分
运输	√	√	10 分	煮		√	1－2 分				
				剥膜		√	2 分				
				成丝		√	2 分				
				压水分	√	√	1－2 分				
				晒干	√	√	1－2 分				

在竹编生产的 21 个环节中（见图 3），男性主要承担挖塘、砍竹、修枝、锯竹、削篮线、削篮鞘、扭口、插里鞘、插篮线、插外鞘这些环节，女性主要承担起底、编织这样的环节。这一产品当中对男女工作的评价都比较高，是因为该村普通农户的生计以竹编为主；对男性独自承担的选苗、挖塘、栽苗评价较低，原因却是该村基本以老竹林为主，新种竹林较少。

图 3　农户竹编生产环节分工

环节	承担者		评价	环节	承担者		评价	环节	承担者		评价
选苗	√		3 分	破篾		√	10 分	出售		√	10 分

续表

环节	承担者		评价	环节	承担者		评价	环节	承担者		评价
挖塘	√		3分	削篮线	√		10分				
栽苗	√		3分	削篮鞘	√		10分				
修草管理	√	√	√	起底		√	10分				
砍竹	√		10分	织		√					
修枝	√		10分	扭口	√		10分				
锯竹	√		10分	插里鞘	√		10分				
				插篮线	√		10分				
				插外鞘	√		10分				
				找头	√		10分				
				削篾头	√	√	10分				

但也有例外，在有的农户家庭中，女性也承担了重体力的劳动，如农户A男主人是残障人士，行动不便，家中所有的重体力活都由女主人承担；农户B男主人因为担任村干在家时间较少，女主人也承担了全部重体力活。

（2）女性主要承担在家庭附近工作的环节，而在远离村寨、离家较远的地方进行的活动，如管理竹林主要由男性承担。这一标准是出于对女性外出安全的担忧。

（3）女性主要承担技术含量较低的环节，技术含量较高的环节通常由男性从事，如竹筷厂的分工环节当中（见图4），下料、打片、成型被认为是影响竹筷质量的关键环节，技术含量高，需要培训才可以操作，一般都是由男工承担，评价也比较高，成型的价格达到2.5元/件；而包装封口、装袋环节技术含量较低，一般由女工承担，尽管看起来包装封口的评价最高，达到3.4元/件，但该环节相当耗费时间，一个女工一天工作10～12小时，也只能完成6件，男工每天工作8小时，工资普遍都比女工高。

图4　竹筷厂加工流程图

环节	承担者		评价	环节	承担者		评价
	男	女			男	女	
下料	√		1.3元/件	销售	√		
打片	√		1.8元/件				
成型	√		2.5元/件				

续表

环节	承担者		评价	环节	承担者		评价
	男	女			男	女	
消毒、烤干、机器打磨	√		1.3元/件				
包装、封口		√	3.4元/件				
装袋		√					

（4）女性主要参与现金回报较低的环节，现金回报较高的环节通常由男性负责，这一环节的评价都比较高。四种生产方式（见图1～图4）中的销售几乎都由男性负责，只有竹编（见图3）由女性负责，因为当地的竹编产品价格浮动不大，一对竹篮大约有一角钱的差距，男人们认为没闲心为这一角钱去与小贩讨价还价，“女人们喜欢去讨价还价是她们闲着没有事做”。在图1当中可以清楚看出，定价的环节由男性负责，交货的环节由女性负责，是因为家庭削制的竹筷大多只是半成品，还需要送到竹筷加工厂当中打磨装袋，农户一般都有固定送货点，并且竹筷的削制一年四季都在进行，货款也不是每次送货都结；竹笋的销售（见图2）也有定价与交货，但在小组访谈当中村民并未将其分开，是因为竹笋产品是由外地小贩上门收购，每年并不固定，由于流动性较大，除价钱差距大外，有些小贩会使用短斤少两或甚至使用假钞来获取利润，男人们认为“妇女没见过世面，会上这些小贩的当”。

（5）女性主要承担烦琐、要求细致、耐心和耗费时间多、简单重复的环节，男性承担简单、快捷的环节。

如竹编（见图3）加工中，男性负责砍竹、锯竹、扭口这些花费时间很短的环节，而长时间的编织都由女性来做，男性的工作时间只有女性的一半；在竹筷加工厂中，女工负责包装，男工负责锯竹、打片、消毒等，女工每天要工作10～12小时，男工只需要按8小时工作制就可以完成任务。

五、竹产业发展对少数民族妇女的影响

各地竹资源的发展给地方和家庭都带来了经济上的收益，但这些新产品的出现在一定程度上改变了家庭的劳动性别分工，这给妇女带来了很大影响，其主要表现在：

1. 劳动时间增加

以家庭为单位的生产方式中男女都承担了比以往更多的劳动，但是由于分工的不同，男女两性在竹产业中所付出的劳动量与劳动时间并不一致，女性因为承担了较为烦琐细致的环节花费的时间更多。

A 地竹园村以削制竹筷为主，妇女从清晨起床开始，除了做必要的家务、饲养牲畜之外，所有的时间都用于削筷，白天整段时间坐在同一个位置几小时不变，夜晚则边看电视边削，即便是农忙也如此。而男性由于承担的环节不同，尽管体力强度较大，但实际上占用的时间并不多，如砍竹、锯竹都是占用时间不多的，男性仍有足够的时间从事社交及其他活动，竹生产的发展对他们的时间限制并不大。

B 地三家村的生计主要依靠编织竹制品，以编十对篮子为例（参加一次集市交易的产品量，当地农村每 5 天有一次集市），男性承担的环节 2 天可以完成，女性则必须花 4 天到 4 天半。一个年轻的媳妇这样说她的丈夫：“他每天晚饭后都要去打两个钟头的篮球，天天如此。”而这个年轻媳妇吃完饭要料理家务，然后一边看电视一边开始编织。

2. 活动范围改变

男主外女主内是传统的性别分工模式，竹资源的发展挑战了这种单一模式，使妇女的活动范围发生了两种变化。

（1）妇女的活动范围缩小：由于在竹产品加工当中承担了最为琐碎、占用时间最多的环节，妇女被越来越多的限制在家中，夜以继日地工作。而男性由于承担了对外的、一次性的、现金回报较高的工作，继续保持与外界频繁接触，得到更多的市场信息。

（2）妇女的活动范围扩大：在某些地区，妇女通过参与竹产品的生产与销售，扩大了与外界的联络，获得更多信息与发展机会。如按 C 地的景颇族习俗，男性不到集市上进行交易，所以竹产品销售基本由女性负责，妇女通过产品的销售，了解更多的市场信息，并获得新的订单。

3. 社区及家庭地位有一定提高，但与女性付出的劳动不成比例

（1）各级政府与社区都认识到妇女在竹业生产中的作用，但没有相应的政策与机制来公平评价妇女的作用以及保证妇女在竹资源发展当中的参与。

各个调查地政府、社区、访问的家庭都认为妇女是竹产业中的生力军，在竹资源发展中发挥了巨大作用，但与男性相比，对妇女所从事的环节的评价并不高，妇女仍然被排斥在决策之外，并且没有相应的政策与机制来保证妇女在竹资源发展当中的参与。

（2）妇女对日常生活用品及零星用钱的支配权加强，但重大事件决策并

没有明显改变

妇女、老人与孩子参与到竹产品的加工当中，日以继夜的工作量让家庭看到他们的作用，在产品销售的现金支配上，他们也有一部分处分权。如孩子和老人会得到零花钱，有的妇女从事销售手中也会有一些现金方便支配，但这些钱大部分是用于家庭全体成员，花在妇女身上的钱并不多。农户的现金普遍由妇女保管，男人认为“女的不会乱花钱，靠得住”，“要用时找女的拿”，但家庭重大开支仍然需要男女共同决策，并且这种决策仍以男性为主导，调查案例中并没有妇女决定家庭重大开支的情况。

（3）妇女对竹产业的贡献并没有得到公平认可。在竹产业的分工环节当中主要有四个标准：技术的难易程度、获得现金、体力、时间，技术难、获得现金多、耗费体力大、所需时间长的环节评价较高，但四个标准中前三个都是对男性有利的，只有时间看起来是对女性有利，但在访谈当我们却发现，时间以及投入精力作为一项标准，其评价不能超过技术、体力等。如从C地竹筷子加工厂的计件工资来看包装是评价最高的一个环节，但实际上这个环节占用的时间非常多，按正常计算，女工需要工作12～14小时才能完成6件工作，男工只需要工作6～8小时就可以达到这个水平。小董在弄岛打工时曾经有一个月的工资超过了打片的男工，结果被老板扣了200块钱，理由是如果女工工资比打片成型的男工工资高会影响男工的情绪。因此，尽管妇女在竹产业当中从事着更耗费时间、精力的劳动，她们的贡献并没有得到公正的评价。

六、讨　论

（1）经济发展并不等于妇女的发展。通常政策制定者及项目实施者会认为，男女两性同属于一个家庭当中，只要家庭经济发展了，男女两性都会受益，因此不需要将男女的贡献与收益分开来考察。但从上面的分析我们可以看出，男女两性都参与了竹资源的发展，都在当中承担了重要的工作，男人消耗体力，但妇女消耗时间，但是对男女两性承担的工作评价并不一样，评价的标准是朝着有利于男性的方向进行，这使得妇女在竹资源发展当中的贡献被抹杀，不管是男性还是她们自己，都无法看到自己在竹资源发展当中的进步。而男性因为占据了有利的标准，在竹资源这一项新的产业当中，他们的贡献被更加突出出来。因此，经济发展并不等于妇女的发展。

（2）妇女参与发展如果不改变相应的性别文化，只会加重妇女的负担，并边缘化她们的地位。解决妇女在新产业发展当中边缘的一种做法是让妇女参与到新产业的各个环节，包括决策，以及一些关键环节的参与，并在其中增长妇女的能力，但这一做法存在两个方面的问题：其一，让妇女与男性一样参与到生产的各个环节当中，尤其是原先由男性把持的关键环节当中，事实上是承认了男性所从事环节的更高于妇女所从事的环节，这是妇女向男性看齐的做法，男女之间天生具有差异，这种差异有时不可抹杀，问题的关键并不是两性都要参与到所有环节当中，而是两性参与的所有环节都能够具有公正的评价；其二，妇女的角色包括生产角色与再生产角色，妇女由于新产业的发展更多地参与了生产活动，但其再生产的任务却丝毫没有减轻，妇女反而由于新产业的发展而承担了更多的工作，比以前更辛劳了，因此，要在新产业的发展当中加入公平的视角，需要改变传统的性别文化，调整男女两性的生产与再生产角色，在女性更多参与生产活动的同时，也提倡男性参与到再生产活动当中，只有这样，才可能实现两性的协调发展，否则只会加重量妇女的负担，实质是损害了妇女的利益。

（3）先进性别文化的构建需要政府以及项目部门的努力，更需要在社区的宣传与倡导。GAD 理论比较重视国家在促进妇女解放上的参与，把它看做是国家提供的社会服务的职责的一部分。性别规范作为一种社会机制，其形成与改变都是缓慢的，但正如我们在文章第二部分社会性别机制运作图当中所揭示的，任何一种外力的推动都可能促成机制的调整，形成新的性别文化。国家正是担当这一外力推动者的最好角色，在竹资源的发展当中，国家可以通过在政策与项目中考虑性别的因素，在这一特殊资源的分配与使用中加入社会性别视角，从而推动整个性别机制的改变。

但是这一性别机制的改变如果没有相应的社区性别文化作为土壤，并不一定会发生真正有利于妇女的改变，反而可能因为其脱离社区实际而使得参与项目的男女孤立于社区之外，给项目的实施带来威胁。因此，在考虑在政策与项目当中加入社会性别视角的同时，也需要在社区提倡先进的性别文化，通过宣传、倡导等活动从社区的传统文化、村规民约、家庭文化等方面改变社区原有的对男女两性关系的看法，着力创造一个平等和谐的社会环境，使项目带来的改变能真正在社区生根发芽。

（作者单位：云南省社会科学院社会学所）

五、社会环境与妇女健康

艾滋病防控宣传中的社会生态环境构建与少数民族妇女健康

伍琼华

少数民族妇女感染艾滋病比例的逐年增加，说明关注少数民族妇女的艾滋病预防与关怀的必要性与急迫性。由于以往纯医学的宣传内容和大众化的宣传方式与少数民族文化中存在的限制性因素不对称，影响了预防知识在少数民族妇女群体中的普及和知识的有效掌握。因此，利用社会生态学理论，从社会性别与民族的视角出发，探讨在少数民族社会性别制度、民族习俗以及实际存在的教育差距、交流障碍等问题的解决上，建构有效宣传和有效获得预防知识，以及建立开展生产自救、临终关怀、消除歧视的社会生态支持系统，例如开发适宜妇女使用的本土宣传教材，培养本土宣教的人力资源等，最终在少数民族妇女群体中扩大宣教覆盖面与实效性；以妇女为主的小额信贷方式扶持 HIV/AIDS 家庭的经济发展、HIV/AIDS 家庭的看护培训、社区志愿者互助等形式促进妇女健康，成为一个研究艾滋病社会控制行为的新视角。

一、不容忽视的艾滋病传播女性化状况

妇女健康是一个全球必须关注的问题。有关数据证明，中国女性艾滋病病毒感染者和病人与男性的比例在逐渐上升，呈现出女性化特点。据估计，在 1990 ~ 1995 年之间，这一比例为 1∶9，到 2001 年这一比例为 1∶3.4，女性感染者占 19%。而到 2004 年，女性感染者比例已达到 41%。据卫生部报告，在新增艾滋病感染者和艾滋病病例中，从 20 世纪 90 年代初的 5∶1 上升到了目前的2∶1，局部地区达到了 1∶1，[1]男女比差都小于累计的平均数，说明女性艾滋病感染和艾滋病病例的上升速度快于男性的上升速度，男女艾滋病感染和艾滋病病例正向着接近的趋向发展。[2]这与全球日益上升的女性感染率趋势相

一致。❶

根据卫生部门的检测统计和相关人员实地调查结果显示，艾滋病在西部少数民族地区的传播速度非常快，云南、广西、新疆、四川等省的部分少数民族聚居区已经成为艾滋病高发区，全国报告 HIV 感染人数最多的是省份是云南，其次是新疆、广西、广东、四川。❷ 中国少数民族人口只占全国总人口的 8%，但在登记的 HIV 阳性病例中，少数民族占了 36%，艾滋病感染率远远高于汉族，有关资料显示，傣族和景颇族是目前两个艾滋病病毒感染率最高的少数民族。云南的德宏、西双版纳，四川的凉山，新疆的伊犁等地已经成为全国艾滋病防疫和监测的重点。从以下几组数据可以看出其发展趋势：[3]

截至 2002 年底，四川的凉山地区已经从部分高危人群中累计发现艾滋病病毒感染者 1073 例，占四川全省已经检测出的感染人数的 70% 以上。凉山州卫生防疫部门 2001 年底开展的有关调查表明，艾滋病在局部地区呈快速增长的势头，并开始向一般人群扩散，六个重点县社区村民最高感染率为 12.7%，平均为 5.44%；

云南省少数民族地区的情况更为严重，专家估计云南省艾滋病感染者人数已经超过 7 万人。仅德宏州的盈江、陇川和瑞丽 3 县就有死亡报告病例达 1000 多；

截至 2003 年底，新疆已发现 7593 例艾滋病感染者，感染人数居全国第二位，数量增长之快居全国首位；

贵州省在册的吸毒人数为 5.5 万，估计实际吸毒人数为 22 万～44 万，推算贵州省吸毒人员的艾滋病病毒感染人数为 1.42 万～2.84 万。这些地区通过性途径感染艾滋病的数量逐年上升，部分地区开始转向以性传播为主；

---

❶ 美国 1984 年男女艾滋病病例比为 15∶1，到 1999 年上升为 3∶1；泰国 1996 年男女比 5∶1，到 1998 年上升为 2∶1；非洲地区到 1999 年上升为 3∶1；泰国 1996 年男女比 5∶1，到 1998 年上升为 2∶1；非洲地区流行初期的男女比 1∶1，但近年来女性感染者在有些地区已超过男性，如乌干达 15～19 岁女性病例为男性的 5 倍。在 2002 年，世界范围内的女性艾滋病病毒感染者人数的上升速度超过了男性，男女比例首次接近 1∶1。在非洲，58% 的艾滋病病毒感染者为女性。（见 SusieJolly、王英：《中国社会性别与性病艾滋病的关键问题》，内部资料）

❷ 中国少数民族分布范围广泛，但其人口仍主要集中在西部及边疆地区，2000 年人口普查显示，少数民族人口 10449 万，占全国总人口的 8.41%，广西、云南、贵州、新疆 4 个省区的少数民族人口之和占全国少数民族人口的一半以上，在加上辽宁、湖南、内蒙古、四川、河北、湖北、西藏、吉林、青海、甘肃、重庆和宁夏，以上 16 个省区的少数民族人口占全国少数民族人口的 91.32%。而中国民族成分最多的是云南省，分布有 25 个民族，其中包括 15 个特有民族：傣族、白族、哈尼族、傈僳族、佤族、拉祜族、纳西族、景颇族、布朗族、阿昌族、普米族、怒族、德昂族、基诺族、独龙族。（见《中国政府有关民族事务白皮书》. 资料来源：中央政府门户网站，2006 年 4 月 4 日。

虽然这些数据中目前没有明确的关于分民族、性别、年龄的艾滋病病毒感染详细数据报告，但从总体趋势来看，艾滋病病毒已经在非商业性性活动的人群中流行，而少数民族地区目前的艾滋病传播渠道主要是吸毒传播，这一人群以男性为主，感染者基数大，并从家庭外的传播转向为家庭外和家庭内传播，因此少数民族妇女感染比例也处于一个上升趋势。重视社会性别问题（包括引起女性感染艾滋病病毒的潜在原因）成为控制艾滋病蔓延的必然趋势之一。[4] 目前，全世界每年新感染的艾滋病病例中有四分之一在亚洲。对此，2001 年发表的《关于艾滋病毒/艾滋病问题的承诺宣言："全球危机—全球行动"》（2001 年 6 月 27 日）中特别"强调男女平等和赋予妇女权力是减低妇女和女童感染艾滋病病毒/艾滋病的易受伤害性的基本要素"。2004 年以"人人共享"为主题的第 15 届世界艾滋病大会在泰国首都曼谷召开，在"防治艾滋病资源，人人共享"理念中，联合国秘书长安南也特别指出，"提高妇女自我保护能力，抵抗艾滋病病毒"是艾滋病防治中三个值得关注的问题之一。❶

妇女的健康有两个重要的要素，一是健康的权利，联合国世界卫生组织从早年提出的"母亲安全，全家幸福"发展到现在使用的"注重权利的母亲安全"理念，就蕴涵和反映了这个要素的发展轨迹；二是公平性，即不同民族、不同人群、不同性别都应该公平地享有健康。在很多的文化背景下，女童、少数民族妇女的健康更容易被忽视。因此，分析少数民族妇女在抵御艾滋病过程中所处的弱势、原因与所需支持，注意增强妇女预防感染艾滋病病毒/艾滋病的权利，特别是注意宣传知识的给予与环境支持并重，从总体上构建防御艾滋病在少数民族地区和少数民族妇女群体中的蔓延的社会生态环境，提高防治工作的有效性。

二、少数民族妇女有效获得艾滋病预防宣传知识的限制性因素

如同世界艾滋病协会主席 Dr. Joep. Lange 所指出的那样，"在重视抗病毒治疗的同时，要重视与艾滋病有关的信息传播和健康教育，有效的预防手段与医疗保健等措施。"[5] 宣传——向社会公众和大多数高危人群提供有效的预

❶ 另外两个问题是：构筑支持艾滋病预防与治疗的基础设施和加强各层次领导能力。

防手段，已经成为传递艾滋病传播信息和进行健康教育的手段之一。

2004年中国政府发布了《国务院关于切实加强艾滋病防治工作的通知》(国发［2004］7号)，通知认为：目前艾滋病的“防治工作还存在宣传教育不够广泛、疫情监测不够落实、干预措施不够普及、法律法规不够健全、防治力量薄弱、技术手段欠缺、一些地区和部门对防治工作认识不够等问题。为有效遏制艾滋病疫情快速上升的趋势……坚持面向群众、面向农村和经常性宣传教育与重点宣传教育相结合的原则，充分发挥机关、学校、企事业单位和社会团体的作用，充分利用广播、电视、报纸、互联网等媒体，广泛开展多种形式的艾滋病防治宣传教育活动，特别是科普知识宣传教育活动。……”其中，具体规定了新闻宣传、农业、教育、铁路、交通、民航、质检部门、文化、工商部门、卫生部门要会同公安、食品药品监管部门、医疗卫生服务机构、计划生育技术服务机构等不同部门在宣传工作中的具体职责。对此，国务院防治艾滋病工作委员会办公室制作下发了针对城乡居民和大中学生的4种版本的（城市版、农村版、大学版、中学版）预防艾滋病宣传海报，“起到了加大宣传教育力度，营造社会舆论氛围，促进防艾工作深入开展的作用”[6]。

云南作为艾滋病重灾区之一，在2005年至2007年开展“防治艾滋病三年人民战争”中，❶ 教育部门对800万中小学生进行了艾滋病知识教育，把艾滋病防治知识纳入毕业考试必修科目；红十字会的“同伴教育”活动，培养了骨干上千人，宣传志愿者几千人；云南人民广播电台从2003年开始开设广播防艾节目“阳光星期五”；妇联的“小手拉大手”活动，让学生教育家长，在妇女群体中开展“不让艾滋病进我家”活动，进行面对面的宣传教育，解决了几百万人的宣传教育问题。等等这些活动构建了一个全民普及艾滋病防治知识的大环境。云南省委宣传部的一位部门负责人对此评价说：“三年人民战争采取了有力措施，狠抓防艾宣传教育的各项工作落实，广泛动员了全社会力量，基本上形成了全方位、多层次、大规模、广覆盖的防艾宣传格局，3年人民战争由于全社会积极参与，也为推进我省改革发展稳定和全面建设小

---

❶ 2004年，云南省委书记白恩培给中央递交了一个关于德宏、保山地区艾滋病流行状况的调研报告，中央做了认真的批示。12月2日，国务院召开了“12.2会议”，专门听取了云南的汇报，指示各部委要重点支持云南开展艾滋病防治工作。云南省就此提出了“打一场禁毒防艾人民战争”的口号，从2005年开始到2007年为第一轮，2008～2010年为第二轮，在此过程中，形成了“政府主导、部门负责、全社会参与”的三年人民战争理念。

康社会，营造了一个良好的社会环境和舆论氛围。”[7]

但这些统一开展的宣传行动对于少数民族而言，知识的有效获得和使用却不是单独看发了多少小册子的问题或者是在多少人中做了宣传，其本身所具有的民族性和限制性因素决定了在这些地区的宣传干预应该是多种方式并行，以满足不同需求——哪种人群需要什么知识，哪种人群主要通过哪些方式获得知识——而不是简单的三条传播途径的知晓。这些限制性因素包括以下几方面。

1. 纯医学知识的宣传内容不易普及和有效掌握

2000 年以后，中国各地逐渐进入艾滋病预防知识的全面普及阶段。但是，由于宣传内容的纯医学性，以及西部少数民族，特别是山区少数民族民族对汉语言文字的掌握和内容的理解存在限制性因素，例如文盲、不通汉语、汉语不流利、文化程度低等，西部地区的人均受教育年限为 6. 7 年，而全国为 8 年；少数民族的文盲率是 14. 54%，其中有 16 个民族超过了 25%，而全国为 6. 72%。[8]以云南为例，25 个少数民族中就有 600 多万人不懂汉语，2000 年第五次人口普查数据表明，云南全省人口文盲率为 11. 43%，除满族、蒙古族、回族、白族、纳西族和水族以外，其他各民族的文盲、半文盲比例均高于同时期的汉族比例（15. 05%），少数民族人口中文盲占了 24. 142%。❶ 而 25 个世居少数民族妇女人口占少数民族总人口的 48. 13%，但是除小学、中专教育外，受各级教育的少数民族妇女人口比例均未超过 37%，相反，文盲、半文盲人口中，妇女却占了 66% 以上的人口，[9]远远高于全省 15 岁及以上女性人口 22. 15% 的比例。[10]这些因素都严重影响了宣传内容的有效普及，以及宣传材料的可及性。2005 年，笔者在进行国家十五科技攻关计划课题之子课题《云南省 HIV/AIDS 流行特点与规律研究》的调研时，云南的德宏、红河、迪庆等地的傣族、哈尼族、彝族包括部分汉族等民族都对这些宣传内容表示大部分“听不懂”、“看不懂”，甚至出现了误解。有的地方在民族文化的背景下，加上个体的生活经验，重新建构了自己的艾滋病知识系统。

2. 大众化、运动型的宣传方式影响了艾滋病预防知识的覆盖面和有效性

从已有的文献资料及笔者在云南部分地州的实地调研来看，对普通人群的艾滋病预防知识的宣传主要有几种形式：集市宣传、专题晚会、张贴宣传

---

❶ 原始数据来源于云南省 2000 年人口普查统计数据，作者采取手工录入处理得出。见云南人口普查办公室编：《云南省 2000 年人口普查资料》，云南科技出版社 2002 年版。

画、科普知识宣传栏、学校的专题讲座（有的学校将其作为“形势教育课”的内容之一）、农村科普培训、某一特定人群如建筑工人的短暂干预等，但是这些宣传方式都是属于“运动型”的宣传方式（不可否认，这一方式在知识推广初期是具有一定效应，而且也是必须走的一个过程。）而对高危人群（吸毒人群）、桥梁人群（暗娼）、脆弱人群（流动工人、青年学生）的干预也只在有项目地区得以实行，而且覆盖是从点到面地推进，例如云南在红河州开远市针对社区吸毒人群与性服务者建立的“红丝带家园”（中英项目办支持）、蒙自县针对性服务者建立的“姐妹健康家园”（PSI 支持）、保山市腾冲县针对性服务者建立的“健康家园”（中英项目支持）、保山市保（山）龙（陵）公路针对筑路工人进行的“安康行动”（亚洲开发银行支持）以及各州市的强戒所进行的宣传教育等。而非项目支持地的这几类人群（除强戒所吸毒人群）对艾滋病预防知识的了解和知识来源则和普通人群大致相同。因此，艾滋病预防知识常常在“道听途说”的来源途径下被分解和重构。

3. 艾滋病预防知识与民族文化习俗不对接，使目标人群缺乏警觉性

西部少数民族一些特有的文化习俗，直接影响了西部一些少数民族高危行为的发生，或是不能将民族性的行为与艾滋病传播风险画上等号，缺乏应有的警觉。从另一个层面来说，则可以理解为民族传统文化在面对艾滋病的侵袭时，显示出它的脆弱性和边缘性，原有的一些民族传统文化在尚未完成“文化变革”，既调整和产生新的疾病应对机制时，被迫成为了“不良行为”，这些“未能适应或较慢适应文化变迁的群体往往是传染病的主要受害者”。[11]以共食习俗为例，在汉藏语系和孟高棉语系下的诸多民族都有这种习俗，即一人（户）有食物，周边朋友或全村人皆可参加分享，它直接影响了艾滋病预防知识中的“不共用注射器”。再以串姑娘习俗来看，这是存在于西部众多少数民族中的一种性习俗，如哈尼族、纳西族中的摩梭人、彝族、傣族等民族都存在这种习俗。男孩子在成年礼（或是没有明确的成年礼，但年龄基本在 12 ~ 14 岁）后便可以开始拥有了婚恋的权利，此时的性行为是一种“试婚”阶段，为社会习俗所允许，有的民族有专门的房屋（类似于公房性质）提供给这一期间的年轻人谈情说爱，有的民族的性行为则只能在山野之间进行，但都不能在家里发生。这种性习俗直接导致了多性伴和不使用安全套的行为，直接与艾滋病预防知识中的“保持单一性伴”、“使用安全套”的宣传对立。同时少数民族流动人口中男性占了绝大多数，他们在流动过程中可能出现的不安全性行为带来的后果，又随他们被带回家乡，使多性伴行为成为了艾滋病在某些少数民族地区的主要传播途径。此时，艾滋病预防知识便成为了“陌路人”。

三、预防艾滋病宣传中的民族文化资本与社会生态环境建设

社会生态学作为研究人类社会各个分支系统与周围环境相互作用的规律，并根据这些规律制定旨在改造自然的最优化社会活动的综合方案的一门新兴学科，在经过几十年的学术发展过程中，其研究的对象、基本任务、内容已经扩展到对“最直接关系到人的生存状况和生存质量的‘社会生态’系统给予足够的重视和关照”领域，也即关注了群体关系——社会关系的生态平衡，[12]而且是必须以群体而不是个人为对象开展研究，才能真正认识人类社会的生态问题；同时应当把社会文化现象看做是人类群体适应生存环境的正确方向，并且注重社会生态系统（由人口、组织、环境、技术等要素或能量组成）的时间变迁过程。[13]可以说，对社会文化现象的重视及支持社会文化在艾滋病的社会控制中发挥作用的社会生态环境，起着或遏制或激化的社会作用。

（一）文化资源的介入和应用

从全国预防艾滋病宣传海报发放张贴情况调查分析来看，“西部女性村民羞于谈论艾滋病”，“对艾滋病均存在不同程度的恐惧心理，预防艾滋病的意识淡薄……”，“村民现有知识主要来源于电视，对墙体标语、户外海报等不太关注”，对于海报的内容则认为“看图比较好，文字多了不好看”。[6]因此，从少数民族本土知识与经验出发，强化多元民族文化资本在艾滋病防治知识宣传中的应用，营造与本土环境息息相连的社会生态环境，制定少数民族地区艾滋病预防知识宣传的本土化策略，是提高少数民族妇女防艾知识有效获得的一条最佳途径。同时，这一策略可以最大限度地动员当地人的主动参与，有利于建立理解、互助、和谐共处的社会生态环境，消除歧视，改善少数民族地区感染者及其家庭的生存状况，提高生存质量。

同时，少数民族地区艾滋病预防知识宣传应该是一个分地区或是分社区进行的工作，即区分流出地和流入地、农村社区和城市社区。由于阶层的分化、流动与经济发展，民族之间人口流动的数量日益增多，从而引起民族分

布特点上的变化：一是人口的双向流动，即内地人口因工作、经商等需要流向民族地区，边远地区的少数民族也将更多地流向内地特别是沿海发达地区；二是少数民族人口城市化进程加快，使少数民族人口从原来的聚居区不断向全国各个城市扩散，这些少数民族在一定时段内仍将保持自己的民族特点、传统文化和生活习俗，这一“目前中国规模最大的一个阶层”[14]进入流入地后即使存在大分散小聚居的现象，但是他们毕竟是进入了一个陌生的、大范围的、多元的文化背景和社会氛围之中，因此，城市社区也只能采取较为普遍的而非具体的宣传方式，宣传的对象也只能是大众性的而非群体的，民族性就更谈不上。但是在流出地就不一样了，民族性和文化性都在一个相对狭小的地域范围之内，对这一有限地域上的有限群体实行有针对性的、多样化的、民族化的宣传方式成为可能。这种与当地的社会、文化背景紧密结合的综合宣传方式，可以避免以往纯医学知识内容和大众化、普遍化的单一宣传方式所带来的预防知识的理解缺陷，以及宣传覆盖面的真空地带。

1. 利用民族文化表演资源，开展适宜的表演宣传

以中英项目云南省瑞丽关怀项目为例。瑞丽是一个傣族聚居的边境县，2002年开始推行时也是采取了大量的宣传，希望能够营造出一个全民皆知“艾滋”为何物的氛围，最后不再谈“艾”变色。可是面对各式宣传小册子、宣传画和2001年北京世界艾滋大会上“红丝带”活动中推出的宣传碟（《风波》），第一批接受培训的村干部们直接表示看不懂也不喜欢看。瑞丽项目办在和村干们讨论后决定将宣传的权利交给村民，利用民间传统的傣戏表演宣传艾滋病知识。有傣戏演出经验的贺肥村民间艺人将《风波》情节根据傣族的思维习惯进行了改动，配上了傣族的语言和习惯用语，结果演出了获得了傣族群众的一致认可，演出从4个试点村推广到了瑞丽市的26个村民委员会，到了山区的景颇族村时，又加上了景颇语（傣语是当地的通用语言，部分傣族、景颇族都能通晓对方的语言），也受到了景颇族的欢迎。

西双版纳州总佛寺原来的副住持玛哈亮所作的《吃人的艾滋病》被制作成了盒带发行，并专门由西双版纳傣族青年组成的“仙傣泐”❶乐队用傣语演唱至今，对广大民众起到了一定的警示作用。歌中哀伤地唱道：“艾滋病像魔鬼吞吃人，得了病就一个一个要死掉，有谁能帮得了？只能说再见。去吧，

❶ “仙傣泐”为傣语，“傣泐”是西双版纳傣族的自称，“仙”为声音之意，直译为“傣家人的声音”。

去吧，慢慢地死去吧。艾滋病吃人不分男女老幼，死得悲惨，眼泪汪汪，好不悲凉。人类遭受如此劫难，可惜又悲哀，只能说再见。这是谁的错？死的又是谁?”

而将其多样化的例子在全国也不少，例如用东北方言演唱的《咱们东北人都是活雷锋》改编的艾滋病宣传知识歌就在北京公交车上滚动播出，也受到了市民的喜爱，宣传深入人心。

2. 利用民族语言文字资源，开发独具特色的民族宣传材料

目前中国55个少数民族使用的语言约60种，这60种语言分属5个语系、10个语族、16个语支。此外，还有一小部分未定语系或语族、语支的。55个少数民族中，除回族、满族通用汉语外，有53个民族有自己的语言，21个民族有自己的文字，❶ 这些民族文字主要在双语教学、成人扫盲、新闻出版等领域使用。其中属汉藏语系的有29种民族语言，主要分布在中国的中南、西南地区。云南就有14个少数民族用20种文字或拼音扫盲，有11个少数民族在小学生授课过程中使用14种文字或语言进行双语教学[15]（汉语和当地的少数民族语）。因此，利用民族语言、文字，按照民族思维习惯，针对可能引发高危行为的民族生活习惯，对艾滋病预防知识进行本土化的编写，是少数民族地区进行有效宣传的最佳途径之一。其中的有效性可以从2003年联合国教科文组织在云南省思茅市澜沧拉祜族自治县进行的宣教项目中看到。[16]

项目点竹塘乡拉祜族占全乡人口的80.4%，全乡文盲率为7%，82%懂拉祜语的当地村民中仅有21%懂汉语。项目通过机构建设，以县教委及中学师生为主，完成少数民族语言题材系列宣传材料制作，包括拉祜族语言文字的VCD、宣传画、宣传折页、录音带，对全乡中小学教师进行培训后，全乡75个小学校点教师在3个月内完成了7422户的入户宣传，基本做到户户有宣传画，人人看过宣传教育VCD，听过录音带，使村民了解艾滋病传播途径，其知晓率由原来的5%达到项目完成时的约90%，知道正确使用安全套能预防艾滋病感染的村民知晓率由项目前的5.2%提高到80%。如今，乡中学在

❶ 20世纪50年代，少数民族文字的创立和改革全面展开。在大规模少数民族语言普查的基础上，国家十分慎重地制定了关于文字方案字母设计的原则、文字方案的批准程序和试验推行的分工管理规定。根据这些原则、程序和规定，国家于50年代先后为壮、布依、彝、苗、哈尼、傈僳、纳西、侗、佤、黎10个民族制订了14种文字方案，帮助傣、景颇、拉祜3个民族改进了4种原有的文字。70年代末和80年代初，青海土族、广东瑶族、云南白族分别制订和提出了新的文字方案。上述这些语文规划，共涉及7个省区、十几个民族2000多万人口。这些新创立和改进的民族文字，除壮文和四川规范彝文已经国务院批准正式推行外，其他文字一直处于试验推行阶段。

每学期的学生课程及课外活动中加入了有关艾滋病防治的内容。因为在这些地区的教师基本都以双语进行教学，项目评估由此认为乡村教师是少数民族聚居的农村社区最大的预防艾滋病宣传资源。

同样，云南省的临沧市各县区农村电影管理站还制作了汉语、傣语、佤语3种语言版本的《预防艾滋病》电影科教片拷贝，及“从我做起，预防艾滋病”流动布标和防治艾滋病幻灯片等，深入村寨宣传预防艾滋病的相关知识。在半年的时间内，共放映《预防艾滋病》及防治艾滋病幻灯片2113场次，观众达486292人次，其中永德县还通过人挑马驮的方式，把防艾知识送到大平子、大岩子等几个不通车、不通电的傈僳族村寨，做到宣传不留空白。[17]这种符合当地民族语言需求的宣传片使防艾知识的传播获得了有效的支持环境。

瑞丽、迪庆等地的中英项目办也为此在工作人员中专门配备了懂当地民族语言的医生，从医学的角度为群众讲解防艾知识。

3. 利用民族宗教资源，倡导宗教人力资源和宗教教育的参与

宗教在中国少数民族中有比较广泛而深刻的影响。❶ 在这些民族宗教信仰中，宗教人士在当地都具有很高的民间威望，他们的言行举止影响着普通信徒。在西双版纳，民族宗教事务局动员宗教人士积极参与，当地的宗教人士在联合国儿童基金会的支持下成立了“佛光之家”，利用僧人的特殊地位、身份和佛教的教规教义，借助僧人的影响力和威望，积极有效的举办佛教僧侣参与艾滋病防治宣传培训及群众性宣传教育活动，提倡广大信众恒持‘五戒’，洁身自爱，相互尊重和关心，从心理上和精神上引导、更正世俗中的不良嗜好和行为，净化社会人文环境，杜绝邪念的滋生。同时，他们直接参与社区艾滋病感染者的关怀和帮助工作，先后在景洪、勐海等地举办了11期由佛寺住持、政府部门相关人员、村民代表等参加的社区艾滋病防治培训班。结合佛教“四无量心”对感染者及其家庭实施关怀，为感染者和一般民众提供当前艾滋病发展的最新信息，创新了常规的宣传模式，加大了宣传力度，

---

❶ 中国少数民族中信仰藏传佛教（俗称喇嘛教）的有藏、蒙古、土、裕固、门巴、普米、纳西7个民族。信仰上座部佛教（俗称小乘佛教）的有傣、布朗、阿昌族、德昂等民族和部分佤族。信仰伊斯兰教的有回、维吾尔、哈萨克、东乡、保安、撒拉、柯尔克孜、塔塔尔、乌孜别克、塔吉克10个民族。信仰基督教的有彝、苗、拉祜、景颇、傈僳等族的一部分。俄罗斯和鄂温克族的一小部分人信仰东正教。在独龙、怒、佤、景颇、高山、鄂伦春、珞巴等一些少数民族中，还保持着原始的自然崇拜和多种信仰。

起到了维护民族团结、边疆稳定、社会发展的积极作用。

在瑞丽，中英项目开始后，由民宗局与佛教协会协商，动员佛教僧侣参与到宣教和关怀活动中，对佛教僧侣开展了一些列的培训，使他们认识到了艾滋病给人类带来的危害和对病人带来的社会歧视，由接受过培训的佛爷用通俗易懂的佛教话语和民族语言为村民讲解个人行为与艾滋病的关系，使南传佛教资源进入到项目的宣传活动中。除了卡纸图片展览、口头宣传等形式外，2005 年时，瑞丽市佛教协会还组织了 23 名小和尚配合傣剧团的演出宣传，手拿贝叶经上台，为观众念诵自己编写的关怀社会、关怀人生的经文，当他们同时展开写有“让我们行动起来，共同抵御人类的敌人——毒品”的横幅时，获得了民众热烈的掌声。[18]笔者在瑞丽进行调研时，喊沙佛寺的一位佛爷说：“以前觉得（艾滋病防治）和我们没有关系，项目办培训后我们才知道这种知识，感到佛也离不开社会的健康和发展，只要预防好了艾滋病，对社会、对家庭、对佛寺都是一件好事。我们就用佛的话来讲如何关怀艾滋病病人。现在几家（指几个部门、机构。笔者注）合在一起做，得到的支持更大，老百姓高兴，我们就更愿意做了。”对宗教资源参与的效果，妇联主席深有感触地说：“老佛爷一讲话大家就都很认真的双手合十专心听，带去的平安线（佛爷祈过福的）大家都喜欢，还嫌带去的少了。不像我们干部讲话，老百姓会打瞌睡”，“（三家）活动一起做，影响也要大一点，交流的面也可以大一点”。因此当地的僧侣积极参与和配合了项目的工作，从佛学的角度对艾滋病防治知识进行理解和重构，将其与佛教教义结合在一起，在佛寺活动中进行宣讲。例如，关怀活动中，佛爷利用佛教教义、举例的方法向信徒宣传，对艾滋病人应该无歧视、平等与关爱。瑞丽喊沙佛寺的佛爷这样解释：“我们的民族是一个心中装着佛，富有爱心和社会责任感的民族。佛是为众人求平安的，不希望人们去做坏事，希望人们要朝着有功德的方向去做事。只要你（感染者）不要报复社会，你下辈子就不会带这个病来投胎，如果你去传染了别人，那么下辈子投胎时，你就还会得这个病。”他们还用佛经故事为民众举例说：以前有个人得了病，没有一个人敢去照顾他，还把他赶到寨子头搭了个小窝棚住着，他家的人每天送一小点吃的给他都不敢碰他，用棍子挑着送给他吃，有个佛爷路过，就亲自照顾这个病人，后来这个病人得到照顾，心满意足地走了。佛爷告诫人们，众生要平等，不要分贫富，不要分健康或有病，人人都是一样的，不要因此看不起他们（感染者/病人），要遵循佛教教义关爱患艾滋病的人。

从西双版纳、瑞丽的宣传模式来看，宣传内容不仅仅停留在了医学知识的知晓率，而是更人性化、本土化，将防艾知识与其已有的文化内涵、文化方式对接，对艾滋病知识的宣传有了一种新的文化构建。瑞丽一位曾多次参与宣传培训和关怀活动的佛爷说："以前不知道，以为是坏的人才会得（艾滋病），通过宣传培训知道了传染的途径，知道了可以预防，我们就可以从佛的角度来帮助老百姓预防。我们和老百姓接触更多，更了解他们想什么、想要什么，我们来做就可以做得更好。傣族习惯里病人如果老在医院里医不好，那么他们就会来找佛爷。我们去到病人家（开展临终关怀），能给病人安慰，病人高兴我们也高兴。现在老百姓来拜佛时，我们都会宣传的。"

（二）民族区域自治空间下的政策环境建设

通过以上分析可以看到，充分利用少数民族传统文化资源，促进民族地区艾滋病预防宣传知识的本土化建设，提高少数民族地区不同族群艾滋病预防知识的意识，增强少数民族流动人口在行为选择和行为改变中预防艾滋病传染与传播的警觉性，降低这些地区艾滋病预防知识的宣传与实施成本，是少数民族地区艾滋病预防知识宣传的关键所在。最终是多方结合，真正将艾滋病知识普及到了民众，为之后具体的关怀工作奠定了群众基础。这种将宣传内容具体化、形象化、民族化过程，极大地降低了社区歧视，改善了 HIV 感染者和艾滋病病人的生存环境。

目前对性病艾滋病防治的更深入知识存在较大需求。根据国外的经验，每投资 400 元宣传费用可减少 1 人感染艾滋病，而据我国重点省抽样调查显示，普通人群艾滋病防治知识普遍较低，城市居民为 35%，农村为 23%，因此，在流出地开展使用本土化的宣传方式不仅可以大大节约成本，而且可以使覆盖面迅速得到提高，增强宣传实效性。[19]

而这些本土化的过程需要政府给予有力的政策支持。在少数民族地区，关于上述本土化过程所需的政策支持还有很大的空间也即民族自治空间可以利用。中国目前有 5 个民族自治区、30 个自治州、120 个自治县（旗），还在民族散杂居地区建立了 1000 多个民族乡。根据 2000 年第五次全国人口普查，在 55 个少数民族中，有 44 个建立了自治地方，实行区域自治的少数民族人口占少数民族总人口的 71%，民族自治地方的面积占全国国土总面积的 64% 左右。少数民族自治地方可以充分利用颁布单行条例与法规的权利空间进行相关的政策开发与政策支持，为少数民族地区的防艾宣传建构有效的社会生态支持环境。

以云南为例。云南省防治艾滋病政策法规制定随着艾滋病疫情的发展变化和人们对艾滋病流行规律及其危害性的认识不断深化，政策法规从无到有，从少到多，从不完善到逐步完善，逐步建立起一个比较完整的政策法规体系。从统计数据来看，2004 年是云南省出台艾滋病防治政策最多、最集中的一年。尤其是“一办法六工程”的出台，为云南省“禁毒防艾三年人民战争”的实施提供了法制保障，成为三年人民战争政策制定的主要依据，各级地方政府也纷纷出台相应的政策法规，根据自身的情况进一步加强艾滋病防治工作，共出台州市级文件 519 个，县市级文件 1241 个，❶ 促进了相关工作依法顺利开展。2007 年起又开始实施了《云南省艾滋病防治条例》，在国内外产生了很好的影响。从《办法》到《条例》的出台，把宣传、教育、干预、治疗、VCT、四免一关怀、关怀救助等都写进了条例中，以法规形式固定下来，为将来持续进行的防艾人民战争提供了政策支持体系。[7]

参考文献

[1] 中国防治艾滋病委员会办公室、联合国中国艾滋病专题组：2004 年中国艾滋病防治联合评估报告。

[2] 杜洁. 社会性别与艾滋病，资料与数据源自：中国艾滋病检测网（http://www.aids.net.cn/mainl-3-1-8.htm）。

[3] 侯远高. 西部少数民族地区艾滋病疫情及防治策略［M］. 北京：中国药物依赖性杂志，2004，(1).

[4] SusieJolly，王英. 中国社会性别与性病艾滋病的关键问题（内部资料）.

[5] 赵红. 艾滋病防治资源人人共享——第 15 届世界艾滋病大会在曼谷召开［M］. 北京：中华护理教育，2004，(1).

[6] 王新伦. 全国预防艾滋病宣传海报发放张贴情况调查分析［M］. 北京：中国艾滋病性病，2006，(3).

[7] 童吉渝. 社会各界对云南艾滋病防治工作的总体评价报告（云南省防治艾滋病工作评估（2005～2007）专题调查项目成果）。云南省防艾局内部资料。

[8] 吴仕民. 在中国少数民族教育学会成立大会上的致词［M］. 北京：中国民族教育，2006，(12).

[9] 刀福东. 云南 25 个世居少数民族受教育状况分析［J］. 蒙自：红河学院学报，2005，(1).

---

❶ 云南省防艾局统计数据。

[10] 黄淳. 云南女性人口发展状况概述 [J]. 昆明：云南社会科学，2003，(6).

[11] 翁乃群. 艾滋病传播的社会文化动力 [J]. 北京：社会学研究，2003，(5).

[12] 李兵. 社会生态问题引论 [J]. 昆明：思想战线，云南大学人文社会科学学报，2000，(4).

[13] 叶峻. 关于社会生态学的历史、现状与未来 [J]. 烟台：烟台大学学报，2000，(4).

[14] 陆学艺. 当代中国社会阶层研究报告 [M]. 北京：社会科学文献出版社，2002，(1)：22.

[15] 冯皓. 民族地区教育发展和西部和谐社会的构建研究——以云南省为例 [J]. 玉溪：玉溪师范学院学报，2007，(6).

[16] 朵林. 少数民族农村社区有效预防艾滋病宣教项目模式结果分析 [J]. 北京：中国艾滋病性病，2004，(6).

[17] 刘磊. 临沧防艾宣传片3种语言版本进村寨 [J]. 昆明：春城晚报，2007－11－19，A8版.

[18] 艾军. 佛教团体参与艾滋病关怀服务的探索与实践 [J]. 昆明：卫生软科学，2006，(1).

[19] 文斌. 艾滋病项目宣传策略的几点思考 [M]. 北京：中国初级卫生保健，2005，(2).

（作者单位：云南民族大学学报编辑部　副教授）

社会性别视角下的农村妇女心理健康

孔海娥

随着社会的发展与进步，心理健康问题已经日益受到社会各界的普遍关注。世界卫生组织（WHO）1948年对健康的定义为："健康乃是一种躯体上、心理上和社会上的完满状态，而不仅仅没有病症或虚弱。"从这个定义可以看出，心理健康是个体整体健康中的重要组成部分，它指情绪和心理的良好状态，而不仅仅是没有心理问题或心理疾病。当我们从这一定义去审视农村女性健康状况的时候，发现她们的心理健康一直未引起学界足够的重视，已有的一些研究或者运用社会学的统计方法对心理健康的相关指数进行分析，或者仅仅是简单的现状说明，既缺乏生动的分析，也未曾对其中的原因进行深层次的探讨。女性主义强调研究者应带着感情去倾听女性的叙述，要从她们所处的特定语境中去理解她们的心声。❶ 这种研究的态度有助于访谈者对问题有更为深入的认识和理解，正是基于这样的认识，笔者打算从离婚与家庭暴力两个案例中来展现农村女性所遇到的困惑、挫折以及由此所带来的心理上和身体上的问题，并从社会性别的视角对这一问题展开分析。

一、家庭暴力：想说离婚不容易

广义的家庭暴力是指家庭成员中，一方对另一方进行肉体伤害、精神折磨和性虐待的违法犯罪行为，在当前的农村社会中，虽然女性的地位较之于解放前有了明显的提高，但是家庭暴力的事件仍时有发生。当家庭暴力发生在家庭中时，农村女性较之于城市女性处于一种更为弱势的地位，"家丑不可外扬"、"男尊女卑"这样的传统观念使其不会轻易反抗，即便是在身心遭受伤害的情况下，女性们依然不敢轻言离婚。

❶ 姜振华、胡鸿保：《徘徊在传统与现代之间的女性——山东闫村调查谈》，载《民俗研究》2002年第4期。

1. 家庭暴力的初露端倪

阿青出生于1940年，小时候家人给她定过一门娃娃亲。年龄稍长以后，有一次在无意间听父母说起男方家里很穷，伴着新中国成立初的离婚潮，她跟那一家解除了婚约。阿青在年轻时是队里的生产能手，于1954年加入共青团员，并被确定为干部的培养对象。1958年，她经人介绍嫁给了同是一个行政村但属于另一个自然湾的老公，随后随丈夫外出到一个工厂去打工，因而中断了她作为后备干部来培养的资格。在外面的共同生活中，丈夫便露出了家庭暴力的端倪。

“那时候呢，他也还好，想离婚，……那时候也有点爱动手。我回来问我娘我老子都不同意。……那时候像是旧社会一样，人家贬死了（看不起），你怎么这么不争气啊，老辣点就好了。我也指望他老点会好些。”

由于阿青在年轻的时候退过一次婚，在父母看来，如果再离婚的话，那是一件极不光彩的事情。于是，在父母的规劝下，父母和她自己对于丈夫的这种“动手”并没有丝毫的警觉，只是想到年纪大点就好一点，这在某种程度上使其放松了警惕，也纵容了他这种行为的再发生。

2. 家庭暴力的频繁发生

在磕磕碰碰的生活中，阿青生下了四个儿子、两个女儿，并且先后给三个儿女完成了婚嫁。但是，丈夫对她的暴力并没有就此停止，反倒比年轻的时候有过之而无不及。

“我就出来了，到季节的时候再回来，把他们带回来做。……有一次我大儿在垸外那里做了一向红砖屋，他要过去，叫我拿把剪刀给他，我又怕他，就去拿给他，他一下子戳进去，把我手巴掌戳个窟窿。我一看就拼命地跑，知道他是不行了。他在后面追，追了我在这个湾里躲着，他就满湾地找，就是这样疯。……这样的事情太多了……”

1992年，在还有两个儿子未能完婚的情况下，丈夫对她的频繁出手让她不堪重负，与丈夫开始了分居的生活。分开后，她住在大儿子家中，而丈夫住在自己的房子里。即使遭受如此的暴力，在儿女的婚姻大事没有完成时，作为母亲的她还是想着如何尽量地多做以完成儿女的婚姻任务。在外“逃亡”的日子，一旦农忙时节到了，她还是会回家，带着儿女一起做农活，直到再次遭遇丈夫的毒手，她再逃离。在这里，我们看到，母亲以“生命危险”为代价，想到的只是多做点事，多挣点钱，以完成儿女的婚姻。

3. 想说离婚不容易

尽管在生理上遭受着丈夫的毒打，心理上一见到丈夫就恐惧，但当别人劝说她离婚时，她又心存疑虑，这些年，也正是在“男尊女卑”观念的影响下，她始终没有能够下定决心与丈夫离婚。

“还不是有好多人要我去脱离（离婚）。我想着我这么大的年纪去脱离，在家里做婆婆不好听啊。……你说他脱离了么办，他百事做不到，连茶烧开了也不知道。每次都把饭做了再走，你说他么样要你脱离呢？……他要是要脱，我还是在这里待着，我还是跟我儿子，我哪里也不会去，我那不是个傻子。”

在农村，离婚始终是一件不太光彩的事情，也正是在这种传统乡村舆论的影响下，她不得不再三忍耐丈夫的暴力袭击。即使在丈夫要求离婚的情况下，她考虑的还是丈夫“什么都做不到”，她害怕离婚后无处的境地。因为依当地的习俗，女性一旦离婚，她将不再属于这个家庭，她似乎就要回到她出生的家庭，而自己的父母早已亡故，娘家早已是哥嫂当家，让她离婚再回到娘家是几乎不太可能。因此，她无法做到在这样的年龄还去离婚。于是，生理上、心理上备受折磨的阿青只能独自忍受这种痛苦。

“现在呢，要说舒服一点吧，还是在躲难。看他来了我就出去，一般我闩着门睡觉。……那时候有时候是一哭哭到天亮。真是没有办法。”

阿青的故事具有典型性，她真实地反映了农村妇女在遭遇家庭暴力时即使受到肉体与精神上的摧残与伤害，却依然未曾轻言离婚的处境。在农村，丈夫打老婆在一般村民的心中都是很正常的事情，因此，人们并不会特别地予以关注。而传统的“男主外，女主内”的性别角色分工决定了家庭中男女地位的不平等，而男尊女卑的观念进一步强化了女性对于自身处境的定位。一旦遭受家庭暴力，受“家丑不可外扬”的影响，她们总认为是自己命不好。而施暴的丈夫呢，在妻子没有反抗的情况下，更是变本加厉。离婚是受害妇女最不愿选择的路，因为离婚让她们背上很大的包袱，会遭到众人非议，而如果离婚不成功，她们可能会遭受丈夫更恶劣的施暴。

有学者认为，在婚姻家庭关系中，已形成了“一种性别支配的装置”❶。

❶ 江原由美子著，丁莉译：《性别支配是一种装置》，商务印书馆2006年版，第79页。

即在"性别支配"之下，女性所丧失的不仅仅是某一种或几种权利，而是丧失了一种"主体性"，即总是居于一种被动的状态，由男性来控制，从而使性别上的不平等不断延续。[1] 在这起有关家庭暴力的个案中，我们看到，丈夫如何在日常生活中对妻子施加暴力，以展现他的权威，而妻子如何在忍让中度过一生，传统的性别不平等正是通过两性间的这种互动得以延续，成为婚姻生活中一个循环往复的过程。正是因为女性的不断忍让，男性的这种暴力才会延续下去，是女性在面对暴力的态度导致了家庭暴力的再生产。

二、离异后的女性：何处是我家

婚姻在今天的农村并不只是两个个体男女间的私事，而在相当程度上被视为两个家庭乃至家族之间的联姻。因此，离婚对于被动的当事人固然意味着"被抛弃"或"人生的失败"，对于其背后的家庭乃至家族来说也是不名誉的"丑事"。中国有"宁拆十座庙，不破一桩婚"的俗谚来形容人们对于离婚的态度。在当前的农村社会中，人们对待离婚的态度通常相当谨慎，不到万不得已绝不离婚。在这一部分，我们将以另一起离婚的个案为蓝本，来看看当女性离婚后，又会面临怎样的境遇。

1. 第一次婚姻

阿月出生于1965年，1986年经人介绍嫁给了第一任老公，其间与婆婆之间的争执、孩子的夭折令她与丈夫之间关系出现了一些问题。于是，在一番痛苦的挣扎后，她最终离婚，关于离婚后的去处，她这样说道：

"那时候我两个哥都已经结了婚，两个老人单独过。我想着我出嫁之人，不能连累老人，我就想着出去打工，赚点钱，养自己。"

在农村生活的秩序里，女性只能作为媳妇、母亲这一身份而合法存在，而"女儿"的身份是暂时的，如果说其合法性，也只能作为异处的"女儿"而存在，在娘家长待的女儿，在农村生活中是不合法，也不合理的。在农村人中，还有一种观念认为，如果已经出嫁的女儿还待在娘家的话，那会给娘家的兄弟带来坏的运气，特别是在除夕的时候，更是不允许女儿待在娘家。女性们从小就明白这个道理，因此阿月在离异后，尽管在20世纪80年代，

---

[1] 陈苇：《我国农村家庭暴力调查研究》，载《法商研究》2007年第6期。

女性外出务工的比例还是相当小的，但阿月毅然选择了外出打工。

2. 第二次离婚

女性一旦离婚其身份的归属便成为摆在女性面前的一个大问题，因为人们普遍认为，女性的归宿就应该是婆家，一个大龄未婚特别是离婚的女性就失去她的“合理”身份，她无法继续住在婆家，也难以长住在娘家，最好的出路是再找一个婆家。[1] 这是离异女性一般的选择。笔者在调查中就见到不少离异女性在不到一年的时间里匆匆再嫁。阿月也同样如此。

“作为我个人来说，我是不想再结婚的，但是不结婚我又没有地方可以去，……别人于是给我介绍了第二个老公，其实我对他一点感情也没有，但是在别人的撮合下，我最终还是同意跟他结婚。……哪知道后来伢又得病死了。我那时候跟他过的心又彻底没有了。……落了又到广东打工。一路去二三十人，各个出去都吃不消，都回来了。我没有回，我没有回的原因是什么呢，因为人家有家，我没有家，我非要熬在那。（哭泣）我在那吃不消，后来我写封信给我哥，我说我大概是世界上多余的妹妹，也是个多余的人。……”

在外打工的生活，考虑到自己的离异身份，始终没有一个可以藏身的地方，于是，阿月同意与第二任丈夫结婚，但孩子的夭折与无爱的婚姻使其最终选择离婚。她再次面临无处可去的处境，不得不再次游走他乡。艰苦的工作条件、超负荷的工作内容，让她身心疲惫，她想回家，但又不能回家，因为离异后的她，已经无“家”可回。

3. 第三次婚姻

抱着对有一处“藏身之地”的渴望，她再次接受了别人的介绍，于是便有了第三次婚姻。而这一次，她生下了一个儿子。但丈夫的人品令她太失望，她再次选择了离婚。在离开她的最后一个家的时候，她一个人在路上，关于何去何从的困惑再次困扰着她。

“我在想，我今天晚上到哪里去歇呢？何去何从。……那时候不可能回来，出嫁之女不能在娘家过年。……我想起了在那附近有一个庙，我就想着先在那里寄住一个晚上。后来我自己也决定住庙算了。”

几次婚姻的失败，使她的心理产生了极大的阴影，自卑、恐惧、后悔的

---

[1] 孟宪范：《社会转型期的中国妇女》，中国社会科学出版社2004年版，第103页。

念头始终缠绕着她。她甚至对于外人可能对她的评价有了种种预计，在这样的极大的心理压力与意念下，她最终选择了出家。关于出家后的生活，她的谈话既平静也坦然，她坦言现在很高兴有了一个自己的“家”，尽管是一座庙。

“其实我短暂的跟他结婚然后这十几年都没有家，现在终于自己有个落脚点，我很高兴，就算是我病了也好，我总有个地方可以待。”

当世俗未能给像阿月这样的离异女子提供一个可以去的地方的时候，她选择了超脱于世俗之外的另一个地方，或许也只有在这里，是不嫌弃她作为一个已经出嫁的“女儿”身份的，也不嫌弃她曾经有过三次的婚姻。阿月的个案可以说是农村女性离婚后的一个极端案例，但是这也折射出了农村女性在离婚后无处可去的尴尬处境。这也就是为什么大多数女性在离婚后通常选择匆匆再嫁，尽管或许对对方不满意或是不了解，但总算是有另一处可以合理、合法生活的地方，于是，我们看到，许多女性在经历第一次离婚后，当再嫁后无论情况是如何的不如意，她们都会选择维持生活的现状，因为离一次婚对于她们而言就已经是人生的一大失败、一大污点。笔者在农村调查的时候，就见过一位因为家庭暴力而离婚的女性，当再次改嫁到夫家后，小心翼翼、低人一等的做媳妇的情况，面对我的询问，除了不停地流泪，她几乎连话都说不出来。

结　论

美国社会学家 J. 罗斯·埃什尔曼于 1985 年出版的《家庭导论》一书中曾经提出：“文化因素的力量在我们理解性别身份和性别角色社会化时占有压倒性的优势。”当我们从感性的材料来感知家庭暴力、离婚给农村女性所带来心理健康上的伤害时，我们也试图对这一现状的文化上的原因作一番思考。我们发现，传统文化在制度与观念层面在农村社会的延续使得直至如今女性们在面临离婚与家庭暴力时仍无法有更多的选择，长期的压抑与痛楚导致了一系列的心理问题的出现。

第一，从制度层面来看，传统“从夫居”方式的延续，使得女性成为男性的“附属”与“附庸”。而正是这种居住制的“隐性延续”，使得“嫁出去的女儿泼出去的水”、“出嫁随夫”的观念在乡土社会仍然有着强大的影响力。“从夫居”时至今日仍然被奉为“合理合法”的乡村社会秩序，这就使得女性在家庭中始终处于弱势地位。一旦女性因为种种原因而离婚的话，所谓的“夫”都不存在了，那她到哪里去才能够“居住”呢？也正是因为如此，女性们在遭遇家庭暴力等情况时，也会死守着不离婚的观念。而对于那些离了婚的女性而言，也不得不再婚以应对无“家”可去的窘境。

第二，从观念层面来看，虽然近些年来女性的地位有所提高，但传统的性别观念对女性的心理健康仍具有重要影响，比如“男主外、女主内”的传统性别分工以及“三从四德”等。“男主外，女主内”、“男主女从”的思想观念形成了男女两性自身角色定位的刻板印象，农村男性往往被认为应当“在外赚钱养家”，而农村女性更多地被要求在家里操持家务。这种“要求女性全神贯注于家庭生活”的社会分工以及社会评价标准，限制了女性的发展，禁锢了女性的思想，使女性容易产生对于男性的依赖，从而处于“男性强权”的控制之下。因而，这就导致当面临家庭暴力的时候，或者是一部分女性选择死守婚姻，即使是选择离婚的，一般也会匆匆选择再嫁，以便自己有一个合法的身份在乡村社会中继续生活下去。

女性在从娘家嫁入夫家的过程中，本身就面临着人际关系“断裂”的危机，她不得不从夫家的村庄中重新发展新的关系，随着农村夫妻双方婚姻的终结，女性新发展的这部分关系面临着中断，而原有的关系已经失效，于是我们看到的是农村女性社会支持的严重缺乏。这就使得农村女性面临家庭暴力与离婚事件的时候，更容易导致心理上的失衡而最终自杀。传统以无处不在的方式渗透、横行在乡土社会中，这些制度以及观念层面的影响对于当代的女性仍然产生着强烈的影响，深刻影响着她们的身心健康，而她们的遭遇却又在某种程度上成为父权制文化延续下去的“帮凶”，再生产了传统的父权文化结构。当然，导致农村女性心理不良的原因是多方面的，而社会性别的不平等则是其中一个至关重要的原因，传统文化也是造成社会性别不平等的重要原因。因此，改变传统的父权制观念，从政策上引导人们采取“双居制”的居住习惯，提高广大农村妇女的思想意识，对于农村妇女挣脱传统束缚，保持心理健康有着极其重要的作用，同时，这也是构建农村和谐社会的重要一步。

（作者单位：江汉大学政法学院社会学系）

云南边疆少数民族女性吸烟对健康的影响

袁朝阳

中国人吸烟历史悠久，当中原地区吸烟习俗逐渐普遍之时，周边各少数民族地区，也逐渐受到影响，种烟、吸烟和嚼烟成为这些地区文化和生活中的一部分，在云南边疆少数民族地区的烟民中有不少是女性。

一、云南边疆少数民族女性吸烟与传统习俗

（一）嚼烟的起源和功效

嚼烟起源于云南德宏阿昌族。传说很久以前，有一母女相依为命。母亲去世后，女儿在坟上哭得昏死，醒来后发现坟地长出一颗烟树，她伸手摘下一片烟叶放进嘴里咀嚼，味儿香甜，疲劳、愁闷顿消。自此阿昌族女性流行嚼烟，以至成了她们的嗜好。

嚼烟有提神、醒脑、杀菌、固齿、开胃等功效，还可以治疗蚊虫叮咬、吸腿蚂蝗，因此云南边疆山区流传甚广。景颇、傣、傈僳、崩龙、佤、哈尼、拉祜等族居民都有嚼烟习俗，且不分男女。[1] 在景颇的习俗中，嚼烟是尊重、礼貌的象征，亲朋相见，互递烟盒。递送或接受烟盒，甚至成为青年男女谈情说爱的牵手红线。[2]

（二）吸烟与自然地理环境

云南边疆地区多为山区，地形复杂多样。由于坝区条件相对较好，大多数居民在坝区居住。但坝区海拔较低，气候暖热湿润，容易滋生各种病菌，历史上的“瘴气”、“寒瘟”就主要集中在坝区。[3] 有一次明朝军队来到云南

---

[1] 袁庭栋：《中国吸烟史话》，商务印书馆出版社 1995 年版，第 27－28 页。

[2] 谢蕴秋：《云南境内的少数民族》，民族出版社 1999 年版，第 449 页。

[3] 陈旭光、李光灿：《云南少数民族人口学概论》，云南人民出版社 1990 年版，第 221－348 页。

边疆，瘟疫流行，吸烟的士兵不治而愈，故而人们对烟草可以“避瘴气”、“去寒瘟”深信不疑并“众皆吸烟”。

（三）吸烟与生活习俗

云南德宏、西双版纳的许多民族在日常生活中养成了嗜烟的习俗，以至“无烟不成礼”，成年妇女嗜烟，少女也不例外。佤族妇女从 12 岁起就学抽烟，成年妇女更是烟不离身；彝族男女均吸，吸烟成为交际礼仪和求偶方式；“云南十八怪”中的“吹火筒”更是烟民必备之物，上山下田干活，竹烟筒都随身携带。

（四）吸烟与文化传承

在云南临沧纳西族和西双版纳拉祜族、佤族等地区，还有母系文化残留影响，妇女具有与男子平等的社会地位，甚至以女性为社会主体，妇女吸烟与男子相同，不受社会非议和歧视。

与此同时，这些妇女要承受繁重家务和社会劳务双重压力。为了去除疲倦和发泄情绪，她们常常选择吸烟获得慰藉和心理释放。

二、云南边疆少数民族女性吸烟的现状及原因分析

随着社会文明和医疗技术的发展，云南省边疆地区的少数民族女性吸烟的数量与范围在减少，但随着边疆口岸的开放和经济的发展，又有所回升，个别地方还很突出，而且出现了女性吸烟低龄化的趋势，女大学生、女中学生的比例逐渐增大。从年龄上看，女性吸烟 18 岁年龄组比重最大，占 7.1%。25 岁和 35 岁组吸烟率明显下降，占 1.9%。55 岁以上组略有上升，占 2.2%（详见表 1）。

表 1　云南省 3 县（区）居民不同年龄组吸烟水平　　（%）

年龄组（岁）	总吸烟率		
	男	女	合计
18	82.9	7.1	54.5
25	87.9	1.9	38.0
35	88.6	1.9	41.8
45	84.9	2.2	44.5

续表

年龄组（岁）	总吸烟率		
	男	女	合计
≤55	84.2	2.2	39.3
合计	86.5	2.3	41.9

从空间上看，女性吸烟人数和比重与地理环境、经济开放程度呈线性关系。1994 年，勐腊县被国务院批准为对外开放地区，是云南连接东南亚的国际大通道的窗口，是我国参与澜湄合作开发的前沿。磨憨口岸是作为对外开放带动全版纳州的开发重点。而勐腊县城距离国家级口岸磨憨 60 公里，所以勐腊县对外开放程度较高（详见表 2）。无论女性总吸烟率、现吸烟率还是常吸烟率，勐腊县在三县区里都是最高的，总吸烟率是省内中部地区的祥云县和红塔区的 3～4 倍（详见表 3）。[1]

表 2 云南省 3 县（区）地理环境与经济开放状况

	勐腊县	祥云县	红塔区
距离最近口岸	国家级磨憨口岸 60 公里	国家级瑞丽口岸 500 公里	国家级河口口岸 380 公里
开放地区	1994 年国家批准	国有经济为主体，农业县	国有集体经济为主体，工业区
对外通道	东南亚国际通道	祥云—保山—潞西—瑞丽	玉溪—通海—蒙自—屏边—河口
对外合作	澜湄区域经合区	资源型招商引资	核心企业项目带动

表 3 不同地区居民吸烟水平（%）

吸烟	合计	勐腊县		合计	祥云县		合计	红塔区	
		男	女		男	女		男	女
总吸烟率	83.1	5.0	49.4	85.3	1.7	38.6	93.4	0.9	37.4
现吸烟率	69.1	2.2	40.2	76.6	1.3	34.5	82.9	0.0	32.7
常吸烟率	36.0	2.2	21.4	42.9	1.3	19.7	55.3	0.0	21.8
重型吸烟率	30.9	0.0	17.6	29.3	0.0	12.9	24.3	0.0	9.6

云南边疆地区少数民族女性吸烟率较高，主要有以下影响因素。

[1] 表 1、表 2、表 3 资料来源见令孤建生等：《云南省 3 县（区）居民吸烟状况及相关因素研究》，《海峡预防医学杂志》2005 年第 6 期，第 27－28 页。

（一）现代社会变迁

在现代经济转型进程中，云南边疆少数民族地区传统的自然经济逐步向现代商品经济转型；农业劳动力也逐步向非农产业转移，农村人口向城市集中。在这种社会变迁的背景下，女性有机会从落后山区走入现代城市并逐渐进入就业市场。她们的收入水平提高了，她们的包括吸烟在内的思想观念也发生了很大的变化。她们不再把吸烟当做“避瘟驱寒”方法，而是把吸烟当做一种享受，一种高层次的消费，由以前的“有钱多吸，无钱少吸”转为“钱多吸好烟，钱少吸差烟”。

烟商也改变促销战略，他们把目标对准女性，视她们为潜力市场。为了迎合现代女性思想观念的转变，他们在一些香烟广告中将女性解放、经济开放与吸烟联系起来。长时间的经济地位低下促使一些女性急于获得社会地位和成熟身份的认同，也导致女性吸烟率增长较快。

（二）父母的影响

父母吸烟往往诱导小孩吸烟，特别是母亲有吸烟的习惯，其满足状将刺激孩子去尝试吸烟，而后成为熟练的烟客，逐渐熟悉香烟的味道和品牌。在美国，在父母长期吸烟环境中成长的女孩，要比无吸烟环境中的女孩吸烟者增加5倍（20.3%比4.1%）。[1]

在2006年瑞丽市关于初中女生吸烟的抽样调查中显示：51.7%的吸烟女生学习父母吸烟，48.3%的女生从其他吸烟环境中学习吸烟。

（三）从众、向上社会流动心理

文化环境的影响是一部分女性吸烟的重要原因。一些少数民族女孩从落后的边疆山区走入现代社会，对现代生活有很强的学习欲望。许多孩子第一次吸烟是受同龄人的影响；几乎75%的初吸烟者是将吸烟者做朋友。[2]在她们心里吸烟象征着合群，也能引起大家和社会关注。另外，有些女性把吸烟当做向上社会流动的展示机会，或作为和与男性平等“抗衡”的手段，争取社会的注意和认同。

---

[1] 朱奕：《实话实说女性吸烟》，《健康大视野》2000年第1期，第5－6页。

[2] 世界卫生组织：《妇女与吸烟》，人民卫生出版社1994年版，第49页。

（四）巩固与拓展“社会资本”的需要

一些从事服务业的年轻女性，为了能在行业里立足，需要有各种服务技能迎合客户，譬如喝酒、跳舞、卡拉OK等，抽烟也在其列。她们把吸烟看成是“灰色风度”、讲派头、赶潮流，当做和客户拉近距离的重要手段，甚至吸引异性。在歌厅、酒店、宾馆里的服务员，为了陪好客人，不得不学会吸烟，以弥补本身技能的不足。

（五）一种另类“减压阀”

居住在云南边疆少数民族地区农村的大多数妇女，仍然要承受家务和社会双重压力，一部分妇女通过吸烟的方式来释放内心的情绪和不满。伴随现代生活节奏的加快，转移到城市的女性，有的因忙碌希望寻求一种缓冲解脱紧张情绪，有的因精神上的空虚或情感上的危机，于是香烟便成了她们的另类“减压阀”。

三、云南边疆少数民族女性吸烟对健康的影响

（一）女性吸烟与人体健康

烟草中含有的尼古丁、焦油等化学物质，以及香烟燃烧烟雾中的500多种有害成分，在男女烟民身上会引发和恶化各种疾病，例如癌症、肺炎、气管炎、高血压、骨质增生、各种心脑血管病、哮喘等。除此之外，与不吸烟女性相比，吸烟给女性烟民将带来更甚的伤害：[1] 生育能力降低25%；流产的危险性高出10倍；发生宫外孕的危险高40%；患不孕症的可能高2.7倍，患宫颈癌的机会高50%；吸烟20年以上的妇女患乳腺癌的危险增加30%；吸烟还可使妇女衰老提前：嘴唇和眼角过早地出现皱纹，牙齿发黄，皮肤粗枯，失去富有弹性丰润的外表，甚至长胡须。痛经、骨质脆弱、尿失禁，易患心脏病等。

笔者于2007年11月在云南边疆的潞西市调查少数民族妇女生育健康情况。在23位有生育障碍的妇女中，有10位有吸烟史。两位来自芒海镇的普

---

[1] 朱奕：《实话实说女性吸烟》，《健康大视野》2000年第1期，第5－6页。

米族妇女，有6～7年的吸烟史，导致婚后不孕；3位来自中山乡的景颇族妇女，婚前有多年吸烟史，或在怀孕期间还继续吸烟，都造成习惯性流产。

（二）女性吸烟与家庭健康

1. 母亲吸烟危害后代健康

据《中国医学论坛》的一项调查显示，孕妇每日吸烟超过10支，早产儿发生率为44.8%，是不吸烟者的2倍。而美国“联邦疾病控制中心”则经过10年研究证明，在怀孕期间吸烟的母亲，其婴儿有66.7%出生时体重较轻。婴儿即使勉强存活，也可能弱智或痴呆。❶

昆明某医学院曾对200多名女烟民调查后发现，孕妇吸烟引起婴儿先天性缺陷的概率要比一般人大得多。

据另一调查，❷ 拉祜族人口中智力残疾人口与其他少数民族相比，定残率最高，这与该族妇女抽烟的习俗有一定关系。

2. 母亲吸烟增重家庭负担

烟草消费不仅严重危害人体健康，而且增重家庭负担，特别在位于我国西部的云南边疆少数民族农村地区，使贫穷的家庭更加贫穷。如果在一个家庭里，母亲吸烟，其配偶、孩子也吸烟，那么这将给家庭带来很大的经济压力；如果再加上吸烟或被动吸烟患病，更是雪上加霜。

在云南省一些边疆少数民族农村地区，一个吸烟家庭每年用于抽烟和喝酒的钱远远高于生产投资。烟和酒是他们的生活必需品，只要有钱首先考虑的就是烟和酒，用来添制小农具、买化肥农药和良种的钱却少得可怜，给家庭生产生活和脱贫致富带来很大的障碍。

（三）女性吸烟与社会健康

云南边疆毗邻缅甸、老挝、泰国交界处的“金三角”地区。“金三角”是世界最大的鸦片种植地和海洛因的提炼、制造基地，也是全球毒品贸易最活跃的四个地区之一。地缘因素使云南成为境外毒品流入中国最主要的通道，境外贩毒集团千方百计通过云南将毒品渗透到中国境内，当地的少数民族成为易受毒品伤害的群体。

---

❶ 朱奕：《实话实说女性吸烟》，《健康大视野》2000年第1期，第5－6页。

❷ 陈旭光、李光灿：《云南少数民族人口学概论》，云南人民出版社1990年版，第221－348页。

因为有吸烟的生理经验，吸烟女性更容易接受吸毒，她们很容易走上吸毒的道路。吸毒除了导致身体疾病、影响生活，还会造成社会财富的损失和浪费，同时诱发各种违法犯罪活动。女性一旦成为吸毒人员，她们大部分都是以卖淫的方法取得毒资，这些人是性病、艾滋病传播的主要途径，给社会造成了严重的危害。

四、对策和建议

与其他地区相比，云南边疆少数民族地区基础设施相对薄弱，经济发展缓慢，科教事业滞后，生态环境脆弱，人民生活水平较低，经济和社会发展起点低，在市场经济竞争中处于先天不足的不利地位。而民族女性吸烟对个体、家庭和社会的影响直接阻碍着刚刚起步的民族经济的可持续发展。因此，应采取切实可行的措施来减少边疆少数民族女性烟民。

（一）促进边疆少数民族地区卫生事业的发展

在云南边疆少数民族地区，政府应通过多方筹资，建设农村公共卫生体系，提高对疾病的预见性及反馈能力，加强对地方医疗人员培养，建立新型多层次农村医疗保障制度，共防大病。由国家列入财政预算统一安排，加大卫生医疗设施建设的投入力度，建立和实施农村贫困家庭医疗救助制度，资助贫困农民参加新型农村合作医疗，免除农村贫困家庭参保医疗互助金，较好地解决民族地区群众看病难、看病贵，甚至只能通过以嚼烟和吸烟的方式来解决“避瘴气”、“避寒瘟”、止痒、镇痛、消炎等问题。

（二）重视边疆少数民族女性的教育

在云南边疆少数民族地区许多山区学校校舍差、设备缺乏，教学质量低，加之此地区女性对教育紧迫感认识不足，生产力水平落后，妇女要投入更多的时间和体力去劳动才能维持生活，所以不但母亲没有文化，因家庭经济困难的女儿也被迫辍学或失学，导致边疆少数民族女童不仅入学率低、辍学率高，且完学率低，直接影响和制约着边疆少数民族女性的教育。

因此，各级政府必须加大对边疆少数民族女性的教育投资，[1] 对边疆少数

---

[1] 杨国才：《云南少数民族女性的教育和发展》，《云南师范大学学报》1999 年第 6 期，第 110－111 页。

民族女性教育实行倾斜，提供和创造条件保证适龄少数民族儿童入学率尽快达到全国平均水平，尽快缩短男女在普及教育上的差距，逐步提高少数边疆民族女性接受中等专业技术教育和高等教育的比例，坚持依法治教，强化在边疆少数民族地区的执法力度，坚持男女平等原则，从而保障边疆少数民族女性受教育的权利。只有在边疆少数民族女性文化水平提高的前提下，才能提高她们的认识水平，她们才能判断真假好坏，才能衡量利弊得失。

（三）缓解少数民族女性的社会压力

我们不仅仅要关注边疆少数民族女性吸烟，同时还应关注造成其吸烟的社会、经济和环境因素，故要帮助她们缓解社会压力。例如，在农村，妇女是稻作生产的直接承担着，从稻谷的播种到田间管理，直至最后收割、入仓等，妇女是其中主要劳动者。笔者对拉祜族妇女的劳动时间做过考察，她们一天劳动时间高达 13 个小时，而男子最多只劳动 9 个小时，家庭中母亲起得最早，睡得最晚，有时劳动时背上还背着娃娃。故应减轻这些妇女的繁重的农活和沉重的家务。从而避免她们借用吸烟来释放身负的压力。

面对女性烟民，我们不应对她们说三道四、指手画脚。家庭成员、同事们和社会应积极帮助和支持她们戒烟，改变戒烟者日常生活规律，鼓励她们加强体育锻炼和正常社会交往，使其丧失吸烟的环境，戒除对烟草的依赖性，直至成功。在此过程中，还可以提倡她们结合药物治疗、非特异药物疗法、行为治疗、放松疗法、及其他如催眠术和针灸疗法等物理医学疗法来戒烟。

（四）采取有效的“预防、禁烟、戒烟”措施

父母模范带头。父母是孩子的第一任老师，小的孩子都是从模仿父母的一些行为中建立起自己对世界的观点。父母的言谈举止对孩子影响极大，如父母不吸烟，孩子往往也能做到不吸烟。因此，父母是预防和控制孩子吸烟不可缺少的环节，在培养孩子拒烟意识，帮助他们学习和掌握拒烟技巧具有重要作用。

学校正确教育。学校在公共场所张贴禁烟标志，向女生传授关于吸烟有害的知识，增强她们的个人和社会技能去抵制社会压力。提供无烟环境，尤其是防止教师吸烟。明确戒烟的责任人、监督人，帮助吸烟女生克制自己，对难度较大的吸烟者，学校将进一步与吸烟者的家长一起做工作，最终达到戒烟的目的。

媒体大力宣传。边疆少数民族地区需通过广播和电视，在女性喜欢的节目里，提供事例，将不吸烟作为健康和有吸引力的生活方式来加以宣传，以便让没有文化的人们接受；在发行量较大的、有影响的妇女杂志和期刊里，对吸烟的危害以及各种不同的戒烟方法等内容作详细的介绍，此法必将对不同年龄、不同社会和文化背景的女性产生影响，从而促使她们不吸烟或戒烟；通过海报、广告牌以及小册子，为不吸烟者提供可视的事例和信息支持，针对特殊对象的人群，如孕妇、年轻人等进行教育；通过电影院，在电影正式放映前先放映禁止吸烟的短片；还可通过民间演出，宣传吸烟有害健康和环境，尤其是在边疆少数民族地区的农村。

总之，要让边疆少数民族女性不吸烟或戒烟，既要靠净化她们的周边环境，也要靠政府的引导，更要靠她们自身的洁身自好。只有这样，才能促进边疆少数民族女性的健康与环境协调发展。

（作者单位：河南许昌学院教育科学学院）

艾滋病感染中母婴传播阻断与健康

李春瑞

随着 HIV/AIDS 在全球的流行和肆虐，使人类社会发展面临巨大的挑战。这个关系着全人类健康疾病的流行与防治中出现的一系列政治、经济、社会、环境问题引起人们的高度关注。据新民周刊报道（2008 年 11 月 13 日11：03）：全球每年有 240 万感染 HIV 的妇女生育孩子，造成每年约 80 万个新生儿感染 HIV，HIV 感染使得全球新生儿死亡率增加 75%。另据清华大学艾滋病综合研究中心主任何大一介绍：母婴阻断艾滋病传播概率低于 2%。何大一教授对云南防止母婴传播项目进行评审，这项研究招募了近 250 名 HIV 阳性的孕妇，对她们进行药物干预，以减少母婴传播艾滋病的风险。结果显示：经过干预，母婴传播艾滋病的概率仅为 1% ~2%，而未进行的比例是 33%（资料来源：2008 年 11 月 24 日 17：35 人民网）。母婴传播是艾滋病三种传播途径之一，HIV 的母婴传播有三个渠道：宫内、分娩与母乳喂养。在不进行干预的情况下，HIV 母婴传播发生率通常在 15% 至 50% 之间。因此，加强艾滋病母婴传播阻断工作刻不容缓。母婴阻断的核心问题是婚前咨询和检测，母婴阻断方式是给母亲在产前服药、实施剖宫产以及产后全部改用人工喂养，杜绝母乳喂养。那么，母婴传播阻断又伴随着哪些健康与环境的问题呢?

一、缘　由

为探讨云南提高农村艾滋病母婴传播阻断服务的可及性、可获得性和可接受性策略，制定农村艾滋病母婴传播阻断有效运转机制，增强其可持续性发展. 相关部门于 2005 ~2006 年在云南 6 个县市开展了现场服务与研究。在此基础上，2007 年底，昆明医学院进行“艾滋病母婴传播阻断策略研究”，邀请我参与了对 HIV 阳性母亲的定性访谈，我们一行 3 人（另有昆明医学院研究生 1 人，云南省妇幼保健院参与项目人员 1 人）历时半月，在各地妇幼保健院及项目执行人员的协助下，采用随机抽样的方法，对昆明（试访谈 1

人）以及云南省德宏州的潞西市、瑞丽市、陇川县，保山地区的腾冲县对24名服务对象及她们的丈夫、亲属进行了深入个案访谈，对各地的医务人员，包括项目管理者、服务人员10多人进行了4次小组专题访谈，并进行了访谈资料整理。

二、访谈情况

仅以我个人直接访谈并整理资料的11名服务对象的情况来看，大致是：

身份	姓名	民族	年龄	居住地	阻断情况	孩子情况	备注
妻子	小唐	汉族	20岁	芒市某寨	从怀孕3月始接受母婴阻断治疗	出生23天	丈夫亦是HIV阳性，“还想生个儿子”
妻子	小旺	傣族	27岁	芒市某寨	从怀孕3月始接受母婴阻断治疗	4月另4天	丈夫是阴性。丈夫说：“如果（你）是艾滋病，你去死算了”
妻子	小线	傣族	26岁	潞西遮放某寨		怀孕7月查出是阳性，夫家要求流产	丈夫的姐姐坚持认为：“得这种病象鬼一样”，她被夫家撵出家门
妻子	小金	景颇族	24岁	芒市某寨		怀孕1月查出老公是阳性（自己是阴性），自愿流产	她说：“会治好的，我一点都不怕”
丈夫	小段	德昂族	33岁	潞西县三台山某村	从怀孕3月始接受母婴阻断治疗	1月另4天	小段是村医，面对自己的媳妇是阳性，很平静
妻子	小旺	傣族	30岁	瑞丽市老城子某寨	从怀孕4～5月始接受母婴阻断治疗	1岁另9个月	丈夫亦是HIV阳性，访谈当天，被通知母婴阻断不成功，儿子也被感染
丈夫	勒干	景颇族	37岁	瑞丽市户育乡某寨	拒绝接受母婴阻断	儿子已1岁零9个月	景颇汉子勒干—“哪个做工作骂哪个”
妻子	小金	傣族	26岁	陇川章凤镇某村	从怀孕4～5月始接受母婴阻断治疗	1岁多	小金是阳性，同样得到免费治疗和关爱
妻子	小张	汉族	22岁	腾冲县城郊	从怀孕3月始接受母婴阻断治疗	5月	一对阳性小夫妻

续表

身份	姓名	民族	年龄	居住地	阻断情况	孩子情况	备注
丈夫	小赵	汉族	24岁	腾冲县城郊	从怀孕3月始接受母婴阻断治疗	5月	一对阳性小夫妻，要求保密
妻子	小杨	汉族	31岁	腾冲县清水乡某村	从怀孕3~4月始接受母婴阻断治疗	1岁	她担心病会传染给别人，自己用过的月经纸包好埋掉或是烧掉

通过小组访谈，从医务人员的角度了解到工作的成果，看到他们对开展此项工作的高度责任感和付出的努力，也看到工作面临的挑战。

总之，在云南德宏州和腾冲县这样一个曾经艾滋病肆虐的边疆少数民族地区，由于受到国家、政府及社会各界的关怀，营造了一个有利于艾滋病防治的环境，尤其母婴阻断已纳入妇幼保健院的常规工作，取得巨大成就，但也还存在一些值得思考的问题。

三、健康与环境的相关问题

中国《国家与健康行动计划》（2007~2015）指出："当前，我国正处于经济社会发展的重要战略机遇期，建设资源节约型、环境友好型社会，着力解决危害人民群众健康的突出环境问题，确保环境和健康得到有效保护，促进我国经济社会可持续发展，是当前贯彻落实科学发展观、全面树立以人为本执政理念、加快构建社会主义和谐社会进程、切实维护最广大人民群众根本利益的基本要求和重要任务。"

世界上最重要的资源是人类自身及人类赖以生存的自然环境。在艾滋病防治和母婴阻断方面，关爱生命、保护环境应该融入我们的工作理念，坚持以人为本、预防为主、全员参与的原则。

（一）母婴阻断与政策环境

在访谈期间，我们深切感受到，在艾滋病高发的德宏及腾冲边疆少数民族地区，政府已制定了孕妇体检和抽血化验制度，使母婴阻断建立在制度保障的基础上。同时，投入了大量人力物力，使得此项工作卓有成效。优良的政策环境，是做好此项工作的基础和保障。

芒市的小旺，很健谈、开朗、打扮时髦、涂着口红。访谈时，小旺一直背着她 4 个月大的孩子。对小旺的访谈进行了 2 次。其中一次，为了访谈顺利，蒋医生带着孩子去儿童游泳池游泳。

问：你是做什么工作的？

答：原来卖东西，现在不卖了。

问：你是什么时候被检查出有病的？

答：2006 年 7 月 2、3 号吧，怀娃娃时检查出来的，怀 3 个月的时候。

问：当时查出来怎么想的？

答：知道有那么多人都在关心我们，就放下心来。以前不知道这个病是怎么得的。我还曾经说过：如果得了这个病就去死。那时想着卖身才会得这个病，想不到自己不卖身也会得这个病。

问：你们现有些什么活动？

答：是蒋医生组织的，蒋医生对我们很好。10 多个人，从怀着娃娃起，差不多 2－3 个月聚会一次，吃一顿饭，还有专家开导，心理咨询，回家后心情好，没有负担，过得好。已参加过 10 多次。现 CT4 已从怀孕时的 300 多上升到 400 多。

问：你知道阳性母亲应该注意些什么吗？

答：要关心自己，不要感冒，自己得了这个病，免疫力下降。

问：你具体得到哪些服务？

答：到医院做 B 超，医院的人都知道蒋医生管艾滋病人，怕人议论，住院 6 天。老人不知道，也来看过，看到别人生娃娃好好的，决定要一个（娃娃）。5 个月起拿免费药吃，生完娃娃又吃了 1 个月。娃娃拿免费奶粉吃。

问：你对服务满意吗？

答：满意。有那么多人关心，心情好。

问：你最大的愿望是什么？

答：娃娃好好的。要 6 个月以后才测，现在还不知道，现在看着倒是好好的。

（二）母婴阻断与生活环境

艾滋病的流行带来了严重的社会影响和不良的后果，往往最先受到冲击或受伤最深的就是社会上的弱势人群。中国的弱势群体包括农村中长期难以脱贫的赤贫人口、由于企业改革而下岗的工人、生活在边缘地区的少数民族、在农村失去土地权益的已婚妇女、从农村到城市打工的的流动人口、由于各种因素从事性服务行业的年轻女性、吸毒人员以及同性恋群体等。从另一方面来说，少数民族在面临这一风险时比汉族更容易受到伤害，更缺乏规避风险、减少风险之危害以及排除风险的能力。加上近年来，在中国的城市化进程中，有一大批农民失去了土地，进城务工。艰苦繁重的工作对失去土地的农民的压力很大，新的工作条件的低下和工作环境的枯燥容易破坏人健康的生活观念，导致对变异生活行为抵御能力的降低。较恶劣的生活与工作环境也容易诱使人追求不健康的刺激，从而导致生活行为的恶化。

在此次所访谈和整理资料的 11 人中，有 5 人是离开土地或失去土地的农民，在城里靠做小本生意维持生计。尤其瑞丽市的小旺，老公吸毒，本人在怀孕时也查出是阳性。生活很艰难，没有土地，每月靠领取 60 元／人的低保和卖汤圆生活。访谈结束后，小旺被告知阻断不成功，儿子是阳性。从表情看，小旺平静地接受了这个现实。正如来自世界卫生组织（WHO）《职业健康》一文指出的“在危险的条件下工作的劳动者通常是人口中最贫困的人群。她们生活在简陋的住所中，最大程度地因缺乏清洁水、卫生和基础设施而蒙受损害”。

问：请讲讲你的情况。

答：我怀过 3 个娃娃。大姑娘 8 岁。老二是带环受孕，1 个月的时候拿掉，到景颇族的私人诊所拿掉的。仔弄（丈夫）有病，传给我。怀这个老三 4～5 月时去勐卯医院查，知道我也有病，害怕生下娃娃会传染，不得吃奶粉，害怕他有病，不想要。我家婆婆不准拿，她说：“不怕，不得吃奶粉可以吃牛奶。”她还说：“4～5 个月已经是个人，舍不得，不能拿。”医生告诉她可能得病，她说：“有病，可以到医院去医。”我老公也是想要，（拿掉的）如果是儿子会生气，男人爱儿子。

问：你们靠什么生活？

答：我摆摊卖汤圆，每天可卖得 50～60 元。以前我在大菜街子摆摊卖饵丝。

问：你家有几口人？

答：6 人，婆婆、老公的妹妹，我们一家 4 个。

问：其他人做什么？

答：妹妹、老公都不做什么，只是当帮手，拿柴这些。

问：你一人做就够生活了？

答：政府部门给我们拿低保，每人每月 60 元，一共 360 元。全寨子都拿低保，没有田的都得。每月 360 元仅够交水电费，我家的房子是瓦房，有 3 格。

问：你今后有什么打算？

答：我不会做什么。只会卖饵丝这些。姑娘读书不怎么样，爱玩，爱看电视。

问：你对小儿子有什么打算？

答：晓不得，还想不到。现在的娃娃怪，有些吃 4 号（毒品），特别是老城子这些，东逛逛西逛逛，不好好读书。

（三）母婴阻断与社会环境

20 世纪 80 年代以来，中国城乡的社会环境在改革开放的形势下发生了巨大的变化。尤其是地处祖国边疆的德宏州和腾冲县，由于特殊的地理环境，紧临着世界第二大毒品生产基地金三角，地域及经济、教育等多种原因，这些地方的群众深受毒品、艾滋病的危害。有的家庭男人因患艾滋病或死亡失去劳动力，赡养老人、抚养儿童的重担都落在妇女肩上，有的妇女本身也被感染艾滋病，导致生活十分贫困。不仅如此，她们还须承受精神上的痛苦。

惯常的思维总是认为，只要人们知晓艾滋病传播的几个主要渠道，只要不与这几个渠道发生关系，就可以不被感染，也可消除对艾滋病的世俗偏见和歧视。但事实上，早有社会心理学家发现，仅仅是了解艾滋病的传播方式并不能改变人们对艾滋病的偏见与歧视；换言之，歧视和偏见并不仅仅是一种知识的缺位，更是一种情感的外在表现，是一种畸形的社会现象和社会环境。

遮放的小线在怀孩子 7 个月时查出是阳性，被婆家逼着引产，回家后又被迫离婚。丈夫的姐姐坚持认为："得这种病像鬼一样"，她被夫家撵出家门。这次，小线因为身体不舒服，由妈妈陪同到医院治疗。在医院，我们对她和她妈妈进行了访谈。

问：能跟我讲讲你的情况吗？

答：我家里有 7 个人，家中有爸爸、妈妈、哥哥、嫂子、弟弟、侄女 7 人。

问：你是哪年结婚的？

答：2005 年办酒席。仔弄（丈夫）是遮放人，结婚一年多，去领结婚证，当时怀娃娃7个月，要抽血化验。蒋医生告诉我得这个病。仔弄也查了，他没有病。仔弄他们认为这种病不好。

问：查出你有病后，你的仔弄怎么说？

答：仔弄他妈、他姐不想要这个娃娃，他姐说："这种病像鬼一样。"仔弄听他姐姐的话，跟他姐姐一样了。如果他姐姐不说，我们想要（娃娃）了，领了娃娃会过得好。有娃娃心情好，现在没办法了。

问：你这次来医院几天？

答；这次8号来，住了9天院。

问：你跟仔弄认识多长时间结婚的？

答：认识了两个月办酒席。

问：你们感情好吗？

答：没有病时，两个人感情好的。有了病，就不好了。他妈说，"我不想抱（娃娃），这种病，会传染的，我不想要"。小线的妈妈在一旁插话："引产时，娃娃下来，会哭了，我也哭了。"

小线的妈妈哭着说：当时，她们仔弄（丈夫）不来，光有我和我妹妹来。像这种病，哪个想病，病了没有法了。

问：医生对你们怎么样？

答：医生好，只是他们家姐不好。她说，得这种病，人家要到家里来拍电视。等以后孩子长大了，人家也不跟他玩。

问：你引产后，是回娘家还是婆家？

答：去他家住了不到2个月。他妈叫我妈去接回来，他家叫离婚。

问：你们两家离得远吗？

答：两家相距约2公里，走路半小时。

问：你住在他家时，他们对你好不好？

答：不好。

问：不好在哪里？

答：他姐带着娃娃回家，我想去抱，她不准，她害怕，她说怕传染。

问：娃娃多大？

答：两岁多。

问：吃饭呢？怎么吃？

答：吃饭倒是叫。他姐夫说："姨娘吃饭了！我们先吃了！"我不去，等他们吃完了，我再吃。

问：为什么不去？

答：他们说，这种病像鬼一样（边说边哭）。当初要是知道得这种病，我不会结婚了。

问：他们会单独给你好吃的吗？

答：是我妈买给的，猪肉、鸡都买给吃。他姐还说："离了婚，我兄弟再讨，讨了不好，还可以离，讨10个都可以，只要有钱。"

（四）母婴阻断与语言环境

尊重少数民族的语言和风俗习惯是党和政府的一项重要的民族政策。我国宪法规定：各民族"都有保持或者改革自己的风俗习惯的自由"。民族风俗习惯具有明显的民族性和群众性。少数民族对自己的风俗习惯是否被尊重十分敏感，往往把它看做是否尊重他们的民族的问题。尊重少数民族的语言和风俗习惯，就是尊重少数民族，是民族平等原则的体现，对民族团结有重要意义，对做好母婴阻断亦有重要意义。

在瑞丽市户育乡勒干的家里，我们见到了勒干。他就是被称为"哪个做工作骂哪个"的景颇族汉子。勒干的妻子是缅甸娶过来的德昂族，此时去赶街，未在家。因本人曾在该乡当知青多年，熟悉景颇族的生活习惯，精通景颇语言，与勒干一家沟通后很快有了认同感。访谈用景颇语进行。

问：听说你不愿意让自己的妻子到市里妇幼保健院去生孩子，为什么？

答：去城里做剖腹产，最少需要5000~6000元，我们到哪里去找这么多钱？10年前，我肚子疼，拉到瑞丽市医院，检查了说是胃穿孔，做手术，住院半个月，全部用了7000多元。那一次就没有钱，到处都借遍了。

问：你有几个娃娃？

答：两个。

问：还有一个呢？

答：跟着她妈在班岭，是个姑娘。我以前结过一次婚，媳妇是班岭的老师，在那里教书。后来离了。阿嘎！以前的媳妇，得过一次子宫肌瘤，去住院，一共交了17000多元。一到医院，需要预交5000元，没有钱，不给住，到处去借。人家说，你们家是老师，咋个连钱都交不出来？我真是借害羞了，借怕了。

问：是吗？老师不是有公费医疗吗？为什么还要借钱？她是民办老师还

是公办老师？

答：是公办的。有公费医疗也需要自己先垫负，然后慢慢地才得报。害怕借钱，一想到要借钱，就难受，想哭。

问：听说瑞丽对有病，需要住院生娃娃的实行收、减、免政策，你们这么困难，应该可以申请免费吧？

答：不知道，只知道他们（指乡医和乡干部）来通知，说如果没有钱，把牛卖了赶快去住院。家里唯一的牛要犁田，如果卖了，今后的生活怎么办？（勒干的爸爸在一边插话：如果他们也像你一样好好地跟我们说，我们就想通了。他们没有说，只说叫把牛卖了去住院，也没说免费的事。）

问：他们来过几次？

答：来过的多了。

问：来的是汉族，还是景颇族？

答：汉族来过，景颇族也来过。来得多了，我告诉他们，就是不去，我们连死都不怕，就是不去，要死就死在家里。

问：你媳妇是什么时候查出有病的？

答：2005 年，她怀着娃娃 7 个月的时候，我们两个都去抽血化验，我抽了 3 次，她抽了 4 次。通知说她有病，我没有。

问：你们不愿去医院，那后来娃娃在哪里生的？

答：在家生。

问：哪个接生？

答：是我的妈妈接生。娃娃顺利生下，到现在，大人、娃娃身体都很好，娃娃的妈还长胖了。

问：你们为什么那么放心，检查出妈妈有病，还敢在家生？你们不怕娃娃将来有病？

答：小娃娃的姨妈（媳妇的妹妹）在缅甸仰光医院工作，我们去那里检查过，她姨妈说，不怕，可以生。

问：她在医院做什么工作？

答：搞化验。

问：她读过多少书？

答：是中专吧！

四、思考与建议

（一）优化母婴阻断的政策环境

无数事实已经证明，阳性母婴阻断不仅是一个医学问题，更是一个多学科的社会问题，要有效地应对这一挑战，必须由政府主导、动员全社会的力量，在国家、社会、个人等各个层面采取共同行动，制定和创造更加优化的政策环境，才能使这一战略目标具有持久性。

将阳性母婴阻断纳入社会政策范畴，既是政府最基本的职责，也是政府应对艾滋病问题的行为依据和主要手段之一，明确并重视政府在艾滋病防治及阳性母婴阻断领域的职责，对全面、深入开展防治起着重要的、主导性的作用。在各个地区、政府在社会政策中投入表现出的对艾滋病防治的重视程度、为此投入的资源和采取的行动，决定着当地防治工作开展的力度和实际效果，直接或间接地引导着当地阳性母婴阻断工作的开展。因此，更加优化母婴阻断的政策环境十分重要。

（二）改善阳性母亲的生活环境

在开展艾滋病阳性母婴阻断工作中，应改善阳性母亲的生活环境，促进目标人群生存发展与母婴阻断工作的可持续性。制定干预措施，支持有能力发展生产的开展生产自救，对经济困难的感染者、艾滋病人等目标人群，要满足其基本生活需求，使她们享有并保持基本的经济福利和医疗救助。

而且，改善边疆少数民族阳性母亲贫困的生活环境，不能仅仅是停留在由民政部门将生活困难的感染者母亲、病人及其家庭纳入城镇最低生活保障或农村“五保”范围，对生活困难的阳性母亲及病人家属给予生活救助，对适龄艾滋病致孤儿童提供免费上学的常规做法。还应该动员社会各方力量，结合当地实际，为她们办一些实实在在的好事，例如：可举办阳性母亲与保护生态环境有关的林业项目培训、缝纫培训、科学种殖养殖技术培训等，目标人群需要什么，就培训什么。教会她们一门实用技术，将母婴阻断与她们的生存发展结合起来，这样才能极大地调动她们的积极性和热情，也才能进一步促进母婴阻断工作的开展。

（三）消除歧视，优化社会环境

与艾滋病相关的耻辱与歧视广泛存在于医疗卫生、就业、教育和上学、社会福利等各个领域，存在与家庭、社区和社会的各个层面。HIV/AIDS 人群因此被社会隔离和区别对待（“得了这种病，像鬼一样”），使之在生活、工作、医疗等各个方面无法得到平等对待，生存脆弱性也大大加重。

我国 2006 年 3 月 10 开始实施的《艾滋病防治条例》第 3 条规定：任何单位和个人不得歧视艾滋病病毒感染者、艾滋病病人及其家属。艾滋病病毒感染者、艾滋病病人及其家属享有的婚姻、就业、就医、入学等合法权益受法律保护。

因此，要消除对艾滋病感染者、艾滋病人的歧视和耻辱，创造一个比较和谐的没有歧视的社会环境，是母婴阻断预防艾滋病系统工程中不可忽视的一个重要环节。

（四）尊重、学习少数民族语言，优化语言环境

我国政府实行语言平等原则，尊重少数民族语言文字。语言文字是民族的基本特征之一，也是做好艾滋病防治和母婴阻断的不可缺少的重要方面。同时，尊重少数民族的风俗习惯也是我国政府的一项重要的民族政策。民族风俗习惯是在民族生产生活需要的基础上，由民族普遍流行的价值观念决定的，通过民族社会生活各个方面体现出来并长期传承的行为心理和行为方式。它反映着民族的经济生活、自然环境、历史传统、生产方式和心理感情，是民族特点的一个重要方面，也是民族问题中的一个十分敏感的问题。我国宪法规定：各民族“都有保持或者改革自己的风俗习惯的自由”。民族风俗习惯具有明显的民族性和群众性。少数民族对自己的风俗习惯是否被尊重十分敏感，往往把它看做是否尊重他们的民族的问题。尊重少数民族的风俗习惯，尊重他们的语言，就是尊重少数民族，是民族平等原则的体现，对母婴阻断工作的开展有着重要意义。

因此，应该加强少数民族语言文字的教育。尤其是对生活和工作在民族地区的汉族干部和医务人员应该加强这个方面的教育，这个优良传统不能丢，只有互相了解才能避免民族矛盾，只有通过他们本民族的语言才能将政府有关母婴阻断的政策原原本本地宣传贯彻到边缘少数民族当中。尊重、学习少数民族语言，优化语言环境，才能使边疆民族地区的母婴阻断工作得到持续

开展。

参考文献

[1] 云南省健康与发展研究会. 环境与健康项目译丛. 和谐 [C]. 3.
[2] 张开宁. 全国农民工预防艾滋病宣传教育工程解读与指南 [M] //健康参与发展. 北京：中国人口出版社，2006.
[3] 杨国才. 多学科视野下的艾滋病应对 [M]. 北京：中国社会科学出版社，2007.
[4] 韩嘉玲，杜娟，童吉谕. 社会发展与艾滋病防治读本 [M]. 北京：人民卫生出版社，2006.

（作者单位：云南省共青妇干校副教授）

云南宣威农村妇女肺癌与生态环境

戚　琳　戚　俊

宣威市作为云南省主要产煤区，由于燃煤煤气等因素的影响，是全国肺癌发病率和死亡率最高的地区之一。特别是宣威来宾镇虎头村被国家卫生部确定为“癌症村”的一个典型，肺癌发病率高达6.5%，是世界发病率的近千倍，从20世纪70年代，卫生部肿瘤防治研究办公室就将宣威确定为癌症高发区，其中来宾镇虎头村的肺癌发病率高达6.5%，是世界平均发病率的近100倍；女性村民肺癌病死率居全国首位，在世界女性死亡率中也排名前列。由于该病极为特殊，发病率高、病死率高、病因复杂，至今没有唯一结论。近年来，部分专家学者和地方人大代表向有关部门强烈呼吁，要求相关部门派出专家前往该地进行调查研究。本文从宣威肺癌问题由来及生态环境状况等方面对重点乡镇农村妇女肺癌问题进行分析研究，同时结合2006年3月中旬启动的中美合作曲靖肺癌项目等研究情况进行探讨，并就云南宣威农村妇女肺癌问题和生态环境提出了个人的看法和建议。宣威长期以来的环境污染是否是造成癌症高发的原因仍需进一步分析研究。

据世界卫生组织公布，过去10年间，全球癌症的发病及死亡率增加了22%。其中肺癌发病数量120万/年，死亡数量110万/年，均为全球最高。肺癌的病死率高达90%。近年来，世界上一些国家，尤其是发达国家肺癌发病呈逐渐上升趋势，女性肺癌增高幅度更为明显。在我国20世纪90年代抽样调查显示：中国的肺癌组死亡率为17.54/10万，其中男性24.3/10万，女性10.66/10万。虽然女性死亡率低于男性很多，但是我国女性肺癌在肺癌中所占的比例与西方经济发达国家相比要高得多，居世界高水平之列❶。云南宣威作为我国肺癌的高发区，该地区燃烟煤的农村室内空气中发现醛及其他挥发性有机化合物有25种，以苯系污染最为严重。这些物质都与癌症的发生有关。宣威市下辖24个乡镇均有肺癌发病案例，其中以来宾镇、倘塘镇、龙场镇、龙潭镇、田坝镇等11个乡镇最突出，均超过全国平均发病率。在宣威的流行病学调查研究显示，室内燃煤加之妇女大多数时间均在家中，显著增加

---

❶ 直面“东方女性肺癌问题”性，http://www.7－7－7.cn。

了肺癌的危险，通过采集室内气体进行放射测定，发现烷基化的多环芳香烃化合物是主要的致癌物。室内燃煤估计与16%～20%的肺癌有关。

据来自英国的一项病例对照研究❶，流行病学调查发现女性肺癌患者家族中癌症息者要高于对照组，共入组了1482例女性非吸烟肺癌患者，与1079例健康者对照，发现一级亲属中患肺癌的女性，其肺癌的危险度1.49（1.13～1.96），年龄小于60岁危险度高达2.02（1.22～3.24），有两个或更多亲属患肺癌则危险度进一步提高达2.68（1.29～5.55），危险度随着亲属肿瘤病史呈现一个有意义的增高趋势（P＝0.001）。

曲靖市境内矿产资源丰富，有煤、铅、锌、铁、磷、重晶石、萤石等矿分布，其中以煤、铅、锌为主。煤炭资源远景储量达276亿吨，占全省总量的52%，炼焦煤约占全省的96.5%；作为曲靖市主要产煤区的宣威市，由于燃煤煤气等因素的影响，是全国肺癌发病率和死亡率最高的地区之一。早在20世纪70年代，卫生部肿瘤防治研究办公室就将宣威确定为癌症高发区，其中来宾镇虎头村的肺癌发病率高达6.5%，是世界平均发病率的近100倍；女性村民肺癌病死率居全国首位，在世界女性死亡率中也排名前列。有关资料显示，燃烟煤的肺癌死亡率是407.77/10万，如果是燃无烟煤的话可以下降20.93/10万。煤在燃烧过程中会产生一种叫苯丙（A）芘的致癌物质，而烟煤燃烧后释放的苯丙（A）芘是无烟煤的20多倍。

一、宣威肺癌问题的由来

根据1973～1975年全国死因调查表明，宣威市是中国肺癌高发地区之一，同时也是我国农民肺癌死亡率最高的地区之一。肺癌死亡率26.49/10万，占恶性肿瘤48.3%，其中男性27.66/10万，女性25.33/10万。其女性肺癌死亡率居全国之首，是同期美国女性肺癌死亡率的4倍多。近年来，部分专家学者和地方人大代表向有关部门强烈呼吁，要求相关部门派出专家前往该地进行调查研究。对于农村地区肺癌高发的这种罕见现象，引起了各级政府与卫生行政部门的高度重视。为了解探索该县肺癌高发的主要危险因素，采取有效控制措施，降低肺癌的死亡率，1976年来，原曲靖地区卫生防疫站、宣威县卫生防疫站、宣威县肿瘤防治办公室、云南省卫生防疫站等单位合作，

❶ Matakidou A, Eisen T, Bridle H, et al. Case－control study of familial lung cancer risks in UK women [J]. Int J Cancer, 2005, 116(3): 445－450.

就开始对宣威肺癌的流行病学特征进行了调查分析。1979 年，上述单位又与中国医学科学院环境卫生与卫生工程研究所（原中国医学科学院卫生研究所）合作，组成宣威肺癌病因研究协作组，组织了环境流行病学、环境化学、环境毒理学、遗传流行学及实验病理学专业人员 170 余人，长期深入现场及实验室，对可能引起宣威肺癌高发的主要危险因素进行了系统研究。

该项目采用描述流行病学方法，研究了宣威肺癌的流行特征，在此基础上，采用分析流行病学方法，研究宣威肺癌与吸烟、工业暴露、生活燃料结构及其室内空气污染的联系；采用空气污染暴露浓度测定及生物短测试验，研究空气污染物的理化及生物学特性，揭示环境中的主要致病因子；采用化学分析法，测定水、土、粮食中主要污染物，揭示其与宣威肺癌高发的联系；采用剂量——反应研究法，验证宣威肺癌的主要致病因素；采用实验流行病学方法；确定室内燃煤空气污染与宣威肺癌高发的因果关系；用双向队列研究法评估干预措施对降低宣威肺癌死亡率的效果，由于地域分布差距显著，呈现出农村高于城镇的现象。以宣威市煤炭主产区之一同时又是肺癌高发区的来宾镇为例，辖区内有 14 个行政村 92 个村民小组，23089 户 81374 人，其中男 41456 人、女 39918 人，农业人口 72981 人，非农业人口 8680 人，人口自然增长率 6%，人口密度每平方千米 337 人。由于这里出产的烟煤含硫低、发热量高，因此十分热销，每年仅来宾镇就可产煤 60 万吨，当地老百姓也就地取材，几乎家家户户都烧这种烟煤。研究表明室内燃烧烟煤排放出大量以苯丙（A）芘（BaP）为代表的致癌性多环芳烃类化合物，很可能是导致宣威农民肺癌高发的主要危险因素。近年来，随着改炉、改灶措施的实施，肺癌死亡率已有明显下降，但并没有完全达到预期的结果，要想使宣威地区肺癌死亡率持续稳定地保持低水平，必须提高预防模式的效价比，针对不同危险状态的人群采取不同的预防措施。

二、肺癌问题与当地生态环境的关系

宣威市人民医院曾经对 1996 年以后前来就诊的肺癌患者进行过统计。该院连续统计过 5 年，每年在医院住院的肺癌患者（不包含门诊）大约有 130 人到 150 人。可以看出，肺癌依然是威胁当地群众健康的最大杀手。2000 年至 2004 年间，全市就有土法炼锌，炼焦企业近 4000 家，煤矿近 200 家和无数非法小煤窑开采，采石厂近 100 家，近 150 个生活锅炉大烟囱，无数水泥厂，炼铁厂以及黄磷厂、磷肥厂、火电厂等高污染企业，这些企业都是烟雾，灰尘污染较大的企业，大量排出的有毒气体和灰尘给全市的生态环境带来严重污染。为了改善生态环境，提高空气质量，近几年宣威市利用退耕还林、天然林保护等政策，加大了对来宾镇等肺癌高发区周围的荒山绿化工作，从2002年起到现在，当地已完成退耕还林面积7500多亩，完成天保工程改造1.5万多亩。尽管政府有针对性地做了许多工作，但资源开发存在的布局不合理，规模化集约化程度低，开采秩序混乱，资源回采率低，采富弃贫，资源利用率低，环境污染等严重问题仍然没有得到根本改变，致使宣威市农村的肺癌率并没有特别明显的下降。

中国农村地区在无通风条件下室内燃煤，不完全燃烧所产生的烟雾含有大量多环芳香烃类致癌和致突变物质。云南宣威妇女主动吸烟率仅0.1%，然而其肺癌的发病率和死亡率却居高不下，在宣威的流行病学调查研究显示，室内燃煤加之妇女大多数时间均在家中，显著增加了肺癌的危险。采集室内气体进行放射测定，发现烷基化的多环芳香烃化合物是主要的致癌物。室内燃煤估计与16%～20%的肺癌有关。在来宾镇的许多村庄里，由于到处都可以挖到烟煤，家家户户大多都依赖烧烟煤做饭、烤火。大多数农村妇女作为家庭主妇，接触燃煤所产生的煤烟导致室内空气污染机会较多，使得农村女性患肺癌的危险度明显增高。以来宾镇虎头村为例，村里每户人家每年做饭、烤火至少要烧掉四、五吨烟煤，就目前的经济条件和实际情况而言，由于当地政府严格执行“封山育林”政策，使村民不能从山上获取木材作为燃料，只能依赖烟煤作为燃料。宣威市的生态恢复自2004年起是取得了明显成效，近4000家土法炼锌，炼焦企业基本被取缔，2005年，取消采石厂87家，2007年，147个锅炉大烟囱全改成了使用焦煤，要解决好宣威肺癌的问题，关键就是要解决农村使用燃煤的问题。同时，近几年高发的肺癌与当时的土法炼锌也有一定关系，特别是宣威一些乡镇存在的10余家土法炼锌厂对附近的环境、水源造成很大的污染，导致了癌症潜伏期较长，

三、目前研究情况及建议

宣威肺癌的病因学研究已持续近20多年，结果提示室内燃煤空气污染是宣威肺癌高发的主要原因❶。实施改炉改灶干预措施后，室内空气中污染物浓

---

❶ 何兴舟、蓝青、杨儒道等：《宣威肺癌危险因素研究概况（1979—1993）》，载《卫生研究》1995年第24卷第4期，第203－206页。

度明显降低，肺癌死亡率也随着改炉改灶时间的延长而逐步下降。对宣威居民所用不同生活燃料品种与肺癌死亡率的关系进行研究，结果发现随着居民燃烟煤人口比例的升高（10% ~100%），肺癌调整死亡率也相应升高（2.08 ×10 -4 ~174.21 ×10 -4）。研究证明在宣威男性人群中，燃烟煤与燃非烟煤比较，肺癌的相对危险度为19.930（P<0.0001），改炉改灶年限的相对危险度为0.966（P<0.0001），进一步证实了燃烟煤与肺癌之间因果关系的病因假说。2006年3月中旬，在曲靖市市委、市政府的重视下，在美国NCI、中国环境监测总站、中国CDC何兴舟老师的指导下，中美合作曲靖肺癌项目正式启动。该课题研究为美国国家肿瘤研究所与中国环境监测总站、曲靖市疾病预防控制中心、曲靖市、宣威市、富源县有关医院、疾病控制中心合作共同完成，分为两个部分：一是以医院为基础的宣威籍、富源籍女性肺癌病例对照，项目预计完成1000对肺癌病例和对照的现场调查、随访和生物样品采集：二是宣威、富源农村环境暴露评价，旨在探讨环境因素与人群易感性的交互作用，目前项目研究工作正在进行。

宣威、富源等地肺癌问题，由于该病极为特殊，发病率高、病死率高、病因复杂，近年来，通过部分专家学者和地方人大代表的强烈呼吁，相关部门也派出专家前往该地进行调查研究，地方有关方面一直在重点研究这方面的工作，而且取得了一些实质性的进展，但离降低发病率，提高治愈率的目标还相差甚远，还需要科研和临床工作者继续深入研究。国家“十一五”把建设现代化新农村和农村环境基础设施建设的改善及农村全面奔小康等作为首要工作，因此，必须加大对曲靖重点地区肺癌高发问题的解决力度。一方面，要通过沼气建设等具体措施解决农村生活环境脏、乱、差等问题，努力改善当地生态环境，提高空气质量；另一方面，要通过建设平价医院，加大对农民特别是农村妇女肺癌的检查频度和范围，让农民享有最低的医疗保障制度等措施，对肺癌做到早发现，早治疗，加大对弱势群体的关注；同时建议当地有关部门要加强大气污染物，特别是高致癌物苯丙（A）芘等项目的监测工作，为全面有效遏制住癌症高发现象发挥积极作用。

（作者单位：云南省人大常委会选举联络工作委员会代表联络处云南省食品药品监督管理局药品不良反应监测中心）

妇女与健康：人文社科领域的发展

王金玲　姜佳将　曹　妤

自1995年以来，在中国，妇女与健康日益受到学术界的关注。本文试图通过对1995～2009年有关妇女健康学术文献的梳理，对中国妇女与健康领域近十五年来的研究成果进行回顾与总结，以探讨有关妇女健康学术研究的态势和发展轨迹。

自1980年以来，有关妇女/性别的学术研究在中国有了长足的发展，而妇女与健康一直是其中的一个重要议题。在1995年联合国第四次世界妇女大会以后，有关妇女与健康的研究日益受到学术界的重视。本文的重点就是对中国1995～2009年有关妇女与健康学术研究的态势和发展轨迹进行梳理和分析。

健康是什么？世界卫生组织的定义是：健康不仅仅是没有疾病或不适，而且包括身体、心理和社会整体的安好状态❶。

对人类发展而言，健康是一个重要的基础，同时又是重要目标之一。健康权是人的基本权利的重要组成部分，健康也不仅事关自身，而且事关后代、家庭乃至整个社会。由此，妇女的健康也是妇女的一大基本人权，促进妇女健康也是人类社会的一个重要职责。

1994年国际人口与发展大会《行动纲领》提出："人人有权享有能达到的最高身心健康的标准。各国应采取适当措施，保证在男女平等的基础上普遍取得保健服务。"1995年联合国第四次世界妇女大会《行动纲领》把妇女健康作为重大关切领域之一，其中确定的12个战略目标中，"妇女与健康"被列为第3个战略目标，提出：妇女有权享有能达到的最高身心健康的标准。享有这一权利对妇女的生活和福祉及参加公共和私人生活各领域都至关重要❷。2000年的《联合国千年发展目标》进一步强调了改善产妇保健、与艾滋病病毒感染/艾滋病作斗争等目标。在《中国妇女发展纲要（1995～2000）》中，妇女与健康被列为11个主要发展目标之一，提出要"进一步提高妇女的健康水平，

---

❶ Cordia Chu主编：《妇女生育健康促进与研究》，中国书籍出版社1998年版，第4页。

❷ 联合国：第四次世界妇女大会《行动纲领》，联合国网站，1995年。

保障妇女享有计划生育的权利”❶。《中国妇女发展纲要（2001～2010）》把妇女与健康作为妇女优先发展领域的六大领域之一，提出：妇女身体、精神和社会适应能力的完全健康状态是反映妇女生存状况的基本指标。❷ 2005年国务院新闻办公室发布的《中国性别平等与妇女发展状况》白皮书也指出，中国政府把妇女健康作为促进性别平等与妇女发展的优先领域。❸

从1980年代开始，尤其是近15年来，妇女与健康领域受到学术界越来越多的关注，一系列研究论文、专著及科普读物问世。对妇女与健康学术研究成果的梳理和分析，将有助于我们进一步了解中国妇女及健康领域近十五年来的发展，把握其变化的特征，探讨其运行的内在机制。

本章的研究数据来自对中国知网（www. cnki. net）、国家图书馆（电子馆）和《中国妇女研究年鉴》（1991～1995，1996～2000，2000～2005）的检索，检索范围包括中国知网内的中国期刊全文数据库、博士学位论文全文数据库、优秀硕士学位论文全文数据库所有的人文社科领域的核心和非核心期刊（不包括理工、农业、电子信息和医药卫生等领域）；国家图书馆的馆藏图书数据库及《中国妇女研究年鉴》上的论文、专著目录。通过以1995～2009年为时间段，分别以“妇女”、“女性”、“性别”、“女童”、“女婴”等与“健康”、“保健”、“生育”、“生育健康”、“生殖健康”、“心理健康”、“艾滋病”、“疾病”等组合成关键词进行搜索和对《中国妇女研究年鉴》“妇女与健康”目录的检索，共获得有关妇女与健康研究的期刊论文919篇，硕博士学位论文❹ 91篇，专著478部，总计1488篇/部。

以下是以这1489篇/部论文/专著为基础进行的分析。

一、发展态势

（一）总体发展态势

1. 数量及年代分布

如上所述，本章所搜索的1995～2009年15年间人文社科期刊上发表的、

---

❶ 国务院：《中国妇女发展纲要（1995～2000年）》，国务院妇女儿童工作委员会网站，1995年。

❷ 国务院：《中国妇女发展纲要（2001～2010年）》，国务院妇女儿童工作委员会网站，2001年。

❸ 国务院新闻办公室：《中国性别平等与妇女发展状况》，国务院妇女儿童工作委员会网站，2005年。

❹ 中国知网内的硕博士学位论文数据库所含论文从1999年起，因此，本章所分析的92篇硕博士学位论文的年代分布为1999～2009年。

硕、博论文库收录的和正式出版的论文（包括期刊论文和硕、博论文）和专著共计 1488 篇/部，其数量的年代分布如表 1 所示。

表 1 1995~2009 年论文和专著数量分布

年份	论文/专著数（篇/部）	百分比（%）	与上年比较（%）
1995	39	2.6	—
1996	53	3.6	+1.0
1997	56	3.8	+0.2
1998	52	3.5	-0.3
1999	61	4.1	+0.6
2000	49	3.3	-0.8
2001	63	4.2	+0.9
2002	57	3.8	-0.4
2003	91	6.1	+2.3
2004	117	7.9	+1.8
2005	127	8.5	+0.6
2006	162	10.9	+2.4
2007	178	12.0	+1.1
2008	188	12.6	+0.6
2009	195	13.1	+0.5
总计	1488	100.0	—

第一，在 1995~2009 年的 15 年间，共发表/收录/出版论文和专著 1488 篇/部，平均 99.3 篇/部。

第二，从各年份的数量分布看，最多的为 2009 年，195 篇/部，占 13.1%；最少的为 1995 年，39 篇/部，占 2.6%。最多年份的数量为最少年份数量的 5.0 倍，所占比例的差距为 10.5 个百分点，即最多年份与最少年份有一定的差异。

第三，2009 年与 1995 年相比，增加幅度为 400.0%，2009 年发表/收录/出版的论文和专著为 1995 年的 5.0 倍。即，就发展态势而言，妇女与健康论文和专著的数量呈增长态。

第四，1995~2009 年的年均增长率为 26.67%，即，就平均增长率而言，妇女与健康论文和专著的数量有较高的增长值。

第五，相邻年份数量所占百分比相比，差距最大的为2005（8.5%）~2006（10.9%）年，为2.4个百分比；差距最小的为1996（3.6%）~1997（3.8%）年，为0.2个百分比：最大差距值与最小差距值之间的差异并不显著。即，就发表/收录/出版数而言，各相邻年间的差距并不大，呈现出某种变化的常态；

第六，以数量分布为基础，可以将妇女与健康论文和专著数量的发展划分为三个阶段，一是1995~2002年的8年，这八年间，发表、出版数的变化呈现出一定的波动性，但发表、出版数基本保持在40~60篇/部之间（平均为53.8篇/部），为波动发展期；二是2003~2005年的3年，在这三年中，发表、出版数基本在90~130篇/部之间（平均为111.7篇/部），且呈现出快速直线增长的态势，为快速增长阶段；三是2006~2009年的4年，基本在160~200篇/部之间（平均为181.0/部），且呈现稳步增长的态势，为稳步增长阶段。这表明，在2006年以后，人文社科领域妇女与健康研究成果数量的变化渐趋稳定，开始了稳步发展。

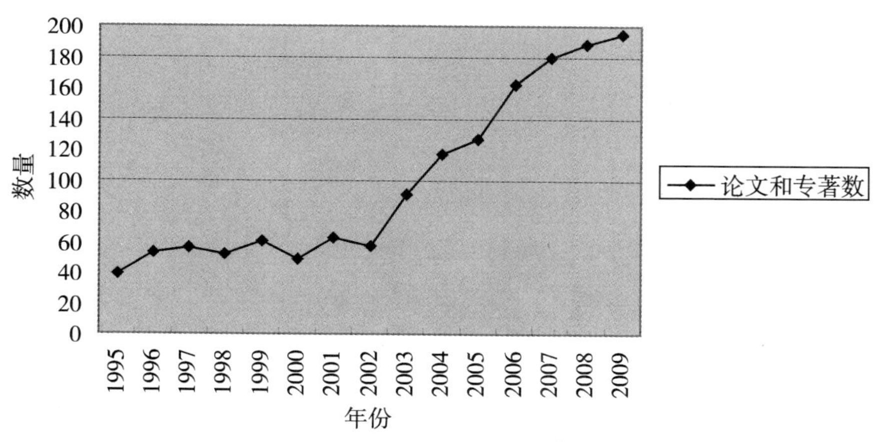

图1　1995~2009年论文和专著数量变化图

2. 研究内容

通观1995~2009年的15年间所发表和出版的1488篇/部妇女与健康人文社科类学术论文/专著，可将其内容基本划分为以下16大类：（1）妇女健康概述；（2）性别平等与妇女健康；（3）妇女与生殖/生育/性健康；（4）妇女与艾滋病❶；（5）妇女与毒品；（6）妇女与心理健康；（7）妇女与卫生保健；（8）妇女运动保健；（9）妇女病防治；（10）妇幼保健；（11）妇女职业病防治；（12）妇女与生育保险；（13）妇女、宗教与健康；（14）针对妇女的暴力（家庭暴力与拐卖）；（15）妇女与一般性疾病防治；（16）妇女自杀。按所占比例由多到少排序，这些内容具体分布如下：

表2　1995～2009年论文和专著内容分布

	内容	论文/专著数（篇/部）	百分比（%）
1	妇女与生殖/生育/性健康	371	24.9
2	妇女与心理健康	271	18.2
3	妇女健康概论	244	16.4
4	妇女运动保健	155	10.4
5	妇女与卫生保健	96	6.5
6	妇女病防治	81	5.4
7	性别平等与妇女健康	71	4.8
8	妇幼保健	64	4.3
9	妇女与艾滋病	55	3.7
10	针对妇女的暴力（家庭暴力与拐卖）	23	1.5
11	妇女自杀	16	1.1
12	妇女与毒品	15	1.0
13	妇女与一般性疾病防治	9	0.6
14	妇女职业病防治	8	0.5
15	妇女与生育保险	8	0.5
16	妇女、宗教与健康	1	0.1
	总计	1488	100.0

❶ 根据世界卫生组织的定义和《国际人口与发展大会行动纲领》的有关论述，生殖健康主要部分包括六个方面：满意安全且负责的性生活、有生育能力、生育调节、安全孕产、婴儿健康，生殖系统无疾病，由此，艾滋病也可以看做生育健康的一部分。但因其已成为严重威胁人类健康和影响社会稳定与经济发展的重大传染性疾病，本章不将艾滋病作为生育健康的一部分，而是进行单独分析。

从表2 可见，第一，在1995～2009 年的15 年间，妇女与健康领域最受关注的是“妇女与生殖/生育/性健康”这一议题，论文/专著数占总数的近1/4。这从一个侧面提示我们，近 15 年来，在人文社科领域，学者们仍更多地从“生殖/生育/性健康”的角度在妇女与健康领域中进行探讨，妇女的生殖/生育/性角色仍是被更多地加以关注。

第二，如果以 10% 为较多值的最低标准，16 大类内容中有以下 4 大类超过了这一标准：妇女与生殖/生育/性健康（24.9%）、妇女与心理健康（18.2%）、妇女健康概述（16.4%）和妇女运动保健（10.4%），且四者合计占总数的 69.9%。即，有关妇女与生殖/生育/性健康、妇女与心理健康、妇女健康概述和妇女运动保健这四者构成了人文社科领域近十五年来有关妇女与健康研究内容的绝对多数。

第三，在总数中所占比例低于 1% 的为“妇女与一般性疾病防治”（0.6%）、“妇女职业病防治”（0.5%）、“妇女与生育保险”（0.5%）与“妇女、宗教与健康”（0.1%）。这意味着在近 15 年间，人文社科领域有关妇女健康的研究中，这 4 大议题所获得的关注度是极低的；

第四，以百分比划分，16 大内容基本可分为 3 大版块：一是超过 10% 的较多值（4 大类）；二是低于 10%，高于 1% 的较少值（8 大类）；三是低于 1% 的极小值（4 大类）。这 3 大块之间比例差距较大。其中，居第一位的 24.9% 为居末位的 0.1% 的 248 倍，差距为 24.8 个百分点。这表明，人文社科领域有关妇女与健康研究的各类内容所获得的学术关注度是极不平衡的。

第五，在百分比的分布中，同因子的专题往往分散在不同的版块中。如，同属“综论”的“妇女健康综论”（16.4%）与“性别平等与妇女健康综论”（4.8%）分属第一和第二版块；同属疾病防治的“妇女病防治”（5.4%）和“妇女与一般性疾病防治”（0.6%）、“妇女与职业病防治”（0.5%）分属第二和第三版块。这表明，在人文社科领域有关妇女与健康专题研究中，有关议题的研究存在着较大的离散性，而这恰恰是妇女健康研究中存在的社会性别视角短缺；妇女的客体性健康（如，作为生育/性/母亲角色的健康）获得更多关注，主体性健康（如，作为女人和/或人的健康）被较多忽视等一系列不足乃至缺陷造成的。

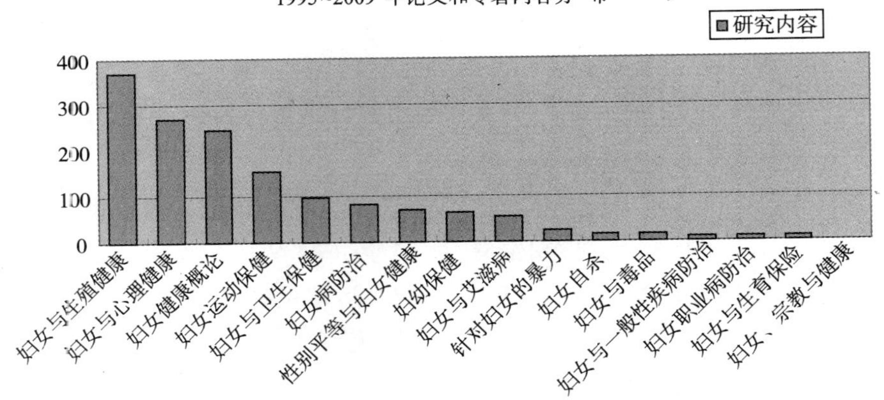

图 2 1995～2009 年论文和专著内容分布

3. 研究对象

近 15 年来，人文社科领域中有关妇女健康的研究对象呈现多元化的态势，但关注度有较大的差距。

①按民族分，研究对象包括了多个民族的妇女，其中，以少数民族妇女为研究对象的共 60 篇/部，而没有专门以汉族妇女为研究对象的。可见，当论及民族时，学者们更多地认为就是少数民族，而作为多数民族的汉族的特征反而被湮灭在“中华民族”大概念中。在少数民族研究中，涉及特定少数民族的研究共 34 篇，包括藏族、回族、彝族、布依族、白族、朝鲜族、壮族、保安族、羌族、佤族、维吾尔族、锡伯族和哈尼族，而有关其他特定少数民族妇女健康的研究则处于空白状态。

表 3 以民族为研究对象的论文/专著的数量分布

民族	数量（篇/部）	百分比（%）
汉族	0	0
少数民族：	60	100
少数民族（统称）	26	43.3
藏族	8	13.3
回族	6	10.0
彝族	5	8.3
布依族	2	3.3

续表

民族	数量（篇/部）	百分比（%）
白族	2	3.3
朝鲜族	2	3.3
壮族	2	3.3
保安族	2	3.3
羌族	1	1.7
佤族	1	1.7
维吾尔族	1	1.7
锡伯族	1	1.7
哈尼族	1	1.7
总计	60	100

②按阶层❶分，研究对象包括了职业上层、职业中层和职业下层妇女，其中，共有100篇/部论文和专著从阶层的角度论及妇女的健康，其分布为：有关女经理人、女领导干部、女企业家等职业上层妇女健康的，共8篇/部，占8.0%；职业女性、女教师等职业中层妇女健康的，共54篇/部，占54.0%；农民、女职工、女性农民工、商业性性服务妇女、失业妇女等职业下层妇女健康的，共38篇/部，占38.0%。可见，从阶层角度看，职业中层和职业下层妇女的健康是近15年来人文社科领域妇女健康研究的重点。

表4　以阶层为研究对象的论文/专著的数量分布

阶层	数量（篇/部）	百分比（%）
职业上层	8	8.0
职业中层	54	54.0
职业下层	38	38.0
总计	100	100

③按区域分，研究对象包括了城市妇女和乡村妇女，其中，共有189篇/部论文和专著从区域的角度论及妇女的健康。具体分布为：以城市妇女为研

❶　中国社会科学院社会学所有关中国社会阶层的研究将中国目前的社会阶层分为国家与社会管理者、经理人员、私营企业主、专业技术人员、办事人员、个体工商户、商业服务业人员、产业工人、农业劳动者、失业半失业者这十大阶层。其中，前三者属社会上层，中间三者属社会中层，后四者属社会下层。本研究参照中国社科院社会学所的有关社会阶层的分层，将职业层次分为三类：上层、中层、下层。（详见陆学艺，2004）

究对象的论文和专著共78篇/部，占41.3%；以农村妇女为研究对象的论文和专著共111篇/部，占58.7%。可见，从区域角度看，相较于城市妇女的健康，农村妇女的健康更被学者们所关注。

表5　以区域为研究对象的论文/专著的数量分布

区域	数量（篇/部）	百分比（%）
城市	78	41.3
农村	111	58.7
总计	189	100

④按特定人群分，研究对象包括育龄妇女、未婚妇女、流动妇女、孕产期妇女、经期妇女及人工流产妇女等，其中，共有194篇/部论文和专著从特定人群的角度论及妇女的健康。具体分布为：以育龄妇女为研究对象的论文和专著共81篇/部，占41.8%；以流动妇女为研究对象的论文和专著共34篇/部，占17.5%；以孕产期妇女为研究对象的论文和专著共34篇/部，占17.5%；以人工流产妇女为研究对象的论文和专著共22篇/部，占11.3%；以未婚妇女为研究对象的论文和专著共12篇/部，占6.2%；以经期妇女为研究对象的论文和专著共11篇/部，占5.7%。可见，从特定人群角度看，育龄妇女的健康最受关注，其次为孕产期妇女的健康，这从一定程度上佐证了妇女的客体性健康（作为生育/母亲角色的健康）获得更多的关注这一观点。

表6　以特定人群为研究对象的论文/专著的数量分布

人群	数量（篇/部）	百分比（%）
育龄妇女	81	39.5
孕产期妇女	45	22.0
流动妇女	34	16.6
人工流产妇女	22	10.7
未婚妇女	12	5.9
经期妇女	11	5.4
总计	205	100

⑤按妇女生命周期分，研究对象包括婴幼儿、青少年、中年、更年期和老年妇女，其中，共有156篇/部论文和专著论及各生命周期段妇女的健康。具体分布为：以婴幼儿女性为研究对象的论文和专著共10篇/部，占6.2%；

以青少年女性为研究对象的论文和专著共13篇/部，占8.0%；以青年女性为研究对象的论文和专著共23篇/部，占14.2%；以更年期妇女为研究对象的论文和专著共27篇/部，占16.7%；以中年妇女为研究对象的论文和专著共28篇/部，占17.3%；以老年妇女为研究对象的论文和专著共61篇/部，占37.7%。可见，从妇女生命周期角度看，老年妇女的健康最受关注，其次为中年和更年期妇女的健康，再者为青年妇女的健康。

表7 以生命周期为研究对象的论文/专著的数量分布

生命周期	数量（篇/部）	百分比（%）
婴幼儿	10	6.2
青少年	13	8.0
青年	23	14.2
更年期	27	16.7
中年	28	17.3
老年	61	37.7
总计	162	100

⑥按大环境分，以妇女健康的大环境为研究对象的研究，包括自然、社会、文化和经济环境三方面，共有36篇/部论文和专著。其中，以经济环境为研究对象的论文和专著共7篇/部，占19.4%；以社会、文化环境为研究对象的论文和专著共28篇/部，占77.8%；以自然环境为研究对象的论文和专著为1篇/部，占2.8%。可见，从大环境角度看，更多的研究关注的是社会、文化环境对妇女健康的影响。

表8 以环境为研究对象的论文/专著的数量分布

环境	数量（篇/部）	百分比（%）
经济环境	7	19.4
社会—文化环境	28	77.8
自然环境	1	2.8
总计	36	100

⑦以与妇女健康相关的法律、政策、行动策略为研究对象的研究，共有39篇/部论文和专著。其中，以政策为研究对象的论文和专著共8篇/部，占20.5%；以法律为研究对象的论文和专著共13篇/部，占33.3%；以行动策略为研究对象的论文和专著共18篇/部，占46.2%。可见，在有关妇女健康

的法律、政策、行动策略的研究中，最受学者关注的是有关行动策略的研究，其次是法律，再者是政策。

表9　以策略为研究对象的论文/专著的数量分布

策略	数量（篇/部）	百分比（%）
政策	8	20.5
法律	13	33.3
行动策略	18	46.2
总计	39	100

⑧以妇女健康的指标和模型分析为研究对象的研究，共有11篇。其中，以指标为研究对象的论文共7篇，占63.6%，内容涉及生育健康测量指标、主观生活质量指标、社会性别公平指标体系以及妇女健康指标；以模型为研究对象的论文共4篇，占36.4%，内容涉及伊斯特林模型（生育率模型）、女性就业与生育行为动态仿真模型、KAP（知识、态度、行为）模型、性别角色和主观幸福感的关系模型等。

表10　以指标和模型为研究对象的论文/专著的数量分布

	数量（篇/部）	百分比（%）
指标	7	63.6
模型	4	36.4
总计	11	100

4. 妇女健康研究的地位

从数据的可获得性出发，鉴于核心期刊论文和硕、博士论文所具有的较高的学术地位代表性，本文以期刊论文和硕、博士论文为一个侧面，探讨妇女健康研究在妇女研究和人文社科研究中的地位及变化。

（1）在人文社科学术主流中的地位

对于妇女健康研究在人文社科领域中的地位及变化的分析，可从三个层面展开：一是妇女健康研究期刊论文在人文社科类期刊论文中所占的比例及变化；二是在人文社科核心期刊上发表的妇女健康研究论文在有关妇女健康研究期刊论文总体中所占的比例及变化；三是硕、博学位论文中有关妇女健康专题所占的比例及变化。

首先，从妇女健康研究期刊论文在人文社科类期刊论文中所占比例及变化看，其一，就总比例而言，从表11可见，从1995年到2009年，人文社科领域的期刊论文为9619702篇，妇女健康研究的论文为919篇，后者仅占人文社科领域期刊论文总数的0.10‰；

其二，1995年所占比例为0.09‰，2009年所占比例为0.10‰，两者相比，2009年增加了0.01‰，基本持平；

其三，从所占比例的变化看，最高的为0.13‰，最低的为0.06‰，基本上在0.10‰上下波动，保持某种稳定状态；

其四，15年间，人文社科领域的期刊论文总体增长率为189.9%，妇女健康论文总体增长率为245.2%，较总体增长率高55.3个百分点。即，妇女健康论文的增长率高于人文社科领域期刊论文的总体增长率。

如果以在人文社科期刊论文中的比例作为妇女健康研究在人文社科领域中的基础地位的呈现的话，那么，这表明，妇女健康研究在人文社科领域中的基础地位是极低的，尽管近15年表现出增长的态势，但这一低下地位仍保持着某种较高的稳定性。

表11 1995～2009年妇女健康研究论文在人文社科研究中所占比例

年份	人文社科研究论文数（篇）	妇女健康研究论文数（篇）	占本年份的千分比（‰）
1995	356762	31	0.09
1996	373411	47	0.13
1997	388939	43	0.11
1998	412869	40	0.10
1999	471784	43	0.09
2000	511501	34	0.07
2001	537185	40	0.07
2002	598734	35	0.06
2003	670459	53	0.08
2004	683544	67	0.10
2005	749288	83	0.11
2006	849486	95	0.11
2007	933129	99	0.11
2008	1048193	102	0.10
2009	1034418	107	0.10
总计	9619702	919	0.10

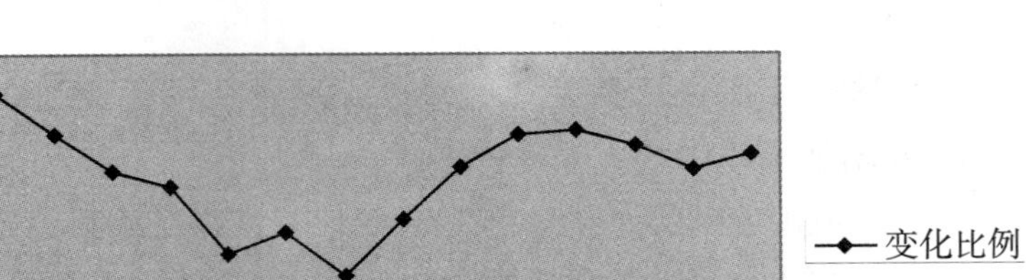

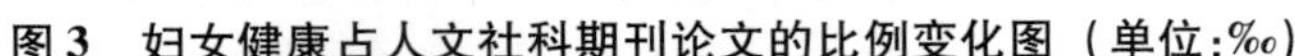
图3　妇女健康占人文社科期刊论文的比例变化图（单位:‰）

第二，从有关妇女健康研究论文在人文社科核心期刊和非核心期刊上的发表数比较看，近15年来发表的919篇妇女健康研究论文中，在核心期刊上发表的共408篇，占44.4%；在非核心期刊上发表的共511篇，占55.6%。这表明，相比较而言，妇女与健康研究成果进入人文社科学术主流、被学术主流所认可的尚属少数。

从发表在核心期刊上的论文数量及年代分布来看，其一，最多是2009年，为40篇；最少是2002年，为15篇；年均27.2篇；最多年份的篇数（40篇）为最少年份的篇数（15篇）的2.67倍。

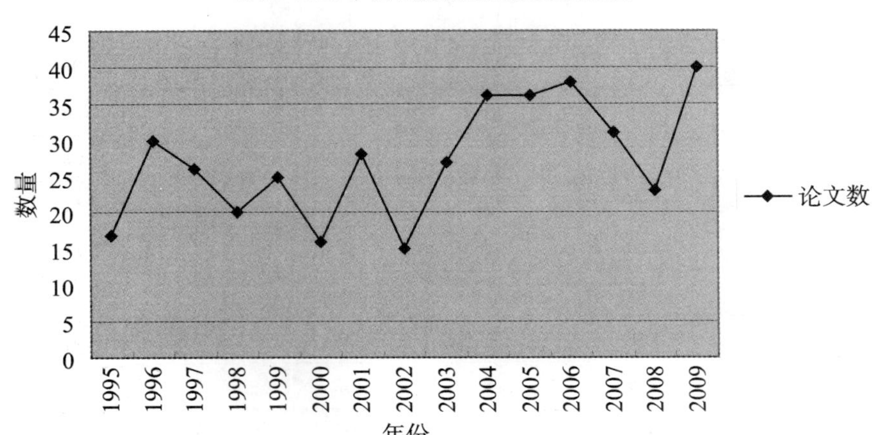

图4　1995～2009年妇女健康核心期刊论文数量变化图

其二，就年代分布看，2009 年为 40 篇，较之 1995 年的 17 篇，增长了 135.3%；在核心期刊论文总数中，2009 年占 9.8%，较之 1995 年的 4.2% 增长了 5.6 个百分点，而 2009 年也是所有年份中所占比例最高的年份。这说明，就总体而言，与 1995 年相比，在核心期刊上发表论文的数量在 2009 年有了较大的增长。

表 12　妇女健康核心期刊数量及其百分比

年份	论文数（篇）	核心期刊论文数（篇）	占本年份的百分比（%）
1995	31	17	54.8
1996	47	30	63.8
1997	43	26	60.5
1998	40	20	50.0
1999	43	25	58.1
2000	34	16	47.1
2001	40	28	70.0
2002	35	15	42.9
2003	53	27	50.9
2004	67	36	53.7
2005	83	36	43.4
2006	95	38	40.0
2007	99	31	31.3
2008	102	23	22.5
2009	107	40	37.4
总计	919	408	44.4

其三，在核心期刊与非核心期刊发表的论文数之比，2009 年为 37.4%:62.6%，较之 1995 年的 54.8%：45.2%，下降了 17.4 个百分点，且 2009 年的比例（37.4%）低于平均数（44.4%）7 个百分比，仅高于 2007 年、2008 年，为 1995～2009 年的第三低位比例。这表明，15 年来妇女健康研究成果尽管进入学术主流的数量有了较大的增长，但进入率却呈下降态势。

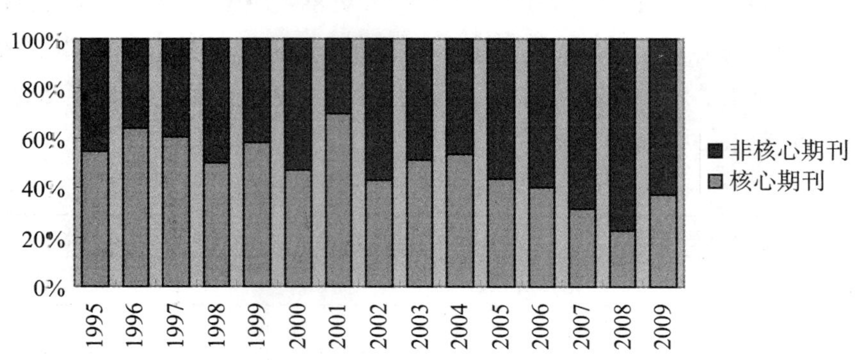

图 5　1995～2009 年核心期刊与非核心期刊的比例分布图

进一步将核心期刊论文总数和妇女健康研究核心期刊论文数所占的比例进行比较，从表 13 可见，其一，从 1995 年到 2009 年，有关人文社科研究的核心期刊论文为 2061004 篇，妇女健康研究的核心期刊论文为 408 篇，后者占 0.20‰；

其二，1995 年所占比例为 0.15‰，2009 年所占比例为 0.21‰，两者相比，2009 年增加了 0.06‰，基本持平；

其三，从所占比例的变化看，最高的是 0.33‰，最低的是 0.12‰，基本上在 0.20‰上下波动，保持某种稳定状态；

其四，15 年间，人文社科领域的核心期刊论文总体增长率为 67.2%，妇女健康论文总体增长率为 135.3%，较总体增长率高 68.1 个百分点，即妇女健康研究核心期刊论文数的增长率高于人文社科领域核心期刊论文增长的平均水平。

表 13　1995～2009 年妇女健康核心期刊论文所占比例

年份	人文社科研究核心期刊论文数（篇）	妇女健康研究核心期刊论文数（篇）	占本年份的千分比（‰）
1995	115689	17	0.15
1996	92274	30	0.33
1997	90157	26	0.29
1998	93046	20	0.21
1999	99526	25	0.25
2000	116217	16	0.14

续表

年份	人文社科研究核心期刊论文数(篇)	妇女健康研究核心期刊论文数(篇)	占本年份的千分比(‰)
2001	115963	28	0.24
2002	126166	15	0.12
2003	137499	27	0.20
2004	150292	36	0.24
2005	164166	36	0.22
2006	181459	38	0.21
2007	189348	31	0.16
2008	195726	23	0.12
2009	193476	40	0.21
总计	2061004	408	0.20

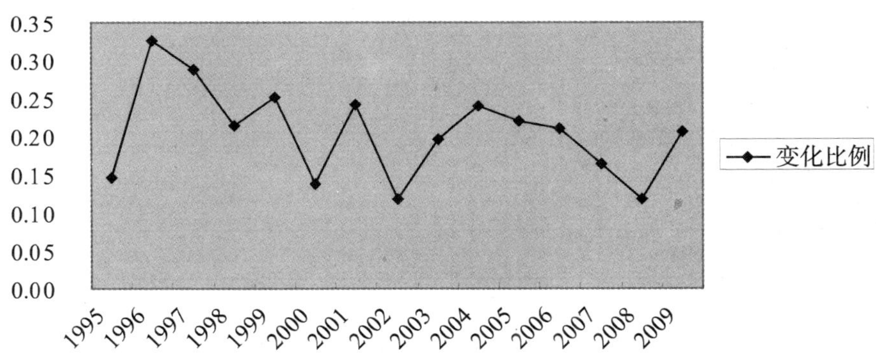

图 6　妇女健康核心期刊占人文社科核心期刊研究的比例变化图（单位:‰）

如果以在人文社科核心期刊上发表论文的比例作为妇女健康研究学术主流地位的一大标志，那么，这表明，妇女健康研究在人文社科领域的学术主流地位极低，而这一低程度亦呈某种稳定态势。

第三，从硕、博士学位论文中有关妇女健康专题所占的比例及变化看，从表 14 可见，其一，从 1999 年到 2009 年，人文社科领域的硕、博士论文为 414922 篇，妇女健康研究的论文为 91 篇，后者占妇女研究论文总数的 0.22‰；

其二，1995 年为无，2009 年所占比例为 0.35‰，两者相比，2009 年增加了0.35‰，呈弱增长态势；

其三，从所占比例的变化看，最高的是0.35‰，最低的为无，基本上在0.00‰~0.35‰之间波动，保持某种稳定状态；

这表明，在代表人文社科高学术地位的硕、博士学位论文中，妇女健康研究的地位也是极低的。

表14 1995~2009年妇女健康专题在人文社科硕博士论文中所占比例

年份	人文社科硕博论文数	妇女健康硕博论文数（篇）	千分比（‰）
1999	267	0	0.00
2000	3514	0	0.00
2001	8805	0	0.00
2002	14786	2	0.14
2003	22847	5	0.22
2004	35609	7	0.20
2005	47393	3	0.06
2006	65678	15	0.23
2007	83460	22	0.26
2008	78015	18	0.23
2009	54548	19	0.35
总计	414922	91	0.22

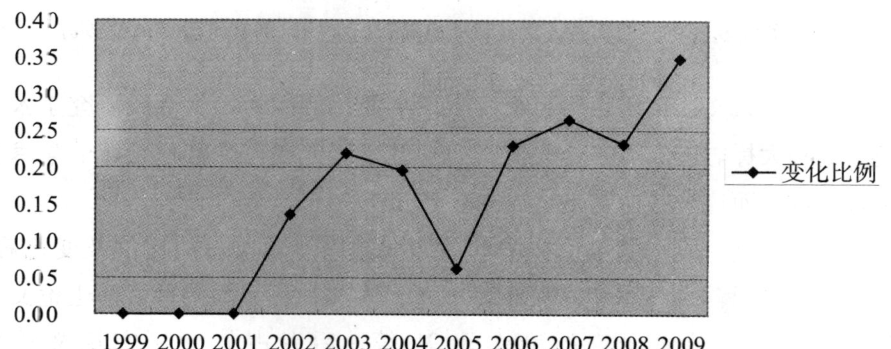

图7 妇女健康硕博士论文占人文社科研究硕博士论文中的比例变化图

（2）在妇女研究中的地位

对于妇女健康研究在妇女研究领域中的地位及变化的分析，也可从三个层面展开：一是妇女健康研究期刊论文在妇女研究期刊论文中所占的比例及变化；二是在核心期刊上发表的妇女健康研究论文在有关妇女健康研究期刊论文总体中所占的比例及变化；三是硕、博学位论文中有关妇女健康专题所占的比例及变化。

首先，从妇女健康研究期刊论文在妇女研究期刊论文中所占的比例及变化看，从表15可见，其一，从1995年到2009年，关于妇女研究的期刊论文为36243篇，妇女健康研究的期刊论文为919篇，后者占妇女研究论文总数的2.5%；

其二，1995年所占比例为1.7%，2009年所占比例为2.2%，两者相比，2009年增加了0.5%，呈弱增长态势；

其三，从所占比例的变化看，最高的为4.0%，最低的为1.7%，基本上在2%~4%之间上下波动，保持某种稳定状态；

其四，15年间，妇女研究论文总体增长率为167.4%，妇女健康论文增长率为245.2%，较总体增长率高77.8个百分点。这使得与1995年相比，妇女健康论文在妇女研究论文总体中所占的比例有了微弱增长。

表15　1995~2009年妇女健康研究期刊论文所占比例

年份	妇女研究期刊论文数（篇）	妇女健康研究期刊论文数（篇）	占本年份的百分比（%）
1995	1796	31	1.7
1996	1182	47	4.0
1997	1095	43	3.9
1998	1085	40	3.7
1999	1227	43	3.5
2000	1471	34	2.3
2001	1616	40	2.5
2002	1764	35	2.0
2003	2160	53	2.5
2004	2524	67	2.7
2005	3002	83	2.8
2006	3682	95	2.6
2007	4202	99	2.4

续表

年份	妇女研究期刊论文数（篇）	妇女健康研究期刊论文数（篇）	占本年份的百分比（%）
2008	4634	102	2.2
2009	4803	107	2.2
总计	36243	919	2.5

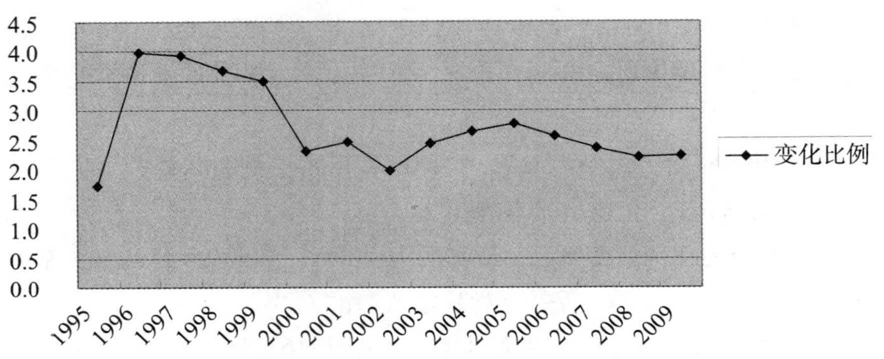

图8 妇女健康占妇女研究期刊论文的比例变化图（单位:%）

如果以在妇女研究期刊论文中所占的比例作为妇女健康研究在妇女研究中的基础地位的一大标志，那么，这表明，妇女健康研究在妇女研究中的基础地位是较弱的，15 年来的增长也是微弱的。

第二，从在核心期刊上发表的妇女健康研究论文数及在妇女健康研究论文总体中的比例及变化看，从表 16 可见，其一，从 1995 年到 2009 年，关于妇女研究的核心期刊论文为 10109 篇，妇女健康研究的核心期刊论文为 408 篇，后者占妇女研究核心期刊论文总数的 4.0%；

其二，1995 年所占比例为 2.4%，2009 年所占比例为 3.6%，两者相比，2009 年增加了 1.2%，呈低增长态；

其三，从所占比例的变化看，最高的为 1996 年（7.6%），最低的为 2008 年（2.1%），基本上在 2%～8%之间上下波动，并呈现一定的波动状态；

其四，15 年间，妇女研究的核心期刊论文总体增长率为 52.9%，妇女健康论文增长率为 135.3%，较总体增长率高 82.4 个百分点。这使得与 1995 年相比，妇女健康的核心论文在妇女研究核心论文总体中所占的比例有了一定的增长。

如果以在核心期刊上发表论文的比例作为妇女健康研究在妇女研究领域学术地位主流化程度的一大标志的话，那么，这表明，妇女健康研究在妇女研究领域的主流化程度是较低的，尽管其在近15年来呈现出一定的增长。

表16　1995～2009年妇女健康核心期刊论文所占比例

年份	妇女研究核心期刊论文数（篇）	妇女健康研究核心期刊论文数（篇）	占本年份的百分比（%）
1995	717	17	2.4
1996	396	30	7.6
1997	360	26	7.2
1998	329	20	6.1
1999	348	25	7.2
2000	417	16	3.8
2001	475	28	5.9
2002	458	15	3.3
2003	573	27	4.7
2004	786	36	4.6
2005	902	36	4.0
2006	1016	38	3.7
2007	1115	31	2.8
2008	1121	23	2.1
2009	1096	40	3.6
总计	10109	408	4.0

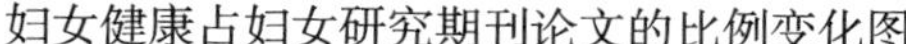

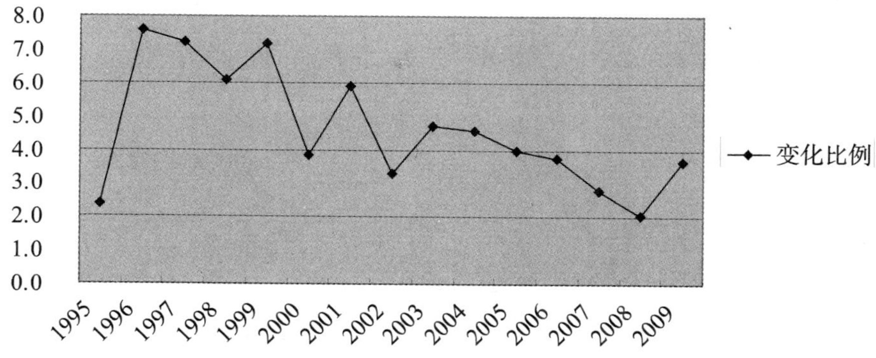

图9　妇女健康核心论文占妇女研究核心期刊论文的比例变化图（单位:%）

第三，就妇女健康专题在硕、博士学位论文中所占的比例及变化看，其一，从1999年到2009年，关于妇女研究的硕、博士论文为4170篇，妇女健康专题为 91 篇，后者占妇女研究论文总数的 2.2%；

其二，1999 年所占比例为 0，2009 年所占比例为 3.3%，两者相比，2009 年增加了 3.3%，实现了从无到有的增长；

其三，从所占比例的变化看，最高的为 3.3%，最低的为 0，基本上在 0～3.5%之间波动，保持某种稳定状态。

这表明，在代表妇女研究较高学术地位的硕、博士学位论文中，妇女健康的研究在 2002 年有了零的突破，且呈增长态，但就地位而言，是较低的。

表 17　1999～2009 年妇女健康研究硕、博士论文所占比例

年份	妇女研究硕博论文数	妇女健康研究硕博士论文数（篇）	百分比（%）
1999	2	0	0.0
2000	24	0	0.0
2001	83	0	0.0
2002	114	2	1.8
2003	177	5	2.8
2004	307	7	2.3
2005	389	3	0.8
2006	696	15	2.2
2007	962	22	2.3
2008	834	18	2.2
2009	582	19	3.3
总计	4170	91	2.2

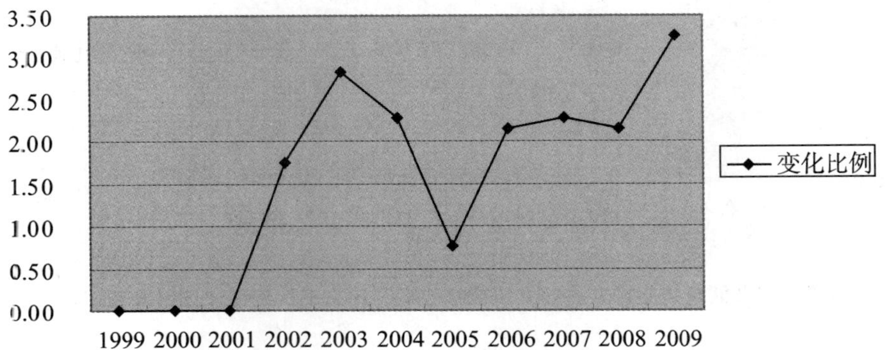

图 10　妇女健康硕博士论文占妇女研究硕、博士论文中的比例变化图

5. 小结

（1）就妇女健康学术研究成果的数量而言，1995～2009 年的 15 年间有了较快和较大的增长，尤其在 2006 年后，更进入了稳步发展时期。

（2）就妇女与健康论文/专著的数量发展而言，可划分为三个阶段，一是 1995～2002 年的 8 年，发表/收录/出版数基本保持在 40～60 篇/部之间，为波动发展期；二是 2003～2005 年的 3 年，发表/收录/出版数基本为 90～130 篇/部之间，为快速增长阶段；三是 2006～2009 年的 4 年，发表/收录/出版数基本为 160～200 篇/部之间，为稳步增长阶段。在 2006 年以后，妇女与健康学术研究成果数量的变化渐趋稳定，开始了稳步发展。

（3）就妇女与健康研究的内容而言，可划分为以下十六大类：妇女健康概述；性别平等与妇女健康；妇女与生殖/生育/性健康；妇女与艾滋病；妇女与毒品；妇女与心理健康；妇女与卫生保健；妇女运动保健；妇女病防治；妇幼保健；妇女职业病防治；妇女与养老保险；妇女、宗教与健康；针对妇女的暴力（家庭暴力与拐卖）；妇女与一般性疾病防治；妇女自杀。其中，最受关注的是“妇女与生殖/生育/性健康”这一议题。

（4）就妇女与健康的研究对象而言，呈现多元化的态势，但对各研究对象，学者的关注点的分布均呈现出较大的不平衡性。

（5）在人文社科领域，妇女健康研究的基础性地位和主流化程度均极低；在妇女研究领域，妇女健康研究的基础性地位和主流化程度也极低。尽管近 15 年来，妇女健康研究在妇女研究和人文社科研究中均呈现微弱增长倾向，但这一低地位的状况仍保持着较大的稳定性。

（二）期刊论文发展态势

1. 数量及年代分布

1995 年到 2009 年间，在人文社科类期刊上发表的有关妇女与健康的论文共 919 篇。

表 18　1995～2009 年期刊论文数量分布

年份	论文数（篇）	百分比（%）
1995	31	3.4
1996	47	5.1

续表

年份	论文数（篇）	百分比（%）
1997	43	4.7
1998	40	4.3
1999	43	4.7
2000	34	3.7
2001	40	4.3
2002	35	3.8
2003	53	5.8
2004	67	7.3
2005	83	9.1
2006	95	10.3
2007	99	10.8
2008	102	11.1
2009	107	11.6
总计	919	100.0

表18显示，从论文分布的年份上看，首先，数量最多的为2009年，为107篇；最少的为1995年，为31篇；年均61.3篇；最多年份的篇数（107篇）为最少年份的篇数（31篇）的3.45倍。

第二，2009年与1995年相比，增长了245.2%，就总发展态势而言，期刊论文数量的变化呈增长态势。

第三，从2002年以后，论文整体数量的增长更快：2002年之前每年发表的论文数量保持在30～50篇之间，而2002年之后每年发表的论文数量均超过50篇。若以2002年为界，从论文年平均数量看，1995～2002年，年均数为39.1篇；2003～2009年，年均数为86.6篇，后者较之前者增加了47.5篇，增加了1.21倍。就总体而言，有关妇女与健康期刊论文发表数量的增长步伐在2002年以后开始加快，且呈逐年稳步增长态势。

1995~2009年期刊论文数量变化图

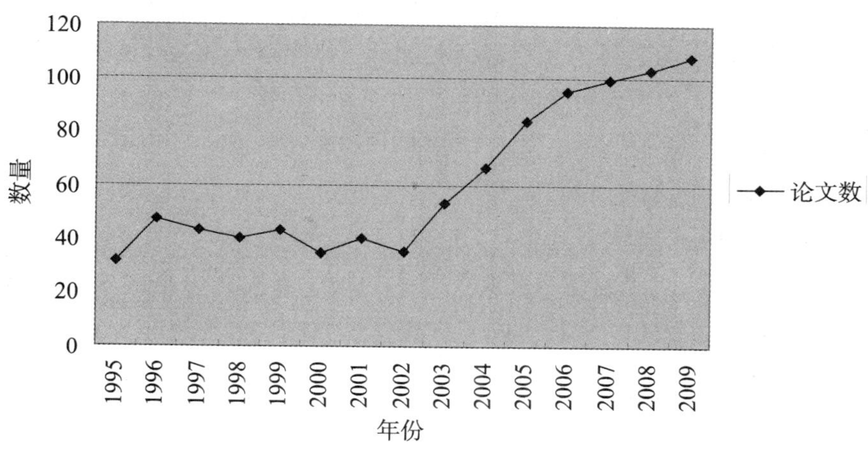

图 11　1995～2009 年妇女健康期刊论文数量变化图

第四，进一步看，如果以 10% 的比例为最低标准，从图 12 可见，发表论文数占总数 10% 及以上的年份为：2006 年、2007 年、2008 年和 2009 年。这表明，在妇女与健康研究领域，这 4 个年份有较多的学术产出。而将此与整个社会大背景相联系，我们可以看到 1995 年世妇会后续行动的推进、2005 年《中国性别平等与妇女发展状况》白皮书的发表等对妇女健康学术研究的有利影响和作用，以及随着社会、经济的发展，社会性别理念的引入和应用，学术界对妇女健康关注度日益提高。

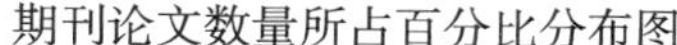

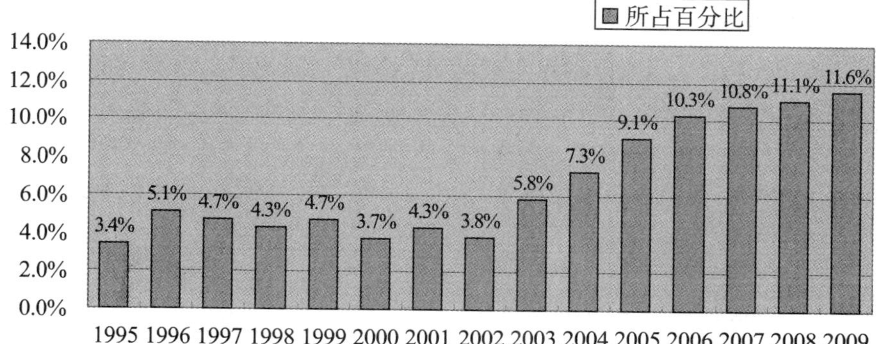

图 12　1995～2009 年期刊论文数量分布图

2. 学科分布

从学科角度上看，如果以10%为最低标准，表19显示，有比较多数妇女健康学术研究产出的学科为人口学、心理学、社会学、体育学和妇女学。其中，所占比重最大的为人口学，占总数的27.4%，接下来依次为心理学，占20.5%；社会学，占15.0%；体育学，占12.3%；妇女学，占10.6%。其他学科均不到5%，合计为14.3%。所占比重超过10%的人口学、心理学、社会学、体育学和妇女学共计比重达85.7%。

这表明，第一，“妇女与健康”更多地被学者们认为是“人口问题/议题”、“心理问题/议题”、“社会问题/议题”、“体育问题/议题”和“妇女问题/议题”，而在人口学、心理学、社会学、体育学和妇女学领域得到了更多的研究；

第二，人口学、心理学、社会学、体育学和妇女学领域的学者更关注妇女与健康领域，对这一领域的问题或议题的研究有更多的投入和产出。

表19 期刊论文的学科分布

学科	论文数（篇）	百分比（%）
人口学	252	27.4
心理学	188	20.5
社会学	138	15.0
体育学	113	12.3
妇女学	97	10.6
医学	38	4.1
民族学	35	3.8
社会保障	16	1.7
老年学	18	2.0
法学	11	1.2
经济学	4	0.4
管理学	3	0.3
历史学	2	0.2
政治学	2	0.2
人类学	1	0.1
宗教学	1	0.1
总计	919	100.0

3. 研究内容

从研究内容上看，第一，1995～2009 年的 15 年间所发表的有关妇女健康的期刊论文中，所占比例最多的是生育健康（生殖/生育/性健康）这一议题，占 30.7%，可见妇女的客体性健康（如，作为生育/性/母亲角色的健康）在期刊论文中获得更多的关注；其次是妇女心理健康，占 23.2%；第三是运动保健，占 12.6%。如果以 10% 为最低标准，以上三者构成了近 15 年来有关妇女与健康期刊论文研究内容的绝对多数；

第二，在总数中所占比例低于 1% 的为妇女与生育保险（0.9%）、妇女职业病防治（0.9%）、妇幼保健（0.7%）、妇女与一般性疾病防治（0.2%）和妇女、宗教与健康（0.1%），这意味着在近 15 年间，有关妇女健康研究的期刊论文中，这五大议题所获得的关注度是极低的；

第三，生育健康占近 1/3 的比例进一步佐证了近 15 年间，"妇女与健康"研究在相当程度地被"生育/生殖化"，学者们更多地从生育/生殖健康出发对妇女健康展开研究。而这也在一定程度上折射出社会——文化大环境中仍存在的妇女被"生育/生殖化"状态和妇女的某种"生育/生殖化"。

表 20　期刊论文的内容分布

	研究内容	论文数（篇）	百分比（%）
1	妇女与生殖/生育/性健康	282	30.7
2	妇女心理健康	213	23.2
3	妇女运动保健	116	12.6
4	妇女健康概论	89	9.7
5	性别平等与妇女健康	68	7.4
6	妇女与艾滋病	36	3.9
7	妇女与毒品	15	1.6
8	妇女病防治	22	2.4
9	针对妇女的暴力（家庭暴力与拐卖）	23	2.5
10	妇女卫生保健	17	1.8
11	妇女自杀	13	1.4
12	妇女与生育保险	8	0.9
13	妇女职业病防治	8	0.9
14	妇幼保健	6	0.7
15	妇女与一般性疾病	2	0.2
16	妇女、宗教与健康	1	0.1
	总计	919	100.0

4. 期刊分布

近15年来，期刊论文共发表在374种期刊中（详见附件一：1995～2009年期刊论文目录）。如果以载文数超过10篇者为较多数，15年来较多刊登过有关妇女与健康论文的期刊共16种，占374种期刊的4.3%。具体分布如表21所示。

论文的期刊分布显示，第一，发表在这16种期刊上的论文共334篇，占期刊总数的36.3%，即4.3%的期刊发表了近36.3%的论文；而另外358种期刊上共发表论文585篇，即95.7%的期刊仅发表了63.7%的论文。这16种期刊可谓是妇女与健康研究成果展示的“核心区”。

第二，从论文分布之期刊看，主要集中在如《妇女研究论丛》（54篇，占5.9%）、《中华女子学院学报》（18篇，占2%）、《中华女子学院山东分院学报》（12篇，占1.3%）这类专门的妇女研究的刊物，或是《人口研究》（47篇，占5.1%）、《人口与计划生育》（27篇，占2.9%）、《中国人口科学》（26篇，占2.8%）、《人口与经济》（20篇，占2.2%）、《西北人口》（17篇，占1.8%）、《人口学刊》（15篇，占1.6%）、《南方人口》（11篇，占1.2%）这类专门的人口研究学术刊物上。这表明，妇女研究期刊和人口研究期刊更多地认同妇女健康的学术研究价值，对妇女健康研究成果有较高的关注度和重视度；

第三，也有不少论文发表在一些省级社科院院刊（如《浙江学刊》）、高校学报（如《云南民族大学学报》、《北京体育大学学报》）等人文社科类综合性刊物上，而国内学术界最重要的综合性学术刊物《中国社会科学》也刊登过相关论文。这表明，妇女健康研究在人文社科期刊中获得了一定的价值认同，并进入了最高学术层。

表21 期刊载文分布

期刊	载文数（篇）	占期刊论文总数的百分比（%）
妇女研究论丛	54	5.9
人口研究	47	5.1
人口与计划生育	27	2.9
中国人口科学	26	2.8
卫生职业教育	23	2.5
人口与经济	20	2.2
南京人口管理干部学院学报	20	2.2

续表

期刊	载文数（篇）	占期刊论文总数的百分比（%）
中华女子学院学报	18	2.0
西北人口	17	1.8
人口学刊	15	1.6
中国性科学	13	1.4
中华女子学院山东分院学报	12	1.3
医学与哲学（人文社会医学版）	11	1.2
南方人口	11	1.2
浙江学刊	10	1.1
中国心理卫生杂志	10	1.1
总计	334	36.3

5. 小结

（1）就数量和年代分布而言，有关妇女与健康期刊论文发表数量的增长步伐在2002年以后开始加快，且呈逐年稳步增长态势。

（2）就学科分布而言，“妇女与健康”更多地被学者们认为是“人口问题/议题”、“心理问题/议题”、“社会问题/议题”、“体育问题/议题”和“妇女问题/议题”，而在人口学学者、心理学学者、社会学学者、体育学学者和妇女学学者中有较多的研究和成果产出。

（3）就研究内容而言，妇女生育健康、心理健康和运动保健三者构成了近15年来有关妇女与健康期刊论文研究内容的绝对多数。其中，最受关注的是生育健康（生殖/生育/性健康）这一议题，占近1/3，可见“妇女与健康”研究在相当程度地被“生育/生殖化”，学者们更多地从生育/生殖健康出发对妇女健康展开研究，而这在一定程度上也折射出社会——文化大环境中仍存在的妇女“被生育/生殖化”状态和妇女的某种“生育/生殖化”。

（4）就期刊分布而言，妇女健康研究成果主要集中在妇女研究刊物和人口研究学术刊物上发表，即，妇女研究期刊和人口研究期刊更多地认同妇女健康的学术研究价值，对妇女健康研究成果有较高的关注度和重视度。

(三) 专著发展态势

1. 数量及年代分布

对国家图书馆（电子库）的检索结果显示，1995 年到 2009 年间，关于妇女健康的专著共有 478 部。其中，第一，从专著出版的年份上看，数量最多的是 2009 年，为 69 部；最少的是 1996 年，为 6 部；年均 31.9 部；最多年份的数量（69 部）为最少年份（6 部）的 11.5 倍。

第二，2009 年与 1995 年相比，增长了 762.5%。可见，就总发展态势而言，有关妇女健康的专著数量的变化呈现出很高的增长度。

第三，以 2002 年为界，2002 年之前（1995～2002 年），每年出版的专著数量保持在 6～30 部之间，年平均数量为 14.4 部；而 2002 年之后（2003～2009 年），每年出版的专著数为 30～69 部，年均数为 51.9 部，后者较之前者年均数量增加了 37.5 部，为 2.6 倍。即就总体而言，有关妇女与健康专著出版数量的增长步伐在 2002 年以后开始加快。

第四，2002 年以后，除 2005 年外，每年出版的妇女健康专著数均较上一年有所增加，总体表现为逐年增长的态势。

表 22　1995～2009 年专著数量分布

年份	专著数（部）	百分比（%）
1995	8	1.7
1996	6	1.3
1997	13	2.7
1998	12	2.5
1999	18	3.8
2000	15	3.1
2001	23	4.8
2002	20	4.2
2003	33	6.9
2004	43	9.0
2005	41	8.6
2006	52	10.9
2007	57	11.9
2008	68	14.2
2009	69	14.4
总计	478	100.0

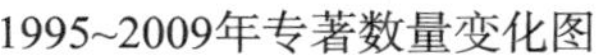

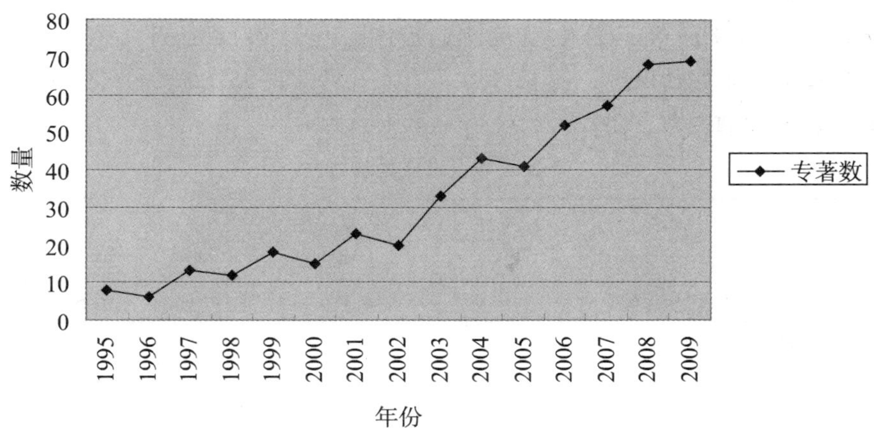

图 13　1995～2009 年专著数量变化图

专著数量所占百分比分布图

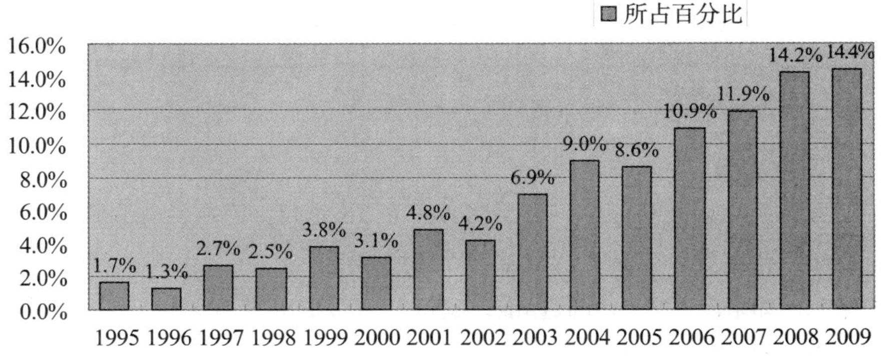

图 14　1995～2009 年专著数量分布图

2. 研究内容

从研究内容上看，在1995～2009 年的15 年间，第一，有关研究内容包括妇女健康综论、妇女卫生保健、妇女与生殖/生育/性健康、妇女病防治、妇幼保健、妇女心理健康、妇女与艾滋病、妇女运动保健、妇女一般性疾病防治九大类；

第二，如果以 10% 为最低标准，由表 23 可见，研究内容以所占比例由高到低的排序为：妇女健康综论（30. 3%）、妇女卫生保健（16. 5%）、妇女与生殖/生育/性健康（14. 4%）、妇女病防治（12. 3%）、妇幼保健（12. 1%），余者均为 10% 以下；

第三，专著中数量最多的为妇女健康综论，占 30. 3%；其次是妇女卫生保健，占 16. 5%；第三是生殖健康，占 14. 4%；第四是妇女病防治，占 12. 3%；第五是妇幼保健，占 12. 1%。以上五者共占 85. 6%，构成了近 15 年来有关妇女与健康专著研究内容的绝对多数。

表 23 专著研究内容分布

关注重点	专著数（部）	百分比（%）
妇女健康综论	145	30. 3
妇女卫生保健	79	16. 5
妇女与生殖/生育/性健康	69	14. 4
妇女病防治	59	12. 3
妇幼保健	58	12. 1
妇女心理健康	35	7. 3
妇女与艾滋病	16	3. 3
妇女运动保健	7	1. 5
妇女一般性疾病防治	7	1. 5
性别平等与妇女健康	3	0. 6
总计	478	100

3. 研究类型

从专著的类型来看，在 1995 ~ 2009 年的 15 年间，第一，有关研究类型包括科普类、研究类、工具类、教材类等四大类型；

第二，如果以 10% 为最低标准，超过这一最低标准者为科普类（80. 1%）和研究类（11. 7%），余者均在 10% 以下；

第三，专著中数量最多的是科普类，所占比例高达 80. 1%，可见，科普类专著在妇女健康研究专著中占了绝大多数。

表 24 专著类型分布

专著类型	专著数（部）	百分比（%）
科普类	383	80. 1
研究类	56	11. 7
工具类	29	6. 1
教材类	10	2. 1
总计	478	100

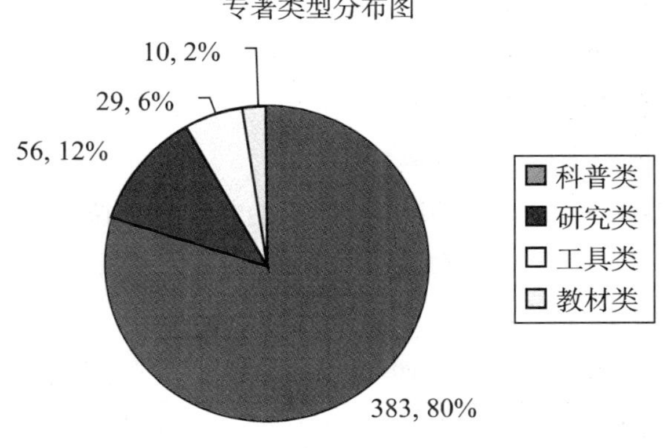

图 15 专著类型分布图

4. 小结

（1）就数量和年代分布而言，有关妇女与健康专著出版数量的增长步伐在 2002 年以后开始加快，且总体表现为逐年增长的态势。

（2）就研究内容而言，包括妇女健康综论、妇女卫生保健、妇女与生殖/生育/性健康、妇女病防治和妇幼保健，这五者构成了近 15 年来有关妇女与健康专著研究内容的绝对多数，其中最受关注的是妇女健康综论。

（3）就研究类型而言，包括科普类、研究类、工具类、教材类等四大类型，其中，科普类著作在妇女健康研究专著中占了绝大多数。

（四）硕、博士学位论文发展态势

1. 数量及年代分布

中国学术期刊网上博士学位论文数据库和优秀硕士学位论文数据库的数据始于 1999 年，因此，此间所分析的为 1999 ~ 2009 年的数据。在 1999 ~ 2009 年的 11 年间，共有 91 篇硕博士学位论文论及妇女与健康议题。

从这 91 篇硕、博士学位论文看，第一，博士论文为 4 篇，占总数的 4.4%，硕士论文为 87 篇，占总数的 95.6%，即基本为硕士论文。

表 25 硕、博士学位论文作者学历分布

学历	人数（人）	百分比（%）
博士	4	4.4
硕士	87	95.6
总计	91	100.0

第二，从发展进程看，有关妇女健康研究的硕、博士学位论文始见于2002年，为2篇，而至2009年，已增至19篇，增长率为850%；

第三，从百分比分布看，由图17可见，近15年间，2007年为有关妇女健康研究的硕、博士学位论文的高峰年；

第四，以2005年为界，2002~2005年的数量以个位数计，2005~2009年的数量以十位数计。这表明，在2005年以后，硕、博士学位论文作者对妇女健康的关注度有了较大提高。

表26 1999~2009年硕、博士论文分布情况

年份	论文数（篇）	百分比（%）
1999	0	0.0
2000	0	0.0
2001	0	0.0
2002	2	2.2
2003	5	5.5
2004	7	7.7
2005	3	3.3
2006	15	16.5
2007	22	24.2
2008	18	19.8
2009	19	20.9
总计	91	100.0

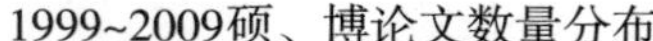

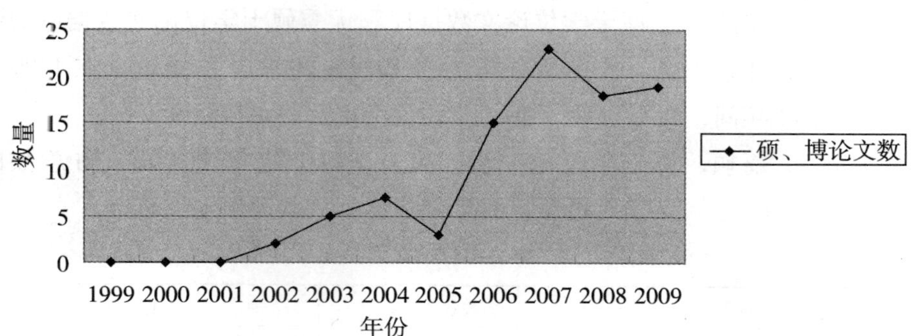

图16 1999~2009硕、博学位论文数量变化图

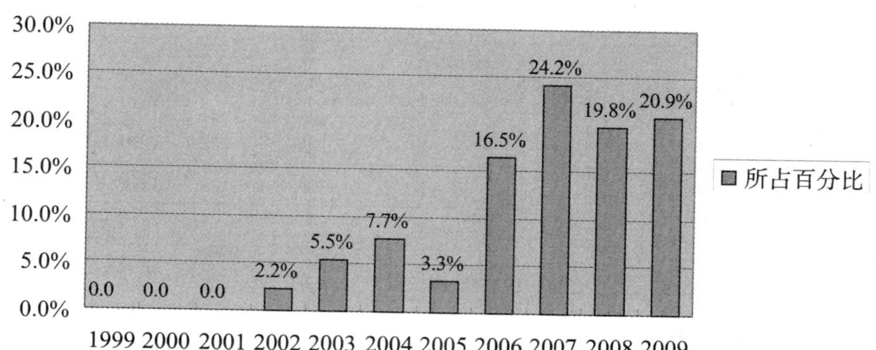

图 17　1999～2009 年硕、博士学位论文数量分布图

2. 学科分布

从作者的专业来看，第一，作者的学科背景包括体育学、心理学、社会学、人口学、教育学、历史学、法学、传播学、思想政治研究、统计学、经济学、外国语言学（英语）、哲学、民族学等 14 个专业学科；

第二，从百分比的分布看，以 10% 以上为最低标准，则较多数学科包括：体育学（32. 97%）、心理学（18. 68%）和社会学（16. 48%）。可见，在体育学、心理学和社会学领域的硕、博士学位候选人中，妇女健康议题得到了更多的研究；

第三，体育学、心理学和社会学等专业共占专业总人数的 68. 13%，构成了绝大多数。这表明，体育学、心理学和社会学等专业是有关妇女健康专题研究的硕、博士学位论文中的“核心专业”。

表 27　作者学科分布情况

作者专业	人数（人）	百分比（%）
体育学	30	32. 97
心理学	17	18. 68
社会学	15	16. 48
教育学	7	7. 69
人口学	6	6. 59
历史学	6	6. 59
法学	3	3. 30

续表

作者专业	人数（人）	百分比（%）
传播学	1	1.10
思想政治	1	1.10
统计学	1	1.10
经济学	1	1.10
英语	1	1.10
哲学	1	1.10
民族学	1	1.10
总计	91	100.0

3. 研究内容

从研究内容上看，第一，硕、博士学位论文的内容包括妇女运动保健、妇女心理健康、妇女与生殖/生育健康、妇女健康概论、妇女与艾滋病、妇女自杀等六大内容。

第二，以10%以上为最低标准，以百分比由多到少排序，硕、博士学位论文中较多数内容为妇女运动保健（35.2%）、妇女心理健康（25.3%）、妇女与生殖/生育健康（22.0%）、妇女健康概论（11.0%）等四大类；

第三，妇女运动保健、妇女心理健康、妇女与生殖/生育健康、妇女健康概论这四大内容占总数的93.4%，即，硕、博士有关妇女健康专题的学位论文基本为这四大内容；

第四，以“妇女运动保健”为内容的占1/3强，即有关妇女健康研究的硕、博士学位论文中，最关切的内容为“妇女运动保健”。

表28 硕、博士论文研究内容分布

研究内容	论文数（篇）	百分比（%）
妇女运动保健	32	35.2
妇女心理健康	23	25.3
妇女与生殖/生育健康	20	22.0
妇女健康概论	10	11.0
妇女与艾滋病	3	3.3
妇女自杀	3	3.3
总计	91	100

4. 小结

（1）就数量及年代分布而言，有关妇女健康研究的硕、博士学位论文始见于2002年，在2005年以后，硕、博士学位论文对妇女健康的关注度有了较大提高。

（2）就学科分布而言，作者的学科背景包括体育学、心理学、社会学、人口学、教育学、历史学、法学、传播学、思想政治研究、统计学、经济学、外国语言学（英语）、哲学、民族学等14个专业学科，其中，体育学、心理学和社会学等专业是硕、博士学位论文中的“核心专业”。

（3）就研究内容而言，包括妇女运动保健、妇女心理健康、妇女与生殖/生育健康、妇女健康概论、妇女与艾滋病、妇女自杀等六大内容。其中，妇女运动保健、妇女心理健康、妇女与生殖/生育健康、妇女健康概论这四大内容最受关注，而妇女运动保健占1/3强，则进一步表明有关妇女运动保健的研究是“重中之重”。

（五）妇女健康研究发展态势之总结

综上分析，可将1995～2009年中国妇女与健康研究的发展态势综述如下：

1. 就妇女健康学术研究的成果的数量而言，1995～2009年的15年间有了较快和较大的增长，尤其在2006年后，更进入了稳步发展时期。

2. 就妇女与健康研究的发展及阶段而言，大致可以以2002年为界，分为两个阶段：1995～2002年为缓慢平稳发展期，2003～2009年为快速全面发展期。

3. 就妇女与健康研究的内容而言，可分为16大类，按所占比例由多到少排序为：（1）妇女与生殖/生育/性健康；（2）妇女与心理健康；（3）妇女健康概述；（4）妇女运动保健；（5）妇女与卫生保健；（6）妇女病防治；（7）性别平等与妇女健康；（8）妇幼保健；（9）妇女与艾滋病；（10）针对妇女的暴力（家庭暴力与拐卖）；（11）妇女自杀；（12）妇女与毒品；（13）妇女与一般性疾病防治；（14）妇女职业病防治；（15）妇女与生育保险；（16）妇女、宗教与健康。其中，最受关注的是“妇女与生殖/生育/性健康”这一议题。

4. 就妇女与健康的研究对象而言，呈现多元化态势，而少数民族妇女、中下层妇女、农村妇女、特定生存环境下的妇女、老年妇女等处于弱势和边缘状况的妇女及与妇女相关的社会文化环境、经济环境及法律、政策、行动策略及指标、模型等或多或少都获得了学者的关注。

5. 就妇女与健康研究所涉学科的分布而言，更多地为人口学、妇女学、心理学、社会学和体育学；就研究视角而言，妇女与健康议题更多地被学者们认为是“人口问题/议题”、“心理问题/议题”、“社会问题/议题”、“体育问题/议题”和“妇女问题/议题”。

6. 无论在人文社科研究领域还是在妇女研究领域，妇女与健康研究的基本学术地位均很低，主流化程度均很弱。尽管近15年来，妇女健康研究在妇女研究和人文社科研究中均呈现微弱增长态，但这一低弱状况仍表现出某种稳定状态。

二、发展阶段

有关人文社科领域妇女健康研究发展态势的分析表明，在1995年到2009年的15年间，中国有关妇女健康的研究大致可分为两个阶段：以2002年为界，一是1995年到2002年的第一阶段，为缓慢平稳发展期；二是2003年到2009年的第二阶段，为快速全面发展期。两者相比，第二阶段较之第一阶段有了更多、更快的发展。本节以具有15年（1995～2009）完整数据的期刊论文和专著为分析对象，从数量、主要内容和学科分布这三个方面，分析对比两个发展阶段的主要特征。

（一）数量

从数量看，首先，有关妇女健康的期刊论文在1995～2002年的八年间，最高为47篇，最低为31篇，相差51.6%，八年间每年的增长率分别为+51.2%、-8.5%、-7.0%、+7.5%、-20.9%、+17.7%、-12.5%；2002年较之1995年增长了12.9%。即，总体呈变化较平稳的缓慢增长态；2003-2009年的七年间，最高为107篇，最低为53篇，相差101.9%，七年间每年的增长率分别为+51.4%、+26.4%、+23.9%、+14.5%、+4.2%、+4.9%，均为正增长；2009年较之2003年增长了101.9%。即，总体呈持续性的较大增长态；

其次，有关妇女健康的专著在1995～2002年的八年间，最高为23部，最低为6部，相差283.3%，八年间每年的增长率分别为-25%、+116.7%、-7.6%、+50.0%、-16.7%、+53.3%、-13.0%；2002年较之1995年增长了 150%。即，总体呈较平稳的增长态；2003～2009 年的七年间，最高为 69 部，最低为 33 部，相差 109.1%，七年间每年的增长率分别为 +30.3%、-4.7%、+26.8%、+9.6%、+19.3%、+1.5%，基本为增长态；2009 年较之 2003 年增长了 109.1%。即，总体呈较大的持续增长态。

进一步将两个阶段总量和年均数进行比较，从数量分布来看，首先，就期刊论文而言，论文的总量上，第一阶段为 313 篇，第二阶段为 606 篇；从论文年平均数量上看，第一阶段为 39.1 篇，第二阶段为 86.6 篇。即，无论总量或年均数，第二阶段均明显高于第一阶段：较之第一阶段，第二阶段期刊论文的总量增加了 93.6%，年平均数量增加了 121.5%；

其次，就专著而言，第一阶段的总量为 115 部，第二阶段专著数量达到 363 部；从年均数量上看，第一阶段为 14.4 部，第二阶段为 51.9 部。即，无论总量或年均数，第二阶段均明显高于第一阶段：较之第一阶段，第二阶段专著的总量增加了 215.7%，年平均数量增加了 260.0%。

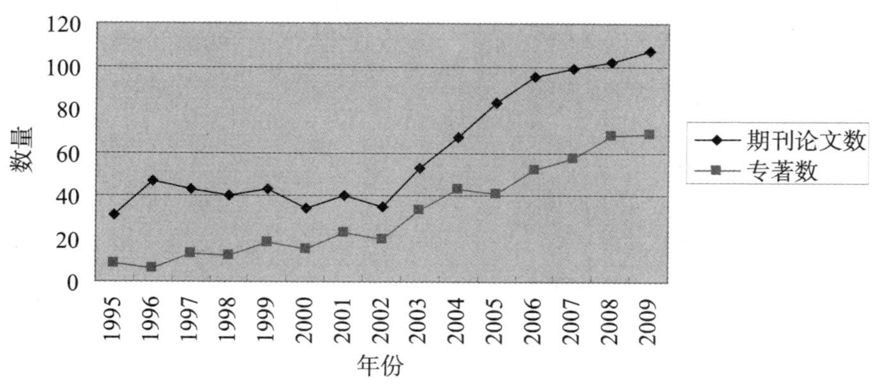

图 18　1995～2009 年妇女健康研究发展趋势

（二）主要内容

从研究内容看，首先，就有关妇女健康的期刊论文而言，在 1995～2002 年的八年间，其一，研究内容所占比重最高的为生殖/生育/性健康，共 149 篇，占 1995～2002 年所有期刊论文总数的 47.6%；所占比重最低的为妇女与一般性疾病防治和妇女、宗教与健康，均为 0 篇；所占比重最高与最低之间相差 47.6%。如果以 10% 为最低标准，第一阶段期刊论文的较多数内容为生殖/生育/性健康（47.6%）和心理健康（20.4%），余者均为10%以下，两者共占69.3%，构成了第一阶段有关妇女与健康期刊研究内容的绝对多数。可见，1995～2002年间，期刊论文的主要关注点首先在于妇女的生殖/生育/性健康，其次在于妇女的心理健康，其他研究内容则相对较少。

其二，2003～2009年的七年间，研究内容所占比重最高的为心理健康，共149篇，占2003～2009年所有期刊论文总数的24.6%；所占比重最低的为妇女、宗教与健康，共1篇，占0.2%；所占比重最高与最低之间相差24.4%。如果以10%为最低标准，第二阶段期刊论文的较多数内容为心理健康（24.6%）、生殖/生育/性健康（21.9%）、运动保健（16.2%）和妇女健康概论（10.6%），余者均为10%以下，四者共占73.3%，构成了第二阶段有关妇女与健康期刊研究内容的绝对多数。可见，2003～2009年间，期刊论文的主要关注点在于妇女的心理健康、生殖/生育/性健康、运动保健和妇女健康概论。相比较第一阶段而言，更多领域引起了妇女健康研究者的关注。

其三，从各研究内容的增长率看，相较于第一阶段，第二阶段期刊论文各研究内容的增长率按由高到低排序分别为：职业病防治（+600.0%）、针对妇女的暴力（+566.7%）、妇女与艾滋病（+520.0%）、运动保健（+444.4%）、性别与健康（+366.7%）、妇科病防治（+240.0%）、一般性疾病防治（+200%）、妇女健康概论（+156.0%）、心理健康（+132.8%）、妇女、宗教与健康（+100%）、生育保险（+66.7%）、生殖/生育/性健康（-10.7%）、卫生保健（-11.1%）、妇女与毒品（-12.5%）、妇女自杀（-14.3%）、妇幼保健（-50.0%）。可见，相较于第一阶段，若以300%为增长率的较大值，妇女职业病防治、针对妇女的暴力、艾滋病、运动保健、社会性别与健康等研究内容迅速增长，受到越来越多的关注；而生殖/生育/性健康、卫生保健、妇女与毒品、妇女自杀、妇幼保健等研究内容则呈现负增长状态，所占比重有所降低。

其四，从占本阶段的百分比看，艾滋病、妇女病防治、妇女健康概论、针对妇女暴力、心理健康、性别平等与健康、一般性疾病防治、运动保健、职业病防治以及妇女、宗教与健康等研究内容，相较于第一阶段的比重均有所上升，其中，比重增长最快的是妇女与运动保健，从占第一阶段的5.8%上升到占第二阶段的16.2%，上升了10.4个百分比；妇女与毒品、妇女自杀、妇幼保健、生育保险、生殖/生育/性健康、卫生保健等内容，相较于第一阶段的比重均有所下降，其中，比重下降最快的是妇女与生殖/生育/性健康，从占第一阶段的47.6%下降到占第二阶段的21.9%，下降了25.7个百分比。

其五，从无到有的研究内容为：妇女与一般性疾病防治和妇女、宗教与健康。这说明，妇女健康研究的疆界有了进一步的拓展。

这表明，相较于第一阶段，在第二阶段，关于妇女健康的期刊论文的关注点从较单一的生殖/生育/性健康、心理健康两大专题逐渐转向包括生殖/生育/性健康、心理健康、运动保健、妇女健康概论在内的更为多样的妇女健康专题，妇女健康研究的领域也有了进一步的扩展。而对作为研究对象的妇女来说，其“被生育/生殖化”的客体健康所获得的关注度有所减弱，主体性健康所获得的关注度逐渐增强。

表 29　期刊论文研究内容发展趋势

		妇女与艾滋病	妇女与毒品	妇女自杀	妇女病防治	妇女健康概论	妇幼保健	生育保险	针对妇女暴力	生殖健康	卫生保健	心理健康	性别与健康	一般性疾病防治	运动保健	职业病防治	妇女宗教与健康
第一阶段（1995～2002）	数量（篇） 占本阶段的百分比（%）	5 1.6	8 2.6	7 2.2	5 1.6	25 8.0	4 1.3	3 1.0	3 1.0	149 47.6	9 2.9	64 20.4	12 3.8	0 0.0	18 5.8	1 0.3	0 0.0
第二阶段（2003～2009）	数量（篇） 占本阶段的百分比（%）	31 5.1	7 1.2	6 1.0	17 2.8	64 10.6	2 0.3	5 0.8	20 3.3	133 21.9	8 1.3	149 24.6	56 9.2	2 0.3	98 16.2	7 1.2	1 0.2
总计	数量（篇）	36	15	13	22	89	6	8	23	282	17	213	68	2	116	8	1
	增长率（%）	520.0	−12.5	−14.3	240.0	156.0	−50.0	66.7	566.7	−10.7	−11.1	132.8	366.7	200.0	444.4	600.0	100.0

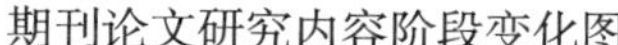
期刊论文研究内容阶段变化图

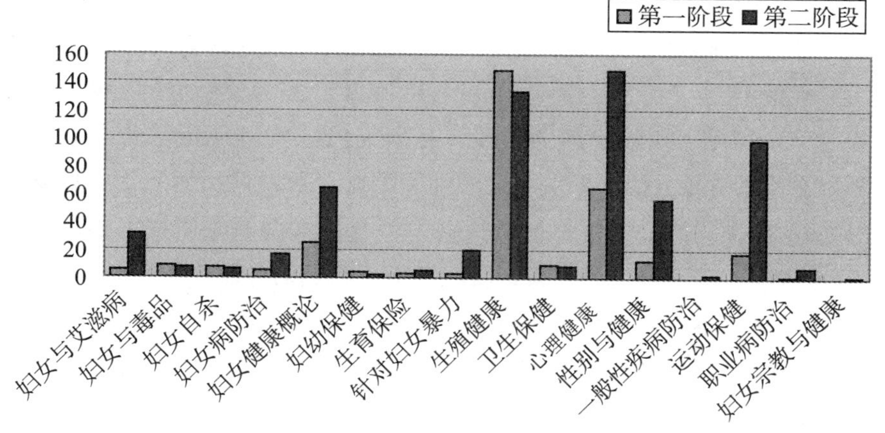

图 19　期刊论文研究内容发展趋势

第二，就有关妇女健康的专著而言，在 1995～2002 年的八年间，其一，研究内容所占比重最高的为妇女健康综论，共 31 部，占 1995～2002 年所有专著总数的27.0%；所占比重最低的为妇女与一般性疾病防治和妇女运动保健，均为1部，占0.9%；所占比重最高与最低之间相差26.1%。如果以10%为较多数的最低标准，第一阶段专著的较多数内容为妇女健康综论（27.0%）、生殖/生育/性健康（26.1%）、妇科病防治（13.9%）、卫生保健（12.2%）和心理健康（10.4%），五者共占89.5%，构成了第一阶段有关妇女与健康专著研究内容的绝对多数。可见，1995～2002年间，专著的关注点较多，主要在妇女健康综论、生殖/生育/性健康、妇科病防治、卫生保健和心理健康这五个方面。

其二，2003～2009年的七年间，研究内容所占比重最高的为妇女健康综论，共114部，占2003～2009年所有专著总数的31.4%；所占比重最低的为妇女与一般性疾病防治和运动保健，均占1.7%；所占比重最高与最低之间相差29.7%。如果以10%为较多数的最低标准，第二阶段专著的较多数内容为妇女健康综论（31.4%）、卫生保健（17.9%）、妇幼保健（13.8%）、妇科病防治（11.8）和妇女生殖/生育/性健康（11.6%），五者共占86.5%，构成了第二阶段有关妇女与健康专著研究内容的绝对多数。可见，2003～2009年间，专著的主要关注点与第一阶段相比，数量无差异，但具体内容略有变化，在于妇女健康综论、卫生保健、妇幼保健、妇科病防治和生殖/生育/性健康这五个方面。

其三，相较于第一阶段，第二阶段专著中各研究内容的增长率按由高到低排序分别为：妇女与艾滋病（+600.0%）、一般性疾病防治（+500%）、运动保健（+500.0%）、妇幼保健（+525.0%）、卫生保健（+364.3%）、性别平等与妇女健康（+300.0%）、妇女健康综论（+267.7%）、妇科病防治（+168.8%）、心理健康（+91.7%）、妇女生殖/生育/性健康（+40.0%）。可见，相较于第一阶段，各研究内容均呈现正增长状态，若以300%为增长率的较大值，妇女与艾滋病、妇女与一般性疾病防治、妇女运动保健、妇幼保健、妇女卫生保健、社会平等与妇女健康等研究内容的增长率较大。这表明，这六大内容在第二阶段获得了较多的关注。

其四，从占本阶段的百分比看，妇女与艾滋病、妇女健康综论、妇女卫生保健、妇女与一般性疾病防治、妇女运动保健、性别平等与健康等研究内容，相较于第一阶段的比重均有所上升，其中，比重增长最快的是妇幼保健，从占第一阶段的7.0%上升到占第二阶段的13.8%，上升了6.8个百分比；妇女病防治、妇幼保健、生殖/生育/性健康、妇女心理健康等内容，相较于第一阶段的比重均有所下降，其中，比重下降最快的是生殖/生育/性健康，从占第一阶段的26.1%下降到占第二阶段的10.7%，下降了15.4个百分比。这表明，在第二阶段，这四大内容所获得的关注度有不同程度的下降。

其五，从无到有的研究内容为：性别平等与妇女健康。这说明，妇女健康研究的疆界有了进一步的拓展，性别平等视角开始进入专著研究领域。

以上分析显示，相对期刊论文在第一阶段和第二阶段内容有较大变化，第一阶段和第二阶段关于妇女健康的专著的内容变化并不明显；与期刊论文相同的是，在第二阶段，专著内容中妇女也从“被生育/生殖化”的客体地位开始向主体地位转变。

表 30　专著研究内容发展趋势

		妇女与艾滋病	妇女病防治	妇女健康综论	妇幼保健	生殖健康	卫生保健	心理健康	一般性疾病防治	运动保健	性别平等与健康
第一阶段(1995～2002)	数量（部） 占本阶段的百分比（%）	2 1.7	16 13.9	31 27.0	8 7.0	30 26.1	14 12.2	12 10.4	1 0.9	1 0.9	0 0.0
第二阶段(2003～2009)	数量（部） 占本阶段的百分比（%）	14 3.9	43 11.8	114 31.4	50 13.8	39 10.7	65 17.9	23 6.3	6 1.7	6 1.7	3 0.8
总计	数量（部） 增长率（%）	16 600.0	59 168.8	145 267.7	58 525.0	69 40.0	79 364.3	35 91.7	7 500.0	7 500.0	3 300.0

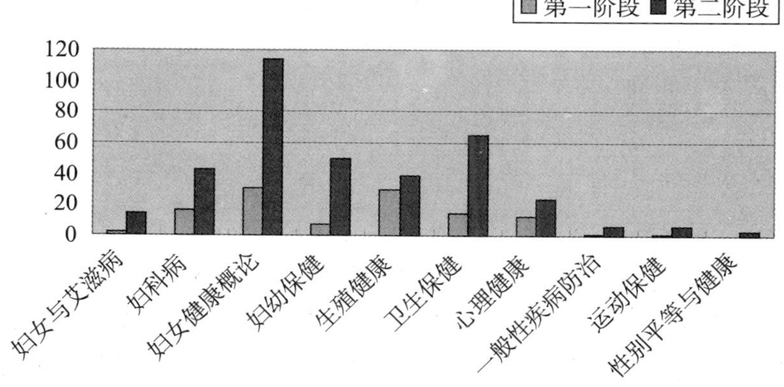

图 20　专著研究内容发展趋势

（三）学科分布

从学科分布看，以学科分布较明显且有15年数据的期刊论文为代表，在1995～2002年的八年间，第一，学科分布所占比重最高的为人口学，共117篇，占37.4%；所占比重最低的为管理学、历史学、人类学、政治学和宗教学，均为0篇；所占比重最高与最低之间相差37.4%。如果以10%为较多数的最低标准，第一阶段期刊论文的学科分布主要为人口学（37.4%）、心理学（17.9%）、妇女学（15.0%）和社会学（11.8%），余者均为10%以下，四者共占82.1%，构成了第一阶段有关妇女与健康期刊学科分布的绝对多数。可见，1995～2002年间，期刊论文的分科分布主要集中在人口学、心理学、妇女学和社会学这四大学科，其他学科则相对较少；

第二，2003～2009年的七年间，学科分布所占比重最高的为人口学，共135篇，占22.3%；所占比重最低的为人类学和宗教学，各1篇，占0.2%；所占比重最高与最低之间相差22.1%。如果以10%为较多数的最低标准，第二阶段期刊论文的学科分布主要为人口学（22.3%）、心理学（21.8%）、社会学（16.7%）和体育学（15.8%），余者均为10%以下，四者共占76.6%，构成了第二阶段有关妇女与健康期刊研究内容的绝对多数。可见，2003～2009年间，期刊论文的学科分布主要集中在人口学、心理学、社会学和体育学这四大学科，其他学科则相对较少；

第三，相较于第一阶段，第二阶段期刊论文所属各学科的增长率按由高到低排序分别为：法学（+900.0%）、体育学（+464.7%）、医学（+342.9%）、管理学（+300.0%）、经济学（+200.0%）、历史学（+200.0%）、政治学（+200.0%）、社会学（+173.0%）、老年学（+160.0%）、社会保障（120.0%）、心理学（+135.7%）、人类学（100.0%）、宗教学（100.0%）、人口学（+15.4%）、妇女学（+6.4%）、民族学（-25.0%）。可见，相较于第一阶段，若以300%为增长率的较大值，法学、体育学、医学、管理学等学科受到越来越多的关注，增长迅速；而民族学则呈现负增长状态，所占比重有所降低。另外，越来越多的学科，如管理学、历史学、人类学、政治学和宗教学等开始进入妇女健康研究领域，跨学科的研究、多学科的融合也逐渐增多；

第四，从占本阶段的百分比看，在第二阶段，法学、管理学、经济学、老年学、历史学、人类学、社会保障、社会学、体育学、心理学、医学、政治学和宗教学等学科，相较于第一阶段的比重均有所上升。其中，比重增长最快的是社会学，从占第一阶段的 11.8% 上升到第二阶段的 16.7%，上升了 4.9 个百分比；妇女学、民族学、人口学等学科，相较于第一阶段的比重均有所下降，其中，比重下降最快的是人口学，从占第一阶段的 37.4% 下降到第二阶段的 22.3%，下降了 15.1 个百分比。

第五，从无到有的学科为：管理学、历史学、人类学、政治学和宗教学。这说明，妇女健康研究的学科视角有了进一步的拓展。

这表明，相较于第一阶段，在第二阶段，关于妇女健康研究的主要学科视角已从传统的妇女学、人口学、社会学、心理学，进一步扩展到经济、法律、体育等其他学科，而管理学、历史学、人类学、政治学、宗教学的进入，又开拓了有关妇女与健康的多学科研究和跨学科综合研究的空间。

表 31 期刊论文研究学科发展趋势表

		法学	妇女学	管理学	经济学	老年学	历史学	民族学	人口学	人类学	社会保障	社会学	体育学	心理学	医学	政治学	宗教学
第一阶段（1995～2002）	数量（篇）	1	47	0	1	5	0	20	117	0	5	37	17	56	7	0	0
	占本阶段的百分比（%）	0.3	15.0	0.0	0.3	1.6	0.0	6.4	37.4	0.0	1.6	11.8	5.4	17.9	2.2	0.0	0.0
第二阶段（2003～2009）	数量（篇）	10	50	3	3	13	2	15	135	1	11	101	96	132	31	2	1
	占本阶段的百分比（%）	1.7	8.3	0.5	0.5	2.1	0.3	2.5	22.3	0.2	1.8	16.7	15.8	21.8	5.1	0.3	0.2
总计	数量（篇）	11	97	3	4	18	2	35	252	1	16	138	113	188	38	2	1
	增长率	900.0	6.4	300.0	200.0	160.0	200.0	-25.0	15.4	100.0	120.0	173.0	464.7	135.7	342.9	200.0	100.0

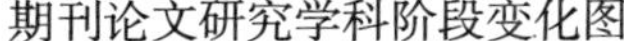

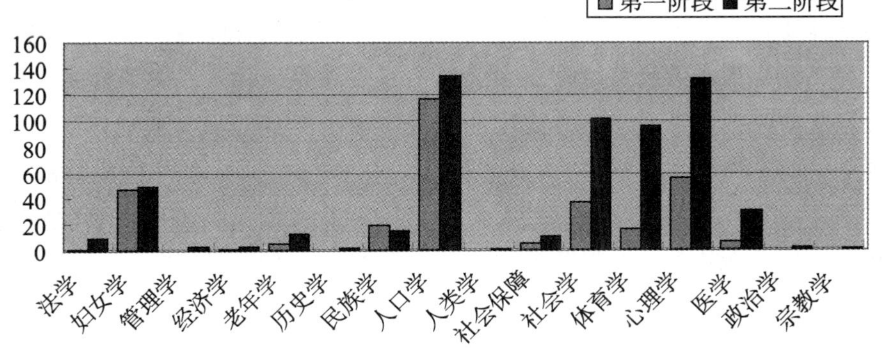

图 21 期刊论文研究学科发展趋势

（四）妇女健康研究阶段性特征之总结

在1995年到2009年的15年间，中国有关妇女健康的研究大致分为两个阶段：以2002年为界，一是1995年到2002年的第一阶段，为缓慢平稳发展期；二是2003年到2009年的第二阶段，为快速全面发展期。两者相比，第二阶段较之第一阶段有了更多、更快的发展。具体表现在数量、内容和学科分布三个方面：

1. 就数量而言，有关妇女健康的研究在1995～2002年的八年间，总体呈变化较平稳的缓慢增长态；2003～2009年的七年间，总体呈持续较大增长态；

2. 就研究内容而言，相较于第一阶段，第二阶段关于妇女健康的研究从较单一的生殖/生育/性健康和心理健康两大专题向含生殖/生育/性健康、心理健康、运动保健、妇女健康概论在内的更为多样的妇女健康专题发展，而对作为研究对象的妇女来说，其主体性的健康也开始获得较多的关注。

3. 就学科分布而言，相较于第一阶段，第二阶段关于妇女健康研究的主要学科视角从传统的妇女学、人口学、社会学、心理学学科，进一步扩展到政治、历史、人类、管理、宗教等其他学科领域，而原有的经济、法律、体育等学科也有了较大的发展，妇女健康研究进入了多学科研究和跨学科综合研究的新阶段。

三、新的视角与重要观点

1995世妇会以后，随着对世界卫生组织有关健康新定义的引入和接纳，随着社会性别视角的引入和应用，中国妇女健康的内涵不断扩展；研究对象逐渐多样化；研究方法突破了原有学科界限，向多学科、跨学科方向转变；研究理念出现了众多的新变化，新的理论观点和概念也不断有所建树，中国妇女健康研究领域形成了不少重要的、具有本土新意的学术新视角，出现了不少重要的、具有本土特征的学术新观点。以被《中国社会科学文摘》、《新华文摘》、《中国人民大学复印资料》、《高等教育文摘》等国家权威性期刊转载的相关论文为基础，本节对近15年来中国的妇女健康研究的新视角和重要观点进行梳理和综述。

（一）全球化与妇女健康

全球化是1995年以来，尤其自2000年以来中国社会发展的一个大背景，而其对中国妇女健康也产生了重大和深远的影响。

《全球化与中国妇女健康》❶ 一文探讨了全球化与中国妇女健康的互动关系，特别是公民社会和公共政策的发展，市场化、商业化与私有化对社会服务的介入对中国妇女健康的影响。该文认为，全球化是一把双刃剑，既可给妇女健康带来积极的影响，推进妇女健康的发展；又可以给妇女健康带来消极影响，损害妇女的身心健康。其中，全球化对中国妇女健康的积极影响表现在：第一，建立在基本人权框架中的妇女健康原则，成为中国妇女保健和计划生育（和人口）政策与法律制定或修订的重要理念；第二，在联合国社会性别主流化（Gender main-streaming）战略的影响下，性别平等观念纳入妇女健康决策的主流；第三，国际社会特别是国际妇女健康运动对妇女健康的重新界定，使妇女健康从传统的妇幼保健医学模式转向政治、经济、文化等社会发展模式；第四，国际妇女健康运动促进了中国妇女在妇女保健活动中从客体地位向主体地位的转变；第五，全球公民社会的活动和发展，促进了中国非政府组织和社会伙伴在推进妇女健康中的积极作用。

而全球化对中国妇女健康的负面影响则表现在以下几个方面：一是有关公共卫生政策和机制改革对妇女健康的不利影响。二是对中国妇女生育健康的负面影响。三是对中国妇女环境健康的影响。四是对中国妇女职业健康的影响。

《贸易自由化环境中的女性迁移流动及其对生育/生殖健康的影响》❷ 一文注意到流动妇女生育/生殖健康问题与经济转型之间的联系，探讨了在贸易自由化过程中，就业的转型与农村妇女生育/生殖健康之间的联系。该文认为，贸易自由化促进的劳动力迁移对妇女劳动者的生殖健康产生一定的积极影响；但同时，户籍制度的限制、工作生活环境的压力以及生殖健康服务的缺乏也在威胁着流动妇女的生殖健康：农村妇女的乡城迁移就业影响了妇女包括生殖健康在内的健康状况。农村妇女的迁移改变了其生存环境、生活方

---

❶ 刘伯红：《全球化与中国妇女健康》，《云南民族大学学报（哲学社会科学版）》2005年第4期。

❷ 谭琳、宋月萍：《贸易自由化环境中的女性迁移流动及其对生育/生殖健康的影响》，《人口研究》2004年第4期。

式、社交网络；并且，计划生育服务包括安全的流产和避孕等知识和服务的获取途径、其他生殖健康服务资源的可及性也相应地改变。在这些因素的共同作用下，就业迁移对农村妇女的生殖健康的影响更为复杂。

(二) 社会性别与妇女健康

社会性别的概念是在 1995 年第四次世界妇女大会后进入中国的。在近 15 年来，这一概念被众多的学者，尤其是妇女/性别研究界的学者所接受，成为有关妇女研究的新视角，妇女健康研究亦是如此。在这一领域，学者们以社会性别为视角的研究涉及诸多层面，并由此建树了许多新的观点。

如，针对健康这一公共产品供应的公平性，《社会性别视野中的健康公平性分析》❶ 一文提出，健康水平、卫生保健服务利用在性别之间、地区之间、城乡之间都存在明显差异。女性与男性相比，健康水平更低，卫生保健服务的利用更为有限；边远贫困地区农村妇女卫生保健水平、卫生保健服务利用与城市地区和发达地区妇女相比，相对处于劣势，中国妇女还不能公平享有卫生保健和实现健康水平的公平性。如果不能打破这种不平衡的发展趋向，就不能使所有人都公平地得到应得的健康，从而将进一步造成性别之间、地区之间、城乡之间、贫富人群之间健康水平的差距和享受基木公共卫生保健服务水平的差距。

针对妇女生殖健康议题，《社会性别视角下的妇女生殖健康》❷ 一文认为，生殖健康是包含计划生育、妇幼保健和妇女地位在内的新概念，其已超出传统生物医学的范畴，包括了生理—心理—社会适应，并充分强调人的生殖权利。在生殖健康领域，性别不平等既包括生理、心理方面的，也包括社会文化方面的，同时这三者又是相互关联、互为影响的。因此，促进性别平等和妇女生殖健康对于实现人口、经济、社会可持续发展具有积极意义，而增强妇女权利是实现人类生殖健康的重要途径。

针对健康中的性别差异，《女性的身心健康及其影响因素——来自上海的报告》❸ 以第二期中国妇女社会地位调查之上海地区资料为基础的分析认为：妇女的身体和心理健康素质明显差于男子；郊区妇女的生殖健康状况堪忧；

---

❶ 姜秀花：《社会性别视野中的健康公平性分析》，《妇女研究论丛》2006 年第 6 期。

❷ 萧扬：《社会性别视角下的妇女生殖健康》，《浙江学刊》2001 年第 5 期。

❸ 徐安琪：《女性的身心健康及其影响因素——来自上海的报告》，《妇女研究论丛》2004 年第 1 期。

妇女的医疗资源偏少，健康意识缺乏但健康消费优于男子。妇女健康状况逊于男子与家务劳动主要由妇女承担有关，减轻妇女职业和家务的双重压力在一定程度上可缓解她们的亚健康症状。此外，社会对男女不同的性别期待对两性也有不同的影响，而“男外女内”、“男强女弱”性别角色的刻板化也给不拘泥于传统习俗的男女心理造成巨大压力。因此，解构和弱化性别角色的陈规定型，对于减少人们的身心压力和角色束缚，对于男女的自由选择和个人的全面发展，对于建立平等的两性伙伴关系都具有十分重要的意义。

针对健康与贫困的关系，《健康方面的性别不平等与贫困》❶一文认为，健康方面的性别不平等主要体现在妇女的健康状况和保健质量处于劣势、家庭内部营养品分配的不平等及生育和节育手术的不平等三个方面。健康方面的性别不平等影响了妇女的生计选择；减少了她们获取外界信息的机会；因多胎生育增加了孩子的抚养成本，也导致妇女妇科病增多，难以承担繁重的体力劳动，造成家庭贫困。反过来，贫困进一步加剧了健康方面的性别不平等。

《从社会性别视角反思妇女健康项目——桥头乡苗寨个案分析》❷一文在田野调查的基础上，以个案研究入手，从社会性别视角对云南苗寨贫困社区妇女生育健康的现状进行了分析后认为，影响苗族妇女生育健康的因素除了贫困之外，社会对性别角色的不同规范也是主要原因。因此，要提高妇女的健康水平，除了改善贫困状况外，提高妇女的地位，改变传统的不平等的社会性别关系和性别规范也是必须的。

针对老年人健康问题，《中国老年人健康状况的性别差异及其影响因素》❸一文提出，中国高龄老人健康状况存在着显而易见的性别差异，即女性老年人口的健康状况差于男性老年人口，这主要与妇女相对低下的个人社会经济地位、缺乏自立意识、相对弱势的性格特征以及相对封闭的休闲生活方式有关。

《代际交换对中国农村老年人健康状况的影响——基于性别差异的纵向研究》❹一文提出，农村老年人与其子女的代际交换存在明显的性别差异。在经

❶ 王冬梅、罗汝敏：《健康方面的性别不平等与贫困》，《妇女研究论丛》2005 年增刊。

❷ 傅照荣：《从社会性别视角反思妇女健康项目——桥头乡苗寨个案分析》，《中南民族大学学报（人文社会科学版）》2004 年 4 月第 24 卷。

❸ 王德文、叶文振：《中国老年人健康状况的性别差异及其影响因素》，《妇女研究论丛》2006 年第 6 期。

❹ 宋璐、李树茁：《代际交换对中国农村老年人健康状况的影响——基于性别差异的纵向研究》，《妇女研究论丛》2006 年第 4 期。

济支持方面，女性老年人对子女经济上支持的增加明显少于男性老年人，但男性老年人和女性老年人在获得子女经济支持的增加上没有明显差异。在生活照料方面，与男性相比，老年女性获得子女更多的生活照料，也向子女提供了更多的生活照料。男性老年人对子女的经济支持和情感交流有利于其健康状况，但子女对其生活照料的增加对其健康状况不利；而女性老年人对子女的生活照料和情感交流对其健康状况有利，但子女对其的经济支持及增加则不利于女性老年人的主观健康状况。这种代际交换模式的性别差异一方面说明子女对老人经济和生活照料的增加在一定程度上对老人健康状况产生不利；另一方面则暗含老人对子女的支持和帮助可能得到子女的回馈和补偿，而这有利于其健康状况。

针对人工流产问题，《中国农村的男孩偏好与人工流产》[1] 一文揭示了性别选择性人工流产的普遍存在和男孩偏好对人工流产的重要影响，验证了性别选择性人工流产对出生性别比上升的作用。该文认为，中国是一个多育文化浓厚的国家，养儿防老、偏好男孩的生育文化根深蒂固并普遍存在。而计划生育政策的实施和社会经济的变革，导致了较低的生育率，性别选择性人工流产成为一些家庭既不违反计划生育政策又能实现生男愿望的两全选择。所以，正是基于男孩偏好的性别选择性人工流产导致了出生性别比的升高。

针对艾滋病的蔓延，《社会性别视角与艾滋病防治》[2] 一文认为，今天，由于在艾滋病防治中没有纳入性别视角，导致了以下问题的产生：第一，在艾滋病项目的设计和艾滋病相关政策的制订中缺乏社会性别视角；第二，在开展艾滋病防治的早期阶段，将目标定位为“高危人群”而不是“高危行为”，导致认为自己不属于高危人群（静脉注射吸毒者/性服务者/性消费者/男性行为者）的人产生安全错觉，在毫无防备的情况下被感染；第三，缺乏妇女可以控制而且方便可行的预防措施，使妇女由于社会性别角色带来的被动陷入艾滋病感染的威胁；第四，性服务者的易感性没有得到充分重视；第五，尽管对女性性服务者开展了安全套使用等干预项目，但几乎没有考虑让性消费者参与到艾滋病的知识普及和行为改变等预防工作中；在容忍男子多性伴的同时，并不关注其作为性消费者/多性伴者的健康问题；第六，忽略商

[1] 韦艳、李树茁、费尔德曼：《中国农村的男孩偏好与人工流产》，《中国人口科学》2005 年第 2 期。

[2] 靳薇：《社会性别视角与艾滋病防治》，《科学社会主义》2007 年第 1 期。

业性性交易以外的性关系中的艾滋病易感性，婚内和临时的性关系中，安全套的使用率非常低。处于复杂的性关系网络中的普通人面临着感染艾滋病的危险；第七，对普通人群及多性伴人群缺乏有效的生殖道感染治疗和性病诊疗，致使感染艾滋病毒的危险加剧；第八，由于女性吸毒者面临更多的污名和更多的歧视，她们往往躲藏起来，得不到社会和艾滋病防治项目的关注；第九，很多妇女是在孕期胎儿检测时才发现自己感染了艾滋病毒的，但绝大多数孕妇并不是艾滋病预防干预的对象，没有被纳入防治工作的范围；第十，男性行为人群由于文化和社会的压力，隐藏较深，缺乏应有的关注和行为干预。

(三) 社会管理与妇女健康

妇女健康促进不仅是个体行为、社会行为，也是一种政府行为，与政府相关的公共政策制定、社会管理理念、国家行动等密切相关，并且，在某种程度上也可以说是政府决策和行动的一大结果。

通过对全国30个省、市、自治区的省级生殖健康/计划生育项目管理者的调查，以了解他们的社会性别的认知、对将社会性别视角纳入项目的管理与评估的看法，以及对中国人口与发展领域社会性别平等状况的评价，《对人口和生殖健康领域的社会性别意识调查与思考》❶ 一文认为，大多数项目管理者能够正视传统性别文化对妇女的不利影响，从不平等的性别关系入手，分析人口与生殖健康领域的突出问题，对于推进性别平等具有一定的社会责任感。但同时，一部分项目管理者对中国的性别平等发展形势缺乏了解，对现实生活中两性不平等的权责关系缺乏辨析，对妇女参与项目决策的必要性认识不足，这容易造成公共政策与项目管理中的性别缺失。为此，应提升项目管理者的社会性别分析能力，建立性别平等咨询机制和监督机制，以促进人口与生殖健康领域的社会性别主流化。

《从妇幼保健保偿制看社区在生育健康服务中的作用》❷ 一文通过妇幼保健保偿制度的调查，认为保偿制确实对基层妇幼保健人员起到了积极的作用，绝大多数妇女也对保偿制所提供的服务表示满意或基本满意。但许多育龄妇女尚未充分利用保偿制所提供的服务，第二孩的母亲和家庭贫困的妇女也更少地利用保偿制提供的服务。因此，妇幼保健保偿制只有深深植根于社区的土壤之中，

---

❶ 萧扬：《对人口和生殖健康领域的社会性别意识调查与思考》，《人口学刊》2007年第5期。

❷ 张开宁等：《从妇幼保健保偿制看社区在生育健康服务中的作用》，《人口研究》1996年第6期。

将国家、卫生部门及农村社区的努力有机地结合，充分利用社区各种现有资源与活动以提高广大育龄夫妇的保健意识，才能更好地发挥出它应有的作用。

《论艾滋病预防和控制中的性别歧视——以异性性交往传播的防控为例》❶ 一文认为，艾滋病的预防和控制中存在着种种性别歧视，不同程度地存在着性别不公正和性别不平等对待。而这一不公正和不平等对待已对艾滋病的预防和控制产生了一系列不利的影响。因此，政府和有关部门应从提升社会性别敏感度入手，以性别公平和性别平等为逻辑基础，修正和改善现有的有关预防和控制艾滋病的法律和政策、行动计划及项目行动，从而更有效地遏制艾滋病蔓延的趋势。

《边缘化现象与社会整合——城市外来未婚女性生育健康问题的调查与解析》❷ 一文从结构性的因素出发，探讨了外来未婚妇女的生殖健康服务体系。该文认为，道德隔离、户籍隔离和性别弱势使城市外来未婚妇女在生育健康服务方面被边缘化，而环境变化和生存压力则增加了她们在生育健康方面的脆弱性。要改变这种状况，城市在宏观管理上，要体现社会成员的平等原则，从“管理型服务”向“服务型管理”模式转换；在微观管理上，要以保障妇女生育健康为中心，促进男女生育健康权益的公平待遇。

《妇女组织与女性的参与和行动》❸ 一文认为，妇女组织是改善农村地区妇女生育/生殖健康的重要影响因素。因此，发展农村社区中妇女组织在生殖健康中的作用具有以下积极意义：第一，它是培养妇女自我意识和自觉行动最好的基地；第二，它为妇女的参与由被动变为主动提供了有利条件；第三，它能有效地促使妇女的参与和行动成为其完善自我和全面发展的过程；第四，它对农村社区以男子为中心的主导思想构成冲击并影响到社会结构上的某些改变。

而《生殖健康领域的社会性别需求分析——基于社会性别需求分析框架及计划生育优质服务项目县的调查》❹ 一文则根据伦敦大学发展研究部修正的社会性别需求理论，利用典型组织专题讨论方法，分别从服务提供角度和服务对象角度调查了服务对象在生殖健康领域的社会性别需求，分析了两种角

❶ 王金玲：《论艾滋病预防和控制中的性别歧视——以异性性交往传播的防控为例》，《妇女研究论丛》2006 年第 6 期。

❷ 夏国美：《边缘化现象与社会整合——城市外来未婚女性生育健康问题的调查与解析》，《江苏社会科学》2004 年第 4 期。

❸ 赵捷：《妇女组织与女性的参与和行动》，《云南社会科学》1996 年第 4 期。

❹ 杨雪燕、吴克俭、李树茁：《生殖健康领域的社会性别需求分析——基于社会性别需求分析框架及计划生育优质服务项目县的调查》，《妇女研究论丛》2005 年第 5 期。

度下服务对象的社会性别需求在本质上的一致性，提出应将两者结合起来，全面考察和应对服务对象在生殖健康领域的社会性别需求，并根据服务对象需求的性别差异性实施计划生育优质服务工作。

(四) 生存多样性与妇女健康

近15年来，妇女生存状况的多样化决定了妇女健康状况的多样化。由此，对不同群体妇女健康的研究也不断扩大，以地位、年龄、民族、职业、经济状况、流动等为视角的探讨不断深入。处于多元生存状况下的妇女健康，尤其是弱势妇女群体的健康问题得到越来越多的关注。

《贫困地区妇女孕产期保健服务分析——兼论国家、市场、文化在其中的角色和作用》❶ 一文以社会关系分析法为主要框架，从国家、市场、社区以及家庭/亲属四个方面入手，分析了各种制度如何在一个互动的过程中对农村贫困地区妇女的孕产期保健造成不利影响，从而加剧并维护了贫因地区妇女的边缘化状况。该文认为，国家在其发展规划中尽管对贫困地区妇女保健提出了一系列的指标，但却没有相应的资金投入，加上贫困地区本身财政的有限以及领导缺乏对妇女健康的认识，导致了贫困地区妇女保健机构和服务的停滞不前；医疗机构和市场的接轨，使基层妇幼保健机构处于瘫痪的状态；市场尽管给农村经济的发展带来活力，但贫困地区生存环境的恶劣和自然资源的相对匮乏，使之同发达地区的差距拉大；男性劳动力外出打工致使妇女的劳动负担增大；而医疗的市场化，明显导致贫困地区妇女对医疗服务机构的利用相对减少。这一整个过程的互动关系，形成并加剧了贫困地区妇女在健康服务中边缘化的状况。

《对城市育龄妇女计划生育问题的探讨》❷ 一文认为，虽然现在的城市妇女摆脱了多胎生育的烦恼，但依然受着避孕失败导致非意愿妊娠的困扰：对避孕失败的担心会影响夫妇双方的情绪，但其结果不可避免地落到妇女的头上。尽管城市中优良的医疗条件和技术为安全人工流产提供了保障，但毕竟是有风险的。并且，与正常分娩相比，人工流产对妇女来说是没有成果的痛苦，既对她们的生育健康是一个潜在的危害，同时也对她们的心理健康有所影响，而

---

❶ 高小贤：《贫困地区妇女孕产期保健服务分析——兼论国家、市场、文化在其中的角色和作用》，《浙江学刊》2002年第2期。

❷ 郑真真：《对城市育龄妇女计划生育问题的探讨》，《人口研究》1995年第5期。

人工流产导致的并发症或后遗症尤其对还要生育的妇女更是极大的威胁。

《农村妇女生殖健康状况分析——以河北调查657名妇女为例》❶ 一文以河北农村妇女的生育/生殖健康状况调查数据为基础，分析了影响农村妇女生殖健康的三大因素：一是农村妇女文化水平低，生理和生殖知识缺乏，不利于其维护自身生殖健康的权利；二是农村妇幼保健工作相对薄弱，生育/生殖健康服务有待加强；三是在生育过程中，妇女往往处于被动和被束缚的状态，这不利于改善和促进妇女生育/生殖健康。因此，为了更好促进农村妇女的生育健康，应当建立以妇女为中心的教育—服务—立法一体化的妇女生殖健康保障体系。

《健康的类生态化存在：民族与性别的视角》❷ 一文认为，健康在社会—文化领域具有某种“生态化”的特征，而将健康视为一种类生态化的社会—文化存在，其具有民族性和性别性的特质，由此，少数民族妇女健康就是一种具有民族和性别双重特质的“物种”。尊重健康领域内各生命群体存在、经验经历和需求的差异，加快人际间良好关系的修复与发展，促进人类内部的“生态平衡”，当是对整个自然界实现生态平衡追求中的应有之义。

《云南少数民族对月经的认知与妇女经期护理》❸ 一文在详细考察了云南少数民族受经血不洁等观念的影响而形成的各种禁忌习俗后指出，在禁忌习俗的影响下，少数民族妇女在月经期间采取了许多不恰当的护理方式。但是，从另一方面来讲，有些禁忌习俗在客观上也是有利于妇女健康的。而在与经期病痛长期斗争的历史长河中，云南少数民族妇女也积累了不少行之有效的护理知识。

《凉山彝族生活环境改革与妇女的健康发展考察》❹ 与《西南少数民族民居环境改革与妇女健康发展的调查与分析——以羌族为例》❺ 则通过对居住环境与少数民族妇女健康关系的考察，论证了传统民居的改革对促进妇女健康的必要性。

《人口流动对农村妇女计划生育与生殖健康的影响》❻ 一文认为，人口流

---

❶ 王俊祥：《农村妇女生殖健康状况分析——以河北调查657名妇女为例》，《人口与计划生育》1998年第4期。

❷ 王金玲：《健康的类生态化存在：民族与性别的视角》，《云南民族大学学报：哲学社会科学版》2009年第2期。

❸ 李金莲、朱和双：《云南少数民族对月经的认知与妇女经期护理》，《民族研究》2004年第3期。

❹ 冯敏、罗凉昭：《凉山彝族生活环境改革与妇女的健康发展考察》，《西南民族学院学报（哲学社会科学版）》2000年第10期。

❺ 冯敏：《西南少数民族民居环境改革与妇女健康发展的调查与分析——以羌族为例》，《贵州民族研究》2001年第3期。

❻ 中国人口信息研究中心性“流动人口研究”课题组：《人口流动对农村妇女计划生育与生殖健康的影响》，《人口与计划生育》2001年第5期。

动对农村妇女在计划生育和生殖健康方面产生了一些积极的影响，但生殖健康风险仍然存在。如，外出过妇女除了知道长效的避孕方法外，还有更多的人知道避孕药和避孕套等自我控制的方法。但是，无论是外出过还是从未外出过的妇女，都有近半数的人不知道现有的方法可能会产生副作用，而且受副作用影响的妇女中有40%的人不会主动找医生；外出过的妇女有更多的渠道了解或获得生殖保健知识，但是，她们意外怀孕和人流的风险却高于从未外出过的妇女；外出过妇女中更多的人听说过性病和艾滋病，但是，她们同从未外出过的妇女一样，对性病、艾滋病的传播和预防知识了解得不够全面，不够正确。并且，由于传统观念和习惯仍根深蒂固，人们的态度和行为并不是在短时间内就能够彻底改变的，当外出过妇女回乡后，她们又会被家乡的传统文化所包围，有些人又会退回到外出前的状况。

《不同生活工作条件下女性流动人口生殖健康状况的调查和思考——上海浦东新区四街道调查》❶ 一文通过对上海浦东新区1070名女性流动人口生殖健康的调查研究，指出不同生活工作环境下女性流动人口的生殖健康知识、行为及其对社区服务机构认同感的差异。而流动妇女进入上海后，在生殖健康知识和行为方面有了较大的变化，对上海生殖健康服务的认同程度也有所提高。

在1995年，《影响育龄妇女死亡水平的因素分析》❷ 一文通过对主要的两个因素——社会经济因素和生育节育因素的分析，认为导致育龄妇女死亡的最主要因素是生育因素，社会经济因素对育龄妇女死亡水平的直接影响不明显，间接影响也小于生育节育因素的影响。而在12年后，《中国育龄期女性死因分析》❸ 一文则提出，从死因构成来看，损伤和中毒、肿瘤和循环系统疾病是育龄妇女的主要死因，占到所有死因的70%以上。近10年来，中国育龄期女性人口的死亡概率下降了近25.5%，但这并不是因为这三种死因的下降，反而是由占所有死因不到30%的其他死因，如呼吸系统、消化系统、传染病和妊娠分娩相关疾病等死亡的减少所带来的。由于前三种死因更多与社会因素、文化因素和生活方式及行为因素有关，而其他死因则更多与物质生活水平、医疗服务的水平和利用相关，因而这从侧面反映了社会、文化、习俗等因素的变化对中国育龄期女性人口健康的有利影响滞后于经济发展和物质生

❶ 陈月新、郑桂珍：《不同生活工作条件下女性流动人口生殖健康状况的调查和思考——上海浦东新区四街道调查》，《南方人口》2001年第3期。

❷ 吴卫红、王瑞梓：《影响育龄妇女死亡水平的因素分析》，《人口学刊》1995年第5期。

❸ 纪颖：《中国育龄期女性死因分析》，《人口学刊》2007年第5期。

活条件改善的有利影响。该文进一步指出，城乡妇女的死亡因素明显不同。与城市育龄妇女相比，农村育龄期妇女除精神疾病和骨骼、肌肉和结缔组织疾病死亡概率略低外，其余死因的死亡概率均较高。在具体的死因中，城市妇女的死亡以脑血管疾病、交通事故和消化道肿瘤为主，农村妇女以自杀、交通事故和脑血管疾病为主。其中，自杀在农村育龄期妇女人口的死因中排在首位；城乡间以自杀、交通事故和肝恶性肿瘤的绝对差异最大，高血压性心脏病、自杀和肺源性心脏病的相对差异最大。这表明，农村妇女的死亡受社会危险因素影响较多，并且行为因素和经济落后因素并存；而城市妇女的死亡则受行为危险因素的影响较多。

(五) 艾滋病与妇女健康

艾滋病是严重威胁人类健康和影响社会稳定与经济发展的重大传染性疾病。它在 1980 年被发现时，感染者主要是男性行为者。其后，有多性伴、注射吸毒等危险行为的男子成为艾滋病感染者和患者中的绝大多数。九十年代以后，随着艾滋病在全球的迅速蔓延，妇女艾滋病病毒感染者和患者的人数不断增加，艾滋病对妇女的危害日益严重。由此，近 10 年来，艾滋病与妇女健康成为妇女健康领域学者的一个关切点。

对于艾滋病女性化趋势，有学者认为，主要原因：一是妇女生理的易感性；二是流行病学的易感性；三是社会——文化因素的影响，其中，尤其与妇女在社会、经济、文化、教育中的弱势地位和性别不平等有关[1]。

商业性性交易是导致艾滋病传播的高危行为。《社会性别视角下的艾滋病与女性亚文化群体》[2] 一文运用社会性别视角探讨了商业性性交易中的艾滋病问题，指出由于在商业性性交易中，性服务妇女常常处于性消费男子的强权之下，难以有效地保护自己，她们才成为艾滋病的易感人群。应强调性消费男子在艾滋病传播与蔓延中的主要和首要责任，将性服务妇女定位为易感人群，而不是应该承担主要和首要责任的高危人群；而通过对商业性性交易中的男女（性消费男子和性服务妇女）在面临艾滋病危险时的性别不平等状

---

[1] 龙秋霞：《艾滋病传播与社会性别关系分析》，《学术研究》2003 年第 11 期；《妇女易感艾滋病的社会文化原因探析及对策建议——基于广东的调查》，《妇女研究论丛》2006 年第 1 期。

[2] 王金玲：《社会性别视角下的艾滋病与女性亚文化群体》，第一届中国艾滋病性病防治大会论文集，转引自刘伯红、李亚妮：《对艾滋病的社会性别分析——读《红丝带的思索》》，《妇女研究论丛》2005 年第 1 期。

况的分析，该文强调了性消费男子在预防艾滋病过程中不可推卸的首要责任。

《商业性性交易者艾滋病认知、态度与行为调查》❶ 一文通过对不同性别者商业性性交易行为的调查，认为，由于导致中国艾滋病更广泛流行的因素已经远远超出了个人的行为范畴，涉及城乡差异、贫富差距、性别不平等、权力腐败和资源分配不公等大量社会问题，因此，如果不从根本上解决造成艾滋病易感性的深层的社会和经济根源，仅仅对女性商业性性交易人群进行处罚，不但无法改变她们的行为，甚至还会扩大性别不平等和社会不公正。

随着艾滋病蔓延，关于普通人群的艾滋病研究也逐渐增多。《社会性别、人口流动与艾滋病风险》❷ 一文重点关注女性流动人口的艾滋病风险，该文认为，流动和性别不平等的相互作用导致女性流动人口高度集中于增加其临时或商业性性行为机会的工作行业，女性而非男性流动人口在流动中经历临时或商业性性行为者显著增加。个人认知和社会影响因素对女性流动人口感染艾滋病风险的构成具有重要的相关关系，其中行为能力是与安全性行为最接近的显著因子，而工作场所的支持则可以增强女性流动人口在性关系中的权利。因此，在针对女性流动人口的艾滋病干预中，不但要强调降低风险的行为能力和自我意识的训练，更要强调性关系中的权利和工作场所的社会支持，激发干预对象的自尊和自我保护意识，并通过赋予她们在社会及两性关系中的应有权利来实现。而促进工作场所对安全性行为的支持，促使这些场所把降低艾滋病风险作为一种行业规范也是必须的。

《关注艾滋病对老年妇女的影响》❸ 一文则探讨了艾滋病对老年妇女的影响。该文认为，受艾滋病影响的老年人主要分为两类：一类是老年艾滋病病毒感染者和艾滋病患者；另一类是艾滋病病毒感染者和艾滋病患者的老年亲属（主要是老年父母）。艾滋病对老年妇女的影响主要分为直接影响和间接影响。直接影响是指老年妇女感染艾滋病病毒后对其健康及生活的影响；间接影响是指通过艾滋病感染者/病人作用于他们的老年亲属，给老年人带来了经济、健康等方面的影响。而在很多艾滋病的研究和行动中，公众、研究者和决策者都忽略了艾滋病对处于年龄和性别双重弱势地位的老年妇女的影响，

---

❶ 夏国美、杨秀石：《商业性性交易者艾滋病认知、态度与行为调查》，《社会》2005 年第 5 期。

❷ 夏国美、杨秀石：《社会性别、人口流动与艾滋病风险》，《中国社会科学》2006 年第 6 期。

❸ 徐勤、伍小兰：《关注艾滋病对老年妇女的影响》，《妇女研究论丛》2005 年增刊。

老年妇女在艾滋病防治相关工作中很少得到应有的关注和重视。

而《社会性别化的风险、经历与反应——对美国妇女与艾滋病的探讨》[1]一文则通过对美国妇女与艾滋病的考察，提出：第一，在美国的艾滋病蔓延进程中，妇女几乎是沉默和无声的。而这些使美国妇女遭拒斥和无视的因素时下在中国同样存在。第二，美国这一社会性别化的传染病是由社会性别、阶级、种族/族裔及文化等多维向度决定的。在艾滋病出现于美国之前就因各种等级结构而被边缘化、遭羞辱及被歧视的群体在艾滋病蔓延过程中，转而成为最高风险感染人群。这一现象不独限于美国，且事实上遍及全球各地，并使所有性行为活跃者处于风险之中。因此，保护妇女免于艾滋病感染的最佳途径是要帮助最有风险从而最有可能感染和传播艾滋病的妇女，同时，必须使所有妇女对艾滋病保持警觉。可是，这一观念在中国几乎没有引起关注。第三，要承认中国面临的潜在风险，以便打破讨论和预防艾滋病时的障碍。艾滋病已成为当代美国人反思疾病与医疗、性行为与灾难的一个转折点。而在中国，像性、性行为、避孕、同性恋、多重性伴侣等话题对于某些地区和人群来说仍是禁忌。由于很多的艾滋病感染者是通过不安全的性行为感染的，因此，必须加强有关艾滋病威胁的教育，以使人们对自己的性与生育健康做出知情而明智的选择。

(六) 妇女与心理健康

自2000年以来，妇女心理健康方面的问题引起了学者们的关注，有关妇女与心理健康的研究成果逐渐增多。这些研究所关注的人群包括女大学生、女运动员、中高级女知识分子、青年知识妇女、女性服刑人员、职业妇女、农村妇女等。其中，尤以有关农村妇女自杀的研究较为深入。

《中国育龄妇女自杀死亡分析》[2]一文指出，自杀是我国育龄妇女的主要死因之一。育龄妇女自杀死亡率在青年组呈现高峰，而这一高峰现象在农村地区更为明显。该文认为，农村传统的家庭结构形成了与城市不同的生活方式，使得人际冲突和家庭纠纷的频度和强度远远高于城市，而农村妇女对家庭关系和人际关系的依附性又十分强，家庭矛盾和人际冲突必然会引起她们

---

[1] 胡玉坤：《社会性别化的风险、经历与反应——对美国妇女与艾滋病的探讨》，《人口与经济》2001年第4期。

[2] 杨俊峰等：《中国育龄妇女自杀死亡分析》，《人口研究》2000年第6期。

极大的心理痛苦，甚至会导致自杀；而农村妇女受教育程度低，又缺乏完善的社会支持网，致使她们在遇到问题时首先想到的是自杀这一解决办法。这可能是中国农村妇女高于城市妇女自杀死亡率的两大社会根源。

《从农村妇女自杀现象透视“三农”问题的严峻性》[1]一文认为，“三农”问题是当下农村妇女高自杀率的根本原因。从“三农”角度分析，农村妇女高自杀率的根本原因有：（1）农村教育资源的匮乏以及教育的错位使农村教育远远落后于城市教育，农村妇女由于农民和妇女的双重歧视在受教育过程中处于更加不利的地位；（2）农村的普遍贫困和农业的弱势使农业女性化带给农村妇女的弊大于利；（3）现行的土地制度和政策无法充分保障农村妇女的土地产权，失去土地的农村妇女容易陷入更不利的处境；（4）重男轻女的传统文化使农村妇女在面对诸如家庭暴力等问题时，缺乏自我保护的意识和能力，也较少得到社会的支持；（5）转型期农村妇女虽然自主性有一定程度的觉醒，但由于自身所受的双重歧视而很难摆脱被边缘化的命运；（6）农村政权组织职责的短缺、妇女组织作用的削弱以及其他社会组织的缺乏使农村妇女只能充当社会利益分配结果的被动接受者，而较少有能力以主动进取者的姿态和实力影响社会利益的分配向有利于自己的方面倾斜；（7）农村社会保障的缺失。因此，破解“三农”问题应是降低农村妇女居高不下的自杀率这一问题的突破口。

(七) 妇女生育/生殖健康与计划生育

生育/生殖健康概念的起源最早可追溯到19世纪。当时西方国家的妇女提出了妇女的“生殖权利”的概念，即妇女有权决定是否生育、何时生育、怎样生育。20世纪初，一些西方国家的妇女团体提出应向妇女及其家庭提供高质量的生育/生殖健康服务，使妇女能控制生育，从无计划的妊娠中解放出来。进入60年代后，西方国家的妇女开始考虑她们是否只能被限制在生儿育女的生物学功能上，并反思她们对自身的了解程度，重视现有避孕技术的安全性和有效性。到了70年代，对妇女生育/生殖健康的讨论已扩展到发展中国家。一些发展中国家的妇女团体将生育/生殖的权力和健康列入其关心的首要问题，督促政府进行相关改革。在此背景下，世界卫生组织（WHO）于

[1] 杨玲：《从农村妇女自杀现象透视“三农”问题的严峻性》，广西师范大学硕士学位论文，2004年。

1988 年首次启用“生殖健康”的概念来表达人类对健康的渴望，并认为生殖健康应包含四个基本要素，即计划生育、妇女保键、婴幼儿保健和性传播疾病的控制。同年，世界卫生组织提出了有关生殖健康的最早定义，即生殖健康应该包括以下内容：人们具备生殖和调节生育的能力；妇女能够安全地通过妊娠和分娩；妊娠的结果是健康的婴儿；夫妇享受和谐的性生活，不必担心非意愿妊娠和染上性传播疾病❶。

1994 年，世界卫生组织给生殖健康下了正式定义，并被 1994 年 9 月开罗国际人口与发展大会所采用。这一新定义为：生殖健康是指在人类生殖系统及其功能和过程所涉及的一切事宜上，身体、精神和社会等方面的完好状态，而不仅仅是指没病或不虚弱。生殖健康意味着人们能够进行满意和安全的性生活，可以自由、负责地决定何时生育和生育多少；男女都有权获得和选择适当的保健服务，妇女享有安全地怀孕和生育健康婴儿的权利。自此以后，生殖健康受到国际社会的广泛关注。

1995 年，在北京召开的第四次世界妇女大会制定并通过了《北京行动纲领》,《行动纲领》第 94 款指出：“生殖健康是指在生殖系统及其功能和过程所涉一切事宜上身体、精神和社会等方面的健康状态，而不仅仅指没有疾病或不虚弱。因此，生殖健康表示人们能够有满意而且安全的性生活，有生育能力，可以自由决定是否和何时生育及生育多少。最后所表述的这一条件意指男女均有权获知并能实际获取他们所选定的安全、有效、负担得起和可接受的计划生育方法，以及他们所选定的、不违反法律的调节生育率方法；有权获得适当的保健服务，使妇女能够安全地怀孕和生育；向夫妇提供生育健康婴儿的最佳机会。《行动纲领》还在这一基础上规定了 5 项具体目标：增强妇女在整个生命周期内获得恰当的、担负得起和优质的保健、信息和有关服务的能力；加强促进妇女健康的预防性方案；采取性别敏感的主动行动，解决性传播疾病、HIV/艾滋病及性健康和生育健康等方面的问题；促进关于妇女健康问题的研究并分发有关资料；增加资源、促进妇女健康和监测其后续行动❷。

在 1994 年世界人口与发展大会和 1995 年世界妇女大会之后，生育/生殖

---

❶ 陶春芳、萧扬主编《中国妇女生育健康研究》，新世界出版社，1995；李伯华、林晓红：《中国人口生殖健康研究》，健康网 http：//www. 39. net，2004；徐毅：《生育健康的定义内涵及有关问题的探讨》，《人口与经济》1996 年第 1 期。

❷ 联合国，1995，第四次世界妇女大会《行动纲领》，联合国网站。

健康逐渐成为中国学者，尤其是人口学领域和妇女学领域研究者关注的热点。在若干年中出现了一批关于生育/生殖健康方面的学术性著作，从而奠定了生育/生殖健康，尤其是妇女生育/生殖健康研究的基础。这些著作包括云南生育健康研究会编著的《以妇女为中心的生育健康》、《以社区为基础的生育健康》、《传统文化与生育健康》等；陶春芳等主编的《中国妇女生育健康研究》；陶春芳、萧扬主编的《妇女生育健康促进研究》；国家计生委主编的《生殖健康与计划生育国际观点与动向》；郑晓瑛编著的《生殖健康导论》等。

在此之后，妇女生育/生殖健康领域的研究范围不断扩大，并出现了跨部门、跨学科的学术研究和行动研究，所研究的内容和所采用的研究方法也日益多样化。

为了解决严重的人口众多和增长率过快带来的社会问题，中国自70年代开始全面实行了计划生育。在计划生育政策实施之始，控制人口数量是主要目标。自90年代起，在生育/生殖健康观点的影响下，提高人口质量的理念逐渐成为中国计划生育工作的新导向，计划生育工作开始向优质服务转型。作为计划生育的主要承载者，妇女一直是计划生育研究的重点。在生育/生殖健康概念进入中国后，近15年来，以“妇女为中心的生育/生殖健康”[1]的观点不断获得传播和采纳，计划生育研究进入一个新的发展阶段，计划生育与生育/生殖健康的关系、计划生育与妇女健康的研究成为研究热点。

所谓妇女生育健康，彭珮云在1994年6月国际妇女生育健康研讨会上的阐释是：妇女生育健康是一个含义深刻、涉及面很广的新概念，但在实践上其目的是：保证妇女在不同生理阶段健康、安全和幸福，保证儿童的生存及健康成长，妇女在性生活、生育方面既与男子平等，有自主权，又对社会负有责任和义务[2]。

有学者根据国际生育/生殖健康概念以其在中国的实践，提出适合中国国情的生育/生殖健康的内涵应包括以下六个方面的内容：第一，人在整个生命

---

❶ 《以妇女为中心的生育健康》一书认为以妇女为中心的生育健康包括以下三个方面内容：第一，妇女处于与生育健康有关的发展与议题的中心；第二，对以往男性本位的社会和文化背景下形成的传统的生育观念和意识、方针和政策以及措施和方法等提出质疑和批评，把妇女置于人的中心地位；第三，由于自然的和社会的存在，妇女应被视为人类生育及生育健康乃至人类生活质量提高等一系列过程的“中心”，但这并不意味着妇女承担所有有关人类生育健康的责任和义务，而是必须要有男子的参与为其环境，要有相关的社会和文化环境的改善为其条件。

❷ 彭珮云：国际妇女生殖健康研讨会上的讲话．国际妇女生殖健康研讨会论文汇编，1994。

周期生理、心理和社会适应的完好状态，而不仅仅是没有疾病和不适；第二，育龄男子和妇女均有选择生育的权力，也有调节生育的权力和能力。这包括对生育孩子的数目、生育间隔和避孕方法的知情选择等，而这样的权力选择应该建立在对社会负责和能够保证亲代和子代生存健康和发展的基础之上；第三，人们能够得到有关生殖健康的信息、教育、咨询；能够得到安全、有效、可负担的、方便的避孕节育技术服务以及安全人工流产和性病防治服务；第四，妇女的妊娠、分娩、哺乳过程应能保证得到最大限度的卫生保健服务，以确保母亲和胎儿、婴儿的健康和安全；第五，儿童应获得与生存、健康和发展有关的所有保健措施和法律保护；第六，消除对妇女一切形式的歧视，保护妇女免受家庭和社会暴力。提高妇女的社会地位，保障她们的身心健康❶。

有学者认为，生育健康与计划生育的关系主要体现在三个方面：第一，生育健康是计划生育的重要目标；第二，计划生育是生育健康的主要组成部分；第三，计划生育与生育健康密切相连、相互制约、相互促进❷。

学者们也对计划生育对妇女生育/生殖健康正面和负面的影响进行了分析。如《计划生育对中国妇女的双面影响》❸ 一文认为，20 世纪 70 年代末以来实行的以人口控制为目标的计划生育政策对于妇女的双面影响表现在：它一方面成功地控制了人口增长，促进了妇女的生殖健康；但另一方面也对妇女产生了一些负面影响，例如妇女承担大部分避孕节育责任，然而妇女的各种生殖健康权益并没有受到应有的承认和保护。当然，这一双面影响已逐渐被中国政府和学术界了解并认识。

《计划生育、妇女地位与生殖健康——生殖健康的影响因素探讨》❹ 也认为，计划生育工作对生殖健康的影响有正负两个方面。从正面效应上来说，第一，计划生育工作直接保障了妇女的生殖健康。由于计划生育工作提供了各项节育措施，使人们摆脱无计划和非意愿妊娠的愿望成为可能，由于意外妊娠所造成的人工流产率也会大大下降。这不但减少了人工流产给妇女带来

---

❶ 郑晓瑛：《计划生育、妇女地位与生殖健康——生殖健康的影响因素探讨》，《人口与经济》1996 年第 6 期。

❷ 高尔生：《计划生育与生育健康》，《人口研究》1995 年第 3 期。

❸ 朱楚珠、李树茁、邱长溶等：《计划生育对中国妇女的双面影响》，西安交通大学出版社，1997，第 16 页。

❹ 郑晓瑛：《计划生育、妇女地位与生殖健康——生殖健康的影响因素探讨》，《人口与经济》1996 年第 6 期。

的生理痛苦，也减缓了人工流产给妇女带来的心理压力。第二，计划生育是妇女的生殖权力得以保障的有效措施。计划生育原本是由妇女解放运动发展而来，它本身也是生殖健康的基础。在传统文化的影响下，妇女常常被当做生儿育女的工具，她们本身的生殖权力被家庭其它成员的生育需要所代替，计划生育首先使妇女懂得了什么是生育权力，并知道怎样保护自己的生育权力。其次，也使她们可以享受到计划生育服务，得以主动地、负责地选择生育子女的数目和间隔。从负面影响上来说，计划生育工作的不当也会给生殖健康带来负面的影响。尽管目前我国有许多节育避孕技术在国际达到领先水平，但任何技术都不是完美无缺的。我国的一些避孕措施仍未解决医学副作用的问题，如宫内节育器的带器妊娠、脱落；口服避孕药的性激素副作用等，这无疑会影响使用者的健康。

(八) 妇女健康研究新的视角与重要观点之总结

从以上分析可见，近15年来，全球化、社会性别、社会管理、生存多样性成为妇女健康研究的新的视角，而学者们在全球化与妇女健康、社会性别与妇女健康、社会管理与妇女健康、生存多样化与妇女健康、艾滋病与妇女健康、妇女与心理健康、妇女生育/生殖健康与计划生育这七个方面，也建树了诸多的具有妇女健康学术特征和本土特征的重要概念，提出了诸多具有新意的观点。

四、总　结

综上所述，可将1995～2009年这15年间中国关于妇女健康研究的特征归纳如下。

第一，就妇女健康学术研究的成果的数量而言，1995～2009年的15年间有了较快和较大的增长，尤其在2006年后，更进入了稳步发展时期。

第二，1995～2009年，中国关于妇女健康研究的态势为：其一，就数量及年代分布而言，大致可以以2002年为界，分为两个阶段：1995～2002年为缓慢平稳发展期，2003～2009年为快速全面发展期。其二，就研究内容而言，可分为十六大类：（1）妇女与生殖/生育/性健康；（2）妇女与心理健康；（3）妇女健康概述；（4）妇女运动保健；（5）妇女与卫生保健；（6）妇女病防治；（7）性别平等与妇女健康；（8）妇幼保健；（9）妇女与艾滋病；（10）

针对妇女的暴力（家庭暴力与拐卖）；（11）妇女自杀；（12）妇女与毒品；（13）妇女与一般性疾病防治；（14）妇女职业病防治；（15）妇女与生育保险；（16）妇女、宗教与健康。其中，最受关注的是“妇女与生殖/生育/性健康”这一议题。其三，就研究对象而言，呈现多元化态势，处于弱势和边缘状况的妇女的健康议题更受学者关注；其四，就学科分布而言，更多地为人口学、妇女学、心理学、社会学和体育学学科的研究。但近年来，新的学科视角不断加入，跨学科的研究也有所增加；其五，就研究地位而言，无论在人文社科研究领域还是在妇女研究领域，妇女与健康研究成果的基本学术地位均很低，主流化程度均很弱，且这一低弱状况呈现某种稳定状态。

第三，在1995~2009年，中国关于妇女健康研究的阶段性特征为：就数量而言，有关妇女健康的研究在1995~2002年的八年间，总体呈缓慢增长态；2003~2009年的七年间，总体呈持续较大增长态。就研究内容而言，相较于第一阶段，第二阶段关于妇女健康的研究从较单一的生殖/生育/性健康和心理健康两大专题向包括生殖/生育/性健康、心理健康、运动保健、妇女健康概论四大专题在内的更为多样的妇女健康专题发展，而对作为研究对象的妇女来说，其作为“妇女”、“人”的主体性的健康也开始获得较多的关注。就学科分布而言，相较于第一阶段，第二阶段关于妇女健康的研究学科视角从妇女学、人口学、心理学、社会学、法学、经济学、老年学、民族学、社会保障研究、体育学、医学这十一大学科扩展到法学、妇女学、管理学、经济学、老年学、历史学、民族学、人口学、人类学、社会保障研究、社会学、体育学、心理学、医学、政治学、宗教学这16大学科，妇女健康研究开始了多学科和跨学科发展的新发展。

第四，在1995~2009年，在中国关于妇女健康研究领域，全球化、社会性别、社会管理、妇女生存多样性成为妇女健康研究的新视角，而学者们在全球化与妇女健康、社会性别与妇女健康、社会管理与妇女健康、生存多样化与妇女健康、艾滋病与妇女健康、妇女与心理健康、妇女生育/生殖健康与计划生育这七个方面，均建树了诸多的具有妇女健康学术特征和本土特征的重要概念，提出了诸多具有新意的观点。

参考文献

[1] 顾宝昌．生殖健康与计划生育国际观点与动向 [M]．中国人口出版社，1996.

[2] 国务院．中国妇女发展纲要（2001~2010年）[J]．2001.

[3] 联合国．第四次世界妇女大会行动纲领．[J]．1995.

［4］联合国. 国际人口与发展大会行动纲领［J］. 1994.
［5］龙秋霞. 红丝带的思索［M］. 广东科技出版社，2003.
［6］陆学艺. 当代中国社会流动［M］. 社会科学文献出版社，2004.
［7］邱仁宗. 生育健康与伦理学［M］. 北京医科大学、中国协和医科大学联合出版社，1996.
［8］陶春芳，萧扬. 中国妇女生育健康研究［M］. 新世界出版社，1995.
［9］张开宁. 生育健康服务及其研究：理论与实践［M］. 人民卫生出版社，2000.
［10］朱明若. 中国妇女生育健康促进［M］. 中国社会出版社，2005.

（作者单位：1. 浙江省社科院社会学所所长、研究员；2. 浙江省社科院社会学所研究人员；3. 浙江省社科院社会学所研究人员）

后　记

在人类社会发展的历史长河中，妇女始终是推动文明进步的伟大力量，没有妇女的解放，就没有全人类的解放，没有妇女事业的进步，就没有全社会的进步。2009年7月27日至31日，在美丽的春城昆明，我们迎来了举世瞩目的世界第十六届人类学与民族学大会，大会以“人类、发展与文化多样性”为主题，以中国特色社会主义理论体系为指导，坚持“以我为主，为我所用，遵循惯例，突出特色”的原则，共有200多场专题会议，30多场名家讲座，42场影视展映及多个研究机构和个人的学术展，其中由我主持的“社会性别视角下少数民族妇女的健康与生态环境”这一专题也在会议期间顺利开展，来自日本、韩国、美国、加拿大、印度及中国的近70名学者出席了我的专题论坛，并提交了相关学术论文75篇，会上大家就少数民族妇女健康、边疆民族地区生态环境的保护等若干问题展开了热烈的讨论，对此，我感到很欣慰！

会后，几经周折，现在终于有机会将出席会议学者的论文编辑成书，以期将本专题活动取得的成果与探讨的前沿问题以书面的形式展现给大家，这些论文不仅从实践层面上对当前少数民族妇女健康发展所面临的问题进行了深入的分析，而且从理论层面上对研究成果加以论证，来自国外、全国各地、各高校的女性学、性别社会学、少数民族女性学、民族学、人类学、社会学、法学、医学、文学、语言学等与会的专家、学者围绕着生态女性主义、少数民族妇女发展与生态环境保护、少数民族妇女健康与生态环境变迁、社会文化与少数民族妇女的生育健康等若干问题进行了分析与交流。其中，日本国立民族学博物馆横山广子博士的《人类学视野下大理白族妇女生育健康与环境》、美国纽约洲立大学石溪分校社会学系欧爱莲博士的《跨国企业中不同族群女性身心健康研究》、美国密歇根州立大学人类学系博士那培斯的《中国云南民族地区生态旅游开发中的妇女参与》、韩国梨花女子大学妇女研究中心金恩实教授的《朝鲜族女性生态健康传统知识的跨国比较》、加拿大 Janet Lum and Paul Williams 的《种族和多元文化对医疗及社区疗理的挑战：从加拿大的短文》等论文，从他们异域文化的不同视角探讨了妇女的健康与生态环境保护等问题，由于提交的是外文论文，涉及翻译等诸多问题，我们没有收录到本书中，不能将她们的论文分享给大家，我们深表遗憾。

本书的出版我们要首先感谢第十六届国际人类学与民族学大会的主办者，特别要感谢大会秘书长黄忠彩先生、大会副秘书长张继焦博士，从本论坛的开始筹备，到论坛召开的支持、指导和帮助，使论坛能够成功举办。在论坛过程中我们还要感谢千里迢迢来参加论坛，并给予主持和点评的日本国立民族学博物馆横山广子教授，韩国梨花女子大学妇女研究中心的金恩实教授和她的团队，全国妇联妇女研究所的蒋永平研究员，香港中文大学人类学系文华博士等的参与和支持。没有大家的参与和支持就不会有“社会性别视角下少数民族妇女的健康与生态环境”这一专题的圆满举办，而没有这一专题的举办我们就没有相关的论文做素材，也就不会有本书的出版。

本书编写过程中，得益于基地的全体同仁的精诚团结、积极参与和无私奉献。我的社会学研究生杨金东、民族伦理学研究生李玉珍、姜林三位同学参加了全书的录入和校对，全书由我征集、审稿，并最终修改、统稿和编辑成书。

本书在编写过程中，纰谬偏颇之处在所难免，恳请专家学者不吝赐教，以便我们更好地改进工作。

对少数民族妇女的健康与边疆民族地区的生态环境保护，我们还在学习和实践中，很多问题有待作进一步的探索、实践与发展。无论是女性学学科建设，还是少数民族妇女健康问题的实践者，亦或是生态环境保护的倡导者，我们希望将这些研究成果拿出来，目的在于发出少数民族妇女的声音，希望引起学术界的关注，为了妇女的健康、生态环境的保护、民族的发展，让我们大家一起来为女性学学科的本土化建设、少数民族妇女问题研究的拓展，为创造先进的性别文化、良好的生态环境贡献我们的微薄之力。

21 世纪是女性健康、生态环境保护的关键时期，我们相信，该书的出版不仅为少数民族女性学的发展奠定了基础，同时也为推动民族地区妇女发展、边疆民族地区生态环境的保护起到了积极作用。

杨国才

2011 年 5 月 2 日于荷叶山寓所